可供妇产科住院医师规范化培训使用

宫颈机能不全理论与实践

THEORY AND PRACTICE OF CERVICAL INSUFFICIENCY

潘勉——主编

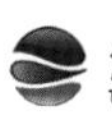
海峡出版发行集团 | 福建科学技术出版社
THE STRAITS PUBLISHING & DISTRIBUTING GROUP | FUJIAN SCIENCE & TECHNOLOGY PUBLISHING HOUSE

图书在版编目（CIP）数据

宫颈机能不全理论与实践 / 潘勉主编. —福州：福建科学技术出版社，2022. 2
ISBN 978-7-5335-6549-7

Ⅰ. ①宫… Ⅱ. ①潘… Ⅲ. ①子宫颈疾病－诊疗 Ⅳ. ①R711.74

中国版本图书馆CIP数据核字（2021）第192016号

书　　名　宫颈机能不全理论与实践
主　　编　潘　勉
出版发行　福建科学技术出版社
社　　址　福州市东水路76号（邮编350001）
网　　址　www.fjstp.com
经　　销　福建新华发行（集团）有限责任公司
印　　刷　福建新华联合印务集团有限公司
开　　本　700毫米×1000毫米　1/16
印　　张　12.5
插　　页　4
图　　文　200码
版　　次　2022年2月第1版
印　　次　2022年2月第1次印刷
书　　号　ISBN 978-7-5335-6549-7
定　　价　148.00元

编委会名单

主　编　潘　勉

副主编　张　钧

编　委（以姓氏笔画为序）

王晓晓　福建医科大学附属福建省妇幼保健院

方娇宁　福建医科大学附属福建省妇幼保健院

叶敏华　福建中医药大学附属人民医院

吕冰清　福建医科大学附属福建省妇幼保健院

许　青　莆田学院附属医院

许志敏　福建医科大学附属福建省妇幼保健院

陈丽红　福建医科大学附属第一医院

陈　娴　福建医科大学附属福建省妇幼保健院

陈仙黔　莆田市第一医院

陈　珣　厦门大学附属中山医院

李　莉　福建医科大学附属福建省妇幼保健院

李励军　莆田学院附属医院

李晓岚　福建中医药大学附属福鼎市医院

宋建国　莆田市第一医院

杨丹林　福建医科大学附属福建省妇幼保健院

杨　茵　福建省立金山医院

杨珍珍　福建医科大学附属福建省妇幼保健院

张金艳　三明市第二医院

张　钧　福建医科大学附属福建省妇幼保健院

张　茹　福建中医药大学附属晋江市中医院

张少玉　福建中医药大学附属福鼎市医院

张素晶　福建医科大学附属福建省妇幼保健院

林　靓　福建省立金山医院

周爱秀　福建医科大学附属泉州市第一医院

胡继芬　福建医科大学附属第一医院

洪晓岚　福建医科大学附属福建省妇幼保健院

姜金娜　厦门大学附属第一医院

黄秀敏　厦门大学附属中山医院

潘　勉　福建医科大学附属福建省妇幼保健院

戴一红　福建医科大学附属泉州市第一医院

序

PREFACE

早产是世界性的公共卫生问题，是新生儿及婴幼儿死亡的主要原因之一，早产儿可能继发近远期并发症及不良预后，严重影响人口质量和健康素质。未来10年是我国致力于实现“健康中国2030”的关键期，伴随着妇女儿童群体对高质量卫生保健服务的需求，妇幼健康领域也将诊疗关口不断向预防保健推进，因此需要建立规范化早产筛查与防治体系。

宫颈机能不全作为晚期流产和早产的重要原因，一直备受围产医务人员的关注和重视。与其他诸多疾病一样，宫颈机能不全可以通过早期筛查诊断以预防和治疗早产，基于具备手术指征的选择性宫颈环扎术能够明显减少35周前早产的发生率。

潘勉主任医师带领团队自2013年开始，不断探索宫颈机能不全专病的管理策略，在省内率先成功开展“援救性宫颈环扎术”“双胎妊娠宫颈环扎术”。其团队就宫颈环扎术手术指征的把握、手术技巧和术后管理等方面积累了丰富的临床经验，并且在临床实践基础上，形成了术前评估-围术期管理-术后随访体系，值得借鉴和学习。

本书从宫颈机能不全的宫颈解剖学基础理论出发，详细阐述了宫颈机能不全的发病原因、预测、临床表现、诊断、治疗方法，以及围术期管理等，结合国内外专家共识、临床指南和研究进展进行了深入的探讨和分析，并以病例讨论的形式总结临床实践经验与诊疗体会。全书条理清晰，易于阅读，具备一定的论证和批判性思维，所以本书不仅可以帮助年轻的产科医生理解和掌握宫颈机能不全的理论及诊疗知识，也可作为产科早产亚专科方向医师进阶的重要参考书，读后定会有所裨益。

2021年8月

前言

PREFACE

早产是多病因引起的综合征，其影响因素可能包括社会人口统计学特征、生物因素、个体行为因素、医疗因素、心理因素等。约 8% 的中晚孕期流产或早产是由宫颈机能不全导致的。诊断宫颈机能不全的难点在于缺乏像病理诊断那样传统的诊断“金标准”，而是通过病史、体检和超声等一系列临床表征来结合判断，诊断和临床决策的准确性要求我们具备足够的临床知识和诊疗水平。

随着科技发展、医疗变革和“三孩政策”的来临，产科医生面临着越来越高的要求。早产的防治不仅需要医学层面的治疗，同时也需要心理层面和社会层面的支持。如何加强医生和患者之间的合作与交流，优化临床实践和管理流程，都是当前要解决的问题。对宫颈机能不全专病的管理也有别于传统产科领域的“短平快”和“危急重”的模式，诊治的规范化、管理的个体化和人性化成为其突出的理念和策略。

良好的患者管理必须基于研究证明安全有效的治疗，宫颈环扎手术安全有效，学习曲线短，但对于宫颈环扎的手术指征、手术时机以及缝合方式的选择和把握仍需要不断地探索和总结。我们团队多年来致力于早产领域的预测和防治研究，定期组织基于临床的科研会、质控会促进亚专科的发展，收治的患者覆盖全省及周边地区，每年开展的宫颈环扎手术例数居国内领先水平，研究成果发表于*International Journal of Gynecology & Obstetrics*、*Reproductive BioMedicine Online*、*Scientific Reports*、*Archives of Gynecology and Obstetrics*、中华妇产科杂志》等，并承担“华医网”《宫颈环扎术》继续教育项目授课任务。

《宫颈机能不全理论与实践》一书涉及宫颈机能不全的临床、基础和社会科学等多方面的内容，编者团队查阅了大量书籍、文献，力争把近年来宫颈机能不全和早产的诊疗指南、专家共识和最新进展的精髓贯穿于书中，同时融入笔者对现有临床问题的实践经验与心得体会，以突出新颖性、科学性、系统性和实用性，最后通过真实病例讲解临床思维，有利于读者同道对宫颈机能不全进行系统的理论学习，在实践中处理好临床实际问题。

本书特别邀请了在产科领域颇有造诣的同道参与编写、审稿和指导，每位编者都利用自己的空闲时间，查阅大量文献，结合临床实际经验，毫无保留地分享、传播宫颈机能不全相关知识，编写过程中难免有疏漏和欠妥之处，殷切期望各位专家和同道给予批评指正。最后，感谢著名母胎医学专家、福建省妇幼保健院副院长颜建英教授对本书写作给予的支持与鼓励，并欣然为本书作序。在此对所有完成著作提供帮助的人致以诚挚的谢意！

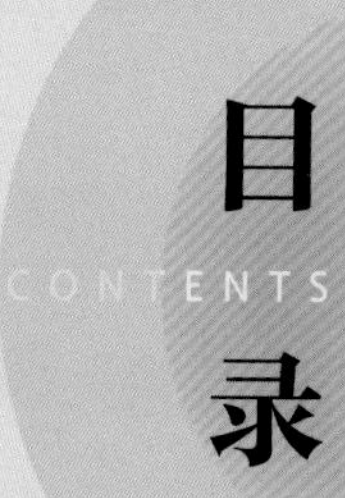

目录

CONTENTS

第六章　双胎妊娠与宫颈环扎术 /98

第七章　宫颈环扎术与感染 /115

第八章 宫缩抑制剂 /131

第九章 宫颈环扎线拆除时机及终止妊娠时机 /149

第十章 互联网时代宫颈机能不全患者的管理 /158

第十一章　典型病例解析 /162

子宫颈的解剖学基础

第一节　子宫颈的正常发育

在胚胎发育的5~6周，胚胎体腔背面肠系膜基底部两侧各出现由体腔上皮增生形成的泌尿生殖嵴，泌尿生殖嵴外侧副中肾管（苗勒管）形成，两侧副中肾管头段发育形成两侧输卵管，随后两侧的中段和尾段继续向下向中间生长。胚胎发育第6~7周，副中肾管末端合并膨大形成结节，第8周后两侧副中肾管末端与尿生殖窦融合形成阴道板，中段及尾段逐渐合并形成子宫及阴道上段。有学者认为，两侧副中肾管融合始于子宫峡部，随后两侧融合、吸收和腔化向上、向下同时进展。胚胎发育第12周后两侧副中肾管间中隔吸收并逐渐形成一个宫腔，阴道板逐渐腔化，并与泌尿生殖窦的上端融合腔化形成阴道。在胚胎发育19~20周，子宫中隔完全吸收（图1–1）。

如果两侧副中肾管尾段分化发育过程中出现异常，可能出现子宫颈缺如、子宫颈闭锁；两侧副中肾管局部未融合，形成双子宫颈，如同时发生一侧发育异常，可出现一侧子宫颈的闭锁缺如或闭锁，另一侧子宫颈发育正常；如两侧副中肾管融合正常，中隔吸收异常，则形成子宫颈中隔。

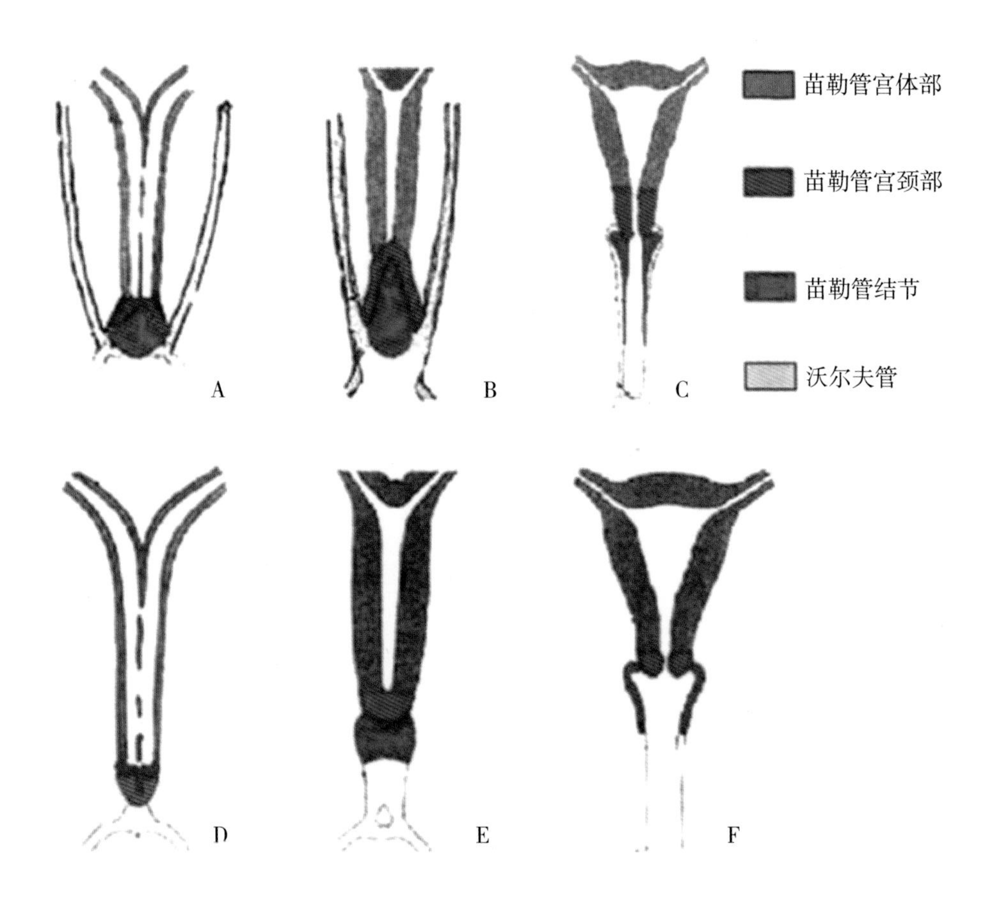

图 1-1　宫颈发育假说示意图

A~C：新宫颈发育假说，苗勒管的融合始于宫颈峡部，内聚部苗勒管完成融合和间隔重吸收形成子宫体，而外部的上端即为宫颈内口，下端为宫颈外口　D~F：传统宫颈发育假说，两侧苗勒管远端于中线部融合，最先融合部位及发育成宫颈。

（图片参考：王姝，郎景和．子宫颈胚胎发育的认识现状和研究进展［J］．中华妇产科杂志，2010（04）:316–318.）

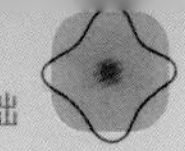

第二节　子宫颈的解剖学结构和生理特点

一、　子宫颈的解剖学结构及毗邻关系

子宫是女性内生殖器的重要组成部分，分为子宫底、子宫体、子宫颈（简称宫颈）三部分，是孕育胚胎、胎儿和产生月经的肌性器官。子宫颈是子宫的下端部分，呈中空圆柱状，在育龄妇女子宫颈长2.5~3.0cm，直径约2.5cm，子宫颈中央直行管腔为子宫颈管，形如纺锤，由前至后呈扁平状，中央的1/3稍扩大，其最宽点横径约7mm，前后径约4mm。根据解剖部位不同，又可将子宫颈分为突入阴道的子宫颈阴道部和阴道穹隆以上的子宫颈阴道上部。其上端经组织学内口与子宫峡部相连而通往宫腔，下端经宫颈外口与阴道相通。正常体位时，阴道内的宫颈前唇低于后唇，从而使两唇及外口都和阴道后壁相接触。

子宫颈阴道上部的前方隔着结缔组织与膀胱三角相毗邻，腹膜在此处反折形成膀胱子宫反折。在子宫颈阴道上部两侧大约 2cm 处，输尿管向前向下通过，经输尿管隧道进入膀胱。子宫颈阴道上部的后方被腹膜覆盖，其连续向下被覆于阴道的后壁，然后反折向上被覆于直肠上，构成直肠子宫陷窝（又称 Douglas 窝）。

子宫颈的位置通过韧带来维持，包括主韧带和宫骶韧带。主韧带也称子宫旁组织，由结缔组织和平滑肌组成，位于阔韧带的底部，从子宫下部和宫颈阴道上部侧缘延伸至侧盆壁，是固定宫颈位置、防止子宫脱垂的主要结构。宫骶韧带主要由平滑肌和纤维组织组成，其中也包含血管、淋巴管和神经，前面附着于宫颈阴道上部及阴道上 1/3，向后弯行绕过直肠的两侧，到达第 2~3 骶椎前面的筋膜。宫骶韧带短厚坚韧，向后上牵引子宫颈，协同子宫圆韧带维持子宫的前倾前屈位置。

子宫颈的解剖学结构及毗邻关系参见图 1–2、图 1–3。

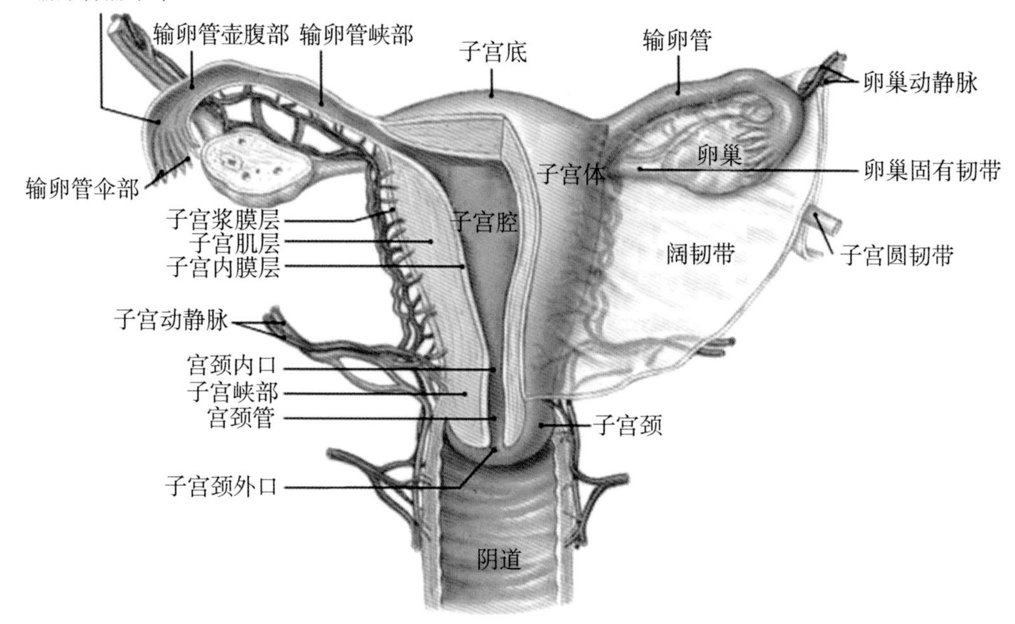

图 1-2　非孕期子宫颈的解剖学结构及毗邻关系

（图片出处：https://sen842cova.blogspot.com/2016/08/round-ligament-anatomy.html）

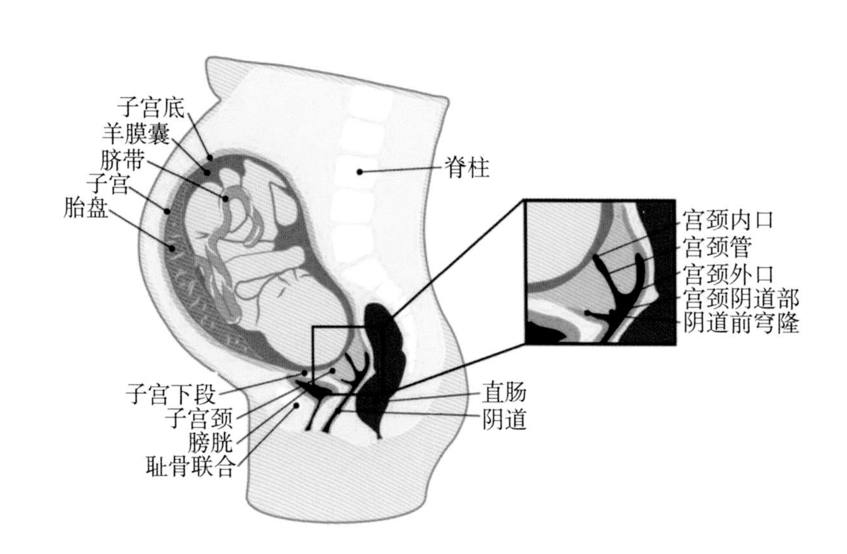

图 1-3　孕期子宫颈的解剖学结构及毗邻关系

（图片出处：LOUWAGIE EM，CARLSON L，OVER V，et al. Longitudinal ultrasonic dimensions and parametric solid models of the gravid uterus and cervix［J］. PLoS One. 2021，16（1）：e0242118.）

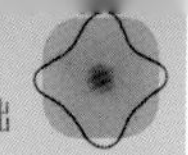

二、 子宫颈的组织学成分及括约功能

子宫颈由黏膜、肌层和外膜组成。黏膜由上皮层和固有层组成，突向宫腔皱襞。子宫颈管腔面上皮为单层柱状上皮，肌层平滑肌组织较少且分散，分布于致密结缔组织中。致密结缔组织由胶原纤维、弹力纤维以及网状纤维构成，其中胶原纤维约占70%，分为可溶性和不溶性胶原，决定了子宫颈的张力及韧性。宫颈间质中的蛋白多糖包绕着胶原纤维，从而影响其排列和物理特性。子宫体外层纵行的平滑肌成螺旋状向下延续至宫颈内口，该部分平滑肌占50%~60%，主要起括约功能。宫颈管中部平滑肌成分为平滑肌的终末端，仅占10%~15%，而在宫颈下部及宫颈外口的间质中，除了血管周平滑肌以外几乎没有平滑肌成分。宫颈间质中的纤维结缔组织呈纵向束状走行，其间有环形纤维穿行。环形胶原纤维在宫颈阴道部十分发达，其张力可协同发挥括约功能。因此，尽管子宫颈没有环形括约肌，上述结构共同保障了正常孕妇即使在妊娠中、晚期也不会因宫腔内容物对宫颈内口的压力增加而导致胎膜膨出引起早产。

三、 子宫颈的血管、神经和淋巴组织

子宫颈的动脉由子宫动脉的宫颈－阴道支发出。子宫颈的静脉在阔韧带底部、子宫颈外侧形成子宫阴道静脉丛，这个静脉丛向前与膀胱丛相通，向后与直肠丛相交通，外侧引流经过盆底，在盆侧壁汇入髂内静脉。

子宫颈主要由交感神经和副交感神经支配。交感神经纤维由腹主动脉前神经丛分出，进入盆腔后再分出骶前神经丛，其大部分在子宫颈旁形成骨盆神经丛，分布于宫颈阴道部的边缘深部和宫颈管内膜。由于宫颈受自主神经支配，故子宫颈的痛觉并不敏感。

子宫颈的淋巴组织位于黏膜下和深部的纤维间质内。子宫体下部和子宫颈发出3~5条集合淋巴管，在子宫阔韧带内沿子宫血管行向两侧，注入髂内、外淋巴结；部分集合淋巴管经主韧带向外侧走行，注入闭孔淋巴结；另有1~2条集合淋巴管沿骶子宫韧带，绕过直肠的两侧向后注入骶淋巴结。

四、 子宫颈的周期性变化

1. 子宫颈外口的直径和子宫颈管的大小都有周期性变化： 卵泡期体内分泌的雌

激素使子宫颈外口逐渐开大，到排卵时子宫颈外口的直径可达3mm，以利于精子通过宫颈管。排卵后体内分泌的孕激素使子宫颈内口的紧张度不断增加，宫颈管内、外口逐渐缩小至1mm，宫颈管延长。月经期由于体内性激素水平降低，宫颈管变得松弛，以利于排出经血。

2. 子宫颈黏液性质受性激素调节呈周期性变化： 雌激素通过改变宫颈阴道部上皮细胞的渗透性，参与子宫颈和阴道的代谢调节。子宫颈黏液内的糖蛋白组成的黏液胶粒互相联结形成纤维网状结构，网状结构内充满无机盐、可溶性血浆、蛋白、脂类、糖类以及溶菌酶等物质。子宫颈黏液形成的黏液栓是阴道和子宫之间的一道天然屏障，其内在丰富的免疫成分是保护宫腔免受上升感染的一个非常重要的因素。另外子宫颈黏液还参与精子输送、储存及获能，电镜下网状结构可分为间隙狭窄的G型黏液和间隙宽的E型黏液，其中E型黏液有利于精子通过。排卵期在雌激素作用下黏液中水分达98%，并呈E型排列，利于精子通过。与之相反，孕激素作用下子宫颈黏液呈G型排列，能阻止其他精子上游，保护已通过的精子不受干扰。如果将子宫颈黏液栓比作子宫颈的一道生物阀门，则性激素是控制阀门开闭的钥匙。

3. 妊娠期子宫颈的变化： 子宫颈的成熟与宫颈胶原纤维含量密切相关。孕期胶原酶的活性增加使胶原降解。在孕早期宫颈胶原纤维含量与非孕期相似，孕中期胶原纤维开始变得松散，粗细不均，孕晚期胶原纤维逐渐减少，断裂、疏松成网状，至足月时胶原纤维下降至非孕期的1/3，结缔组织也明显减少，促使子宫颈成熟。此外，孕期宫颈间质中的硫酸软骨素含量由非孕期的55%降至31%，而硫酸角骨素含量由非孕期的17%增加到33%，利于胶原纤维的降解和子宫颈软化。

五、 子宫颈的生理特点

1. 防御功能： 子宫颈具备多种防御功能，是防止病原菌逆行进入宫腔的重要防线。宫颈管的抗原提呈细胞将外来抗原摄取、处理并将抗原信息提呈给T淋巴细胞，诱导免疫细胞产生IL-2、IL-4、IL-5、IL-6、IL-10、IL-12、IL-13、IFN-γ、TNF-β、$TGF-\beta_1$等细胞因子，参与免疫应答和免疫调节。此外，子宫颈还分泌大量以IgA为主的免疫球蛋白，协同子宫颈黏液栓内的抗白细胞蛋白酶、溶菌酶以及由中性粒细胞产生的乳铁蛋白，抑制细菌活性和阻止阴道中病原菌的入侵，发挥子宫颈的局部免疫作用。

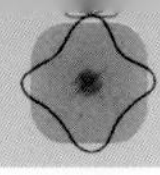

2. 对生殖的影响：子宫颈黏液对于生殖有重要的意义，包括：①为精子提供适宜的碱性环境。②子宫颈黏液的网状结构可筛选精子，避免精子在非排卵期进入宫腔。③子宫颈黏液中的葡萄糖可以为精子提供能量。④黏液栓在妊娠期可保护宫腔免受感染。

参考文献

[1] GORODESKI G I. Estrogen modulation of epithelial permeability in cervical-vaginal cells of premenopausal and postmenopausal women [J]. Menopause (New York, NY), 2007, 14 (6): 1012-1019.

[2] GIANNINI S L, HUBERT P, DOYEN J, et al. Influence of the mucosal epithelium microenvironment on Langerhans cells: implications for the development of squamous intraepithelial lesions of the cervix [J]. International journal of cancer, 2002, 97 (5): 654-659.

第三节　子宫颈的解剖异常与宫颈机能不全

一、先天性子宫颈解剖结构异常与宫颈机能不全

先天性子宫颈发育不良常表现为初次生产即发生宫颈机能不全，主要由于组成子宫颈的胶原纤维减少，在妊娠中晚期子宫峡部延长扩张形成子宫下段，羊膜囊的扩张及胎儿重力压迫使子宫颈在无腹痛情况下逐渐缩短或进一步发展至宫口扩张，继而发生晚期流产及早产。

两侧副中肾管（苗勒管）于胚胎第六周起向中线逐渐融合形成中隔，随后发育成子宫与子宫颈，基于相同的胚胎起源（图 1–4）。先天性子宫发育畸形（如单角子宫、双角子宫、纵隔子宫）常合并有先天性子宫颈结构的异常，如子宫颈过短或形态的异常，从而继发宫颈机能不全（图 1–5，图 1–6）。

子宫畸形的报道国内外文献有所差异：中国学者对 1990~2005 年就诊于北京大学人民医院的 225 例子宫畸形患者的研究发现，先天性子宫畸形中，纵隔子宫最多，占 55. 6%；其次为双子宫，占 22. 7%；而残角子宫占 9. 7%，双角子宫占 6.2%，另有 4 例（1. 8%）鞍状子宫、3 例（1. 3%）无子宫、2 例（0.9%）单角子宫。而 2008 年发表于 *Fertil Steril* 的一项回顾性分析中，研究者通过多种影像学及手术性诊断方法，诊断出 110 例苗勒管发育异常患者，而未涉及弓形子宫（其中纵隔子宫占 66. 4%；双角子宫占 18. 2%； 子宫发育不全 10 例，占 9. 1%；单角子宫 4 例，占 3. 6%；先天性无子宫 3 例，占 2. 7%）。

Adam 等人发现，通过子宫输卵管造影（hysterosalpingography，HSG）发现的最常见的子宫发育异常是 T 形宫腔（70%），其他异常包括小子宫和宫内充盈缺陷等。此外，44% 的女性有子宫颈结构改变，包括子宫颈发育不良和假性息肉。患有子宫异常的妇女发生妊娠并发症的风险增加，这些并发症部分是由妊娠中期或妊娠早期宫颈功能丧失引起的。但是子宫畸形常合并有子宫颈的发育畸形，因此发生早产或流产的原因可能并非单纯的宫颈机能不全。

单角子宫的自然流产率为 51%。也有文献数据显示单角子宫妊娠与早孕流产、

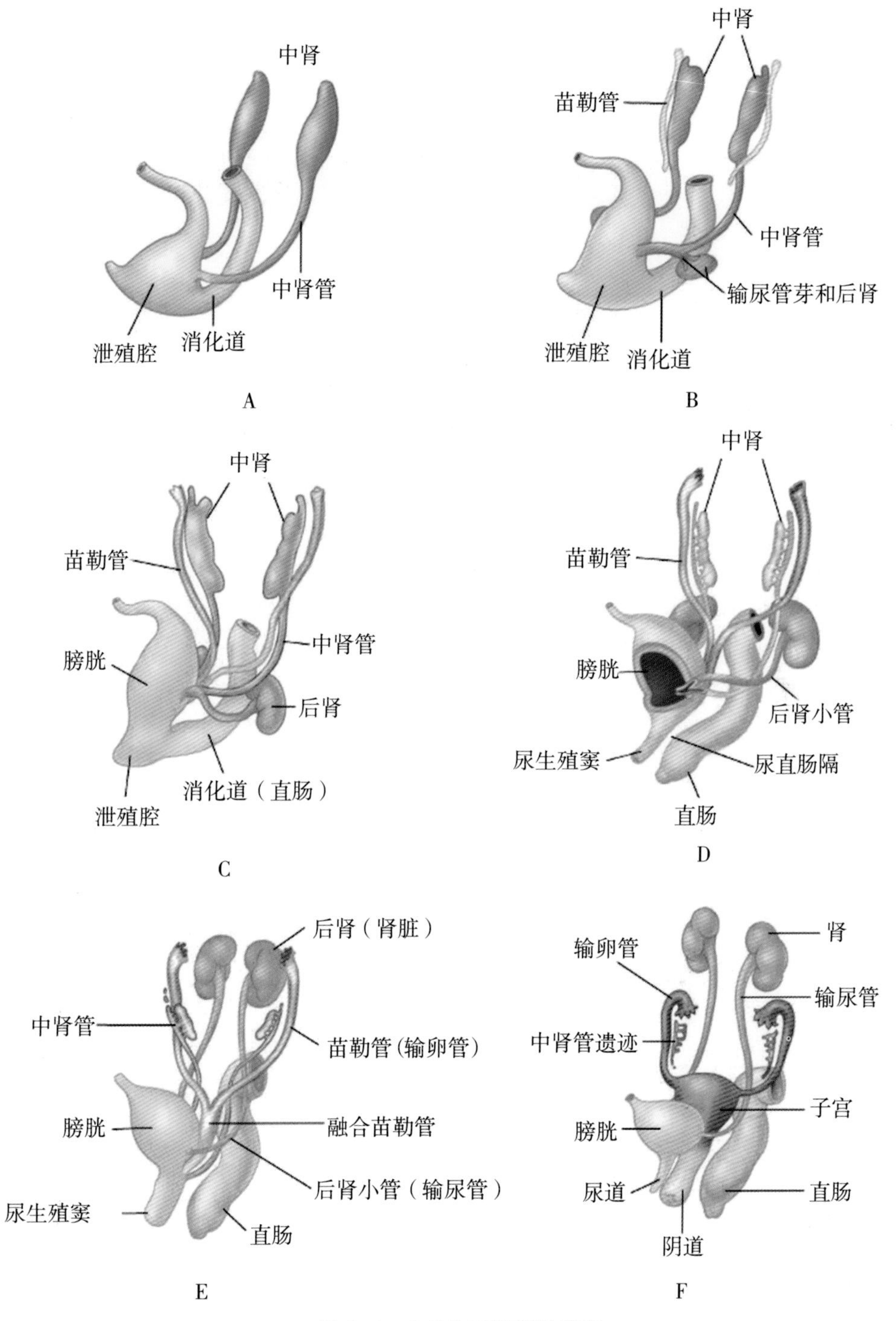

图 1–4　女性生殖道胚胎发育

（图片来源：Hoffman BL, Williams Gynecology ［M］. 3rd ed. Mc Graw–Hill, 2016.）

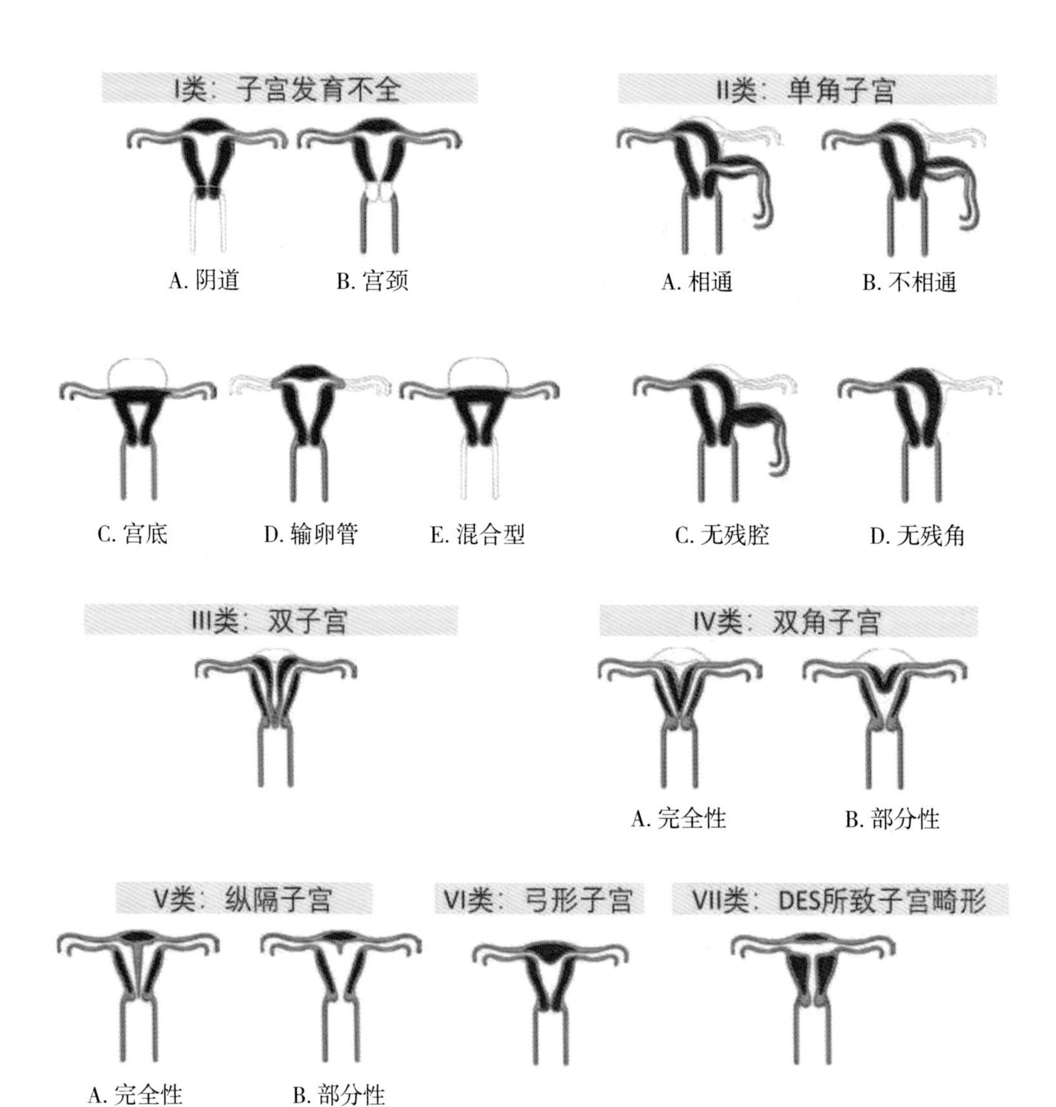

图 1-5　美国生育学会制定的苗勒管异常分类系统

（图片来源于 The American Fertility Society classifications of adnexal adhesions, distal tubal occlusion. tubal occlusion Secondary to tubal ligation, tubal pregnancies, MÃ 1/4 llevian anomalies and in trauterine adhesions [J] . E lsevier, 1988. 49（6）：944–955.）

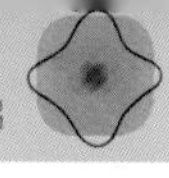

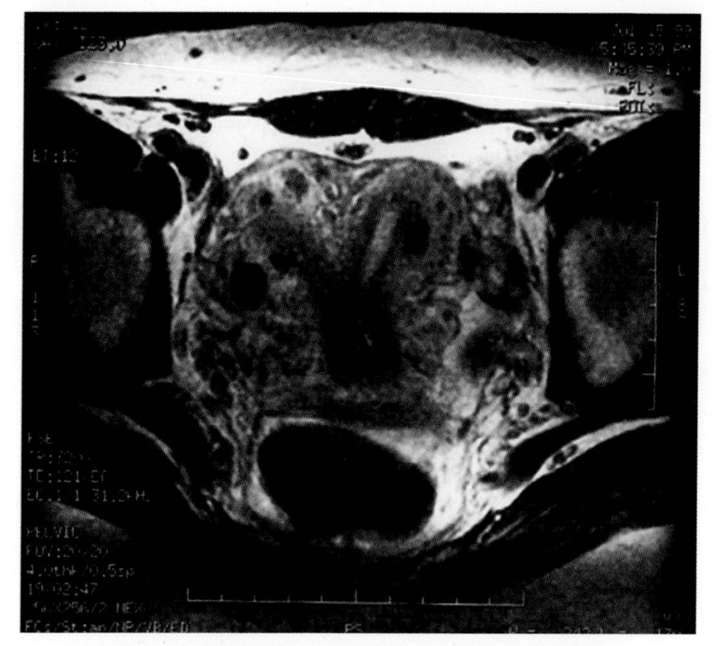

图 1–6　子宫纵隔从宫底延伸至宫颈的 MR 成像

（图片来源于 Anthony Propst，Joseph Hill 111. Anatomic factors associated with recurrent pregnancy loss [J]. Semin Reprod Med，2000. 18（4）：341–350）

中期妊娠丢失、宫颈机能不全以及一些产科并发症如宫内生长受限（IUGR）、早产、畸形和宫内死亡的风险增加相关。可能的病因为子宫腔内容积减少或对发育中的胎儿和胎盘的血管供应不足。目前还未有扩大单角子宫宫腔的外科手术，但考虑到苗勒管畸形与宫颈机能不全的相关性，有学者通过对苗勒管畸形的女性实施宫颈环扎术以期减少自然流产、自发性早产发生率。Wajntraub 等报道了一名有两次早产病史的单角子宫妇女，在实施宫颈环扎术后足月活产的病例。然而目前对环扎术在单角子宫患者中的应用还缺乏大样本量的研究进一步验证。

双角子宫妇女的胎儿总体损失率约为 40%，自然流产率为 30%。苗勒管融合不全的程度影响双角子宫女性的妊娠结局。Heinonen 等人报道，部分双角子宫的妇女早产发生率为 29%，而完全双角子宫妇女的早产发生率为 66%。对于未发现其他病因的反复妊娠丢失的双角子宫妇女，提倡通过手术矫正。一项对 98 名先天子宫畸形妇女的研究中指出，宫颈机能不全的发生率在双角子宫的妇女中最高（38%）。近来有一个回顾性研究发现，双角子宫与产科综合征（胎膜早破、胎盘早剥、胎儿死亡、早产、宫内生长迟缓）的发生率显著增加有关，双角子宫患者子宫颈发育不全的患病率显著高于对照组（4.1%vs.0.4%，$P < 0.001$）。该研究进一步用 Logistic 回归模型进行了多变量分析后发现，双角子宫为宫颈机能不全的独立危险因素（OR：6.98，95%CI：4.21~11.56，$P < 0.001$）。Heinonen 报道了 12 名双角子宫妇女的宫颈环扎手术将胎儿存活率从 53% 提高到 100%，并将早产率从 53% 降低到 31%。Blum 等报道，在 13 名双角子宫的妇女中，术后宫颈环扎术将胎儿存活率从 17% 提高到 88%。这些研究表明，宫颈环扎术和宫腔成形术对双角子宫的妇女，尤其是对于有复发性流产史或早产史的妇女可能是有益的。

引起苗勒管发育异常的病因尚不明确，可能与宫内暴露于己烯雌酚（diethylstilbestrol，DES）有关（图 1–7）。Kaufman 等人对宫内 DES 暴露引起的子宫和输卵管异常的广泛报道提示大多数畸变是由于在怀孕 18 周之前的药物暴露，同时存在宫颈异常的子宫畸形的发生率为 91%。G. Ben–Baruch 等人通过 HSG 检查也发现，宫内暴露于 DES 的不孕患者子宫发育异常的发生率可能较高。5 例患者中，

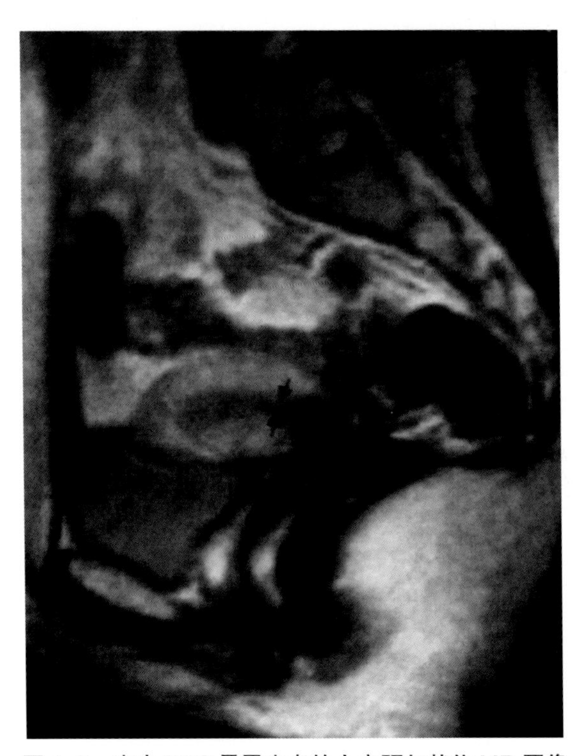

图 1–7　宫内 DES 暴露患者的小宫颈矢状位 MR 图像

（0.35T，SE2000/60）宫颈较短（子宫颈长度小于 2 cm），子宫颈间质呈正常低信号。

（图片来源于 Hricak，H，Chang YC, Cann CE, et al，Cervical incompetence：preliminary evaluation with MR imaging. Radiology，1990. 174（3 Pt 1）：821–826）

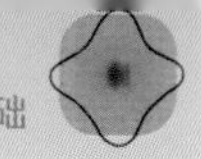

4 例合并子宫畸形，3 例合并宫颈畸形。已烯雌酚是人工合成的非甾体雌激素物质，具有与天然雌二醇相同的药理与治疗作用，主要用于治疗反复妊娠丢失、早产和其他妊娠并发症。可通过胎盘到达胎儿体内，影响女性胎儿宫颈胶原纤维的组成。文献报道，胚胎发育期暴露于 DES 的女婴今后发生宫颈机能不全的风险显著增加，进一步增加自发性早产的风险（RR：2.93，95%CI：2.23~3.86）。

经阴道超声（TVUS）测量的妊娠中期宫颈短小是 SPTB 风险升高的公认标志，但 TVUS 在先天子宫畸形妇女中预测早产发生率的作用尚有争议。有研究指出，在先天性子宫畸形的孕妇中，TVUS 测量宫颈长度＜ 25 mm 是 SPTB ＜ 35 周的预测因素。亦有研究证明，TVUS 宫颈长度测量＜ 30 mm 是 SPTB ＜ 35 周的预测因素，而短子宫颈＜ 25 mm 不能预测 SPTB ＜ 37 周或 34 周。但通过亚组分析，认为短子宫颈可以预测有苗勒管吸收缺陷的妇女：合并纵隔子宫发生自发性早产的曲线下面积（AUC）为 0.80，95%CI 为 0.62~0.97；合并弓形子宫 AUC 为 0.83，95%CI 为 0.51~0.98，但不能预测苗勒管融合缺陷的人群早产率。最新一项研究指出，对合并子宫畸形的妇女进行子宫颈监测可能无法准确预测 SPTB，然而，24 周时子宫颈短小（而不是 16 周或 20 周时）对 SPTB ＜ 34 周有中等程度的预测作用。

二、后天性子宫颈解剖结构异常与宫颈机能不全

后天性子宫颈解剖结构异常，主要是指由手术或产伤引起的子宫颈机械性损伤，如产程中子宫颈扩张过快导致裂伤、子宫颈裂伤未修复、子宫颈锥切术或子宫颈广泛切除术等。

（一）分娩与宫颈机能不全

有研究表明，第一产程的长短与宫颈胶原纤维的长度和数量显著相关。Rechberger 等发现初产妇由于胶原纤维及透明质酸的含量较高，宫颈扩张所需的时间较长，产后女性的宫颈机械强度比未孕女性增加 12 倍，胶原纤维和黏多糖的含量比未孕女性降低 50%，透明质酸比未孕女性减少 35%，可溶性胶原比未孕女性增加 5 倍。不难猜测，随着妊娠次数增加，宫颈组织胶原纤维、透明质酸的降低，发生宫颈机能不全的风险将越高。而 Anum 等证实分娩次数与宫颈机能不全的发生呈正相关，与初孕妇比较，既往有一次分娩史的孕妇发生子宫颈机能不全的相对危险度为 2. 49，既往有两次、三次甚至四次分娩史的，发生宫颈机能不全的相对危险度分别为 4. 66、8. 07、12. 36。此外，并未发现单纯的第二产程延长可增加其

后妊娠发生宫颈机能不全的风险。此外，Vyas 等人发现，有急产分娩史、第二产程延长史、刮宫手史术的患者，发生宫颈机能不全的概率显著增加，其中既往有第二产程延长史的孕妇发生宫颈机能不全的概率是正常孕妇的 25 倍，既往有急产史的孕妇发生宫颈机能不全的概率是正常孕妇的 7 倍，而产时宫口开 5 cm 以上行剖宫产者，由于此时手术子宫下段切口低，有可能继发日后宫颈机能不全，因此，建议宫口开大胎头先露较低者行剖宫产时子宫下段切口的位置宜选择稍高些的横切口，术中取头尽量避免延裂。

人工流产和宫腔镜术中对宫颈实施机械性扩张，可能会在一定程度上破坏宫颈机能。回顾性研究表明，既往人工流产操作史是早产的危险因素，且人工流产次数与早产的风险增加有关。但是，一项前瞻性研究中发现人工流产并不能增加早产的风险，人工流产和早产风险之间的相关性仅限于宫颈扩张和或胎膜破裂而行引产术的妊娠女性。虽然人工流产对早产的影响仍不确定，但临床上普遍推荐在人工流产术前进行宫颈软化以期减少对宫颈的机械性损伤。

（二）宫颈锥切术与宫颈机能不全

对于有生育要求的子宫颈高级别鳞状上皮内病变（HSIL）的育龄女性和阴道镜检查不充分、不能排除 HSIL 或宫颈管搔刮阳性的低级别鳞状上皮内病变者（LSIL），宫颈锥切术是指南与专家共识推荐的主要手术方式，宫颈病变不同，推荐的锥切手术方式与手术范围也不同。对于宫颈 CIN II 以下低级别病变的患者多选择损伤轻、出血少、恢复快的宫颈电环锥切术（loop lectrosurgical excision procedure，LEEP）（图 1–8），对于 CIN III 级包括原位癌等高级别病变患者多选择锥切范围更大的冷刀锥切术（cold knife conization，CKC）（图 1–9）。

目前越来越多的研究发现宫颈锥切术与术后宫颈机能不全的发生有关。可能的原因有：①宫颈锥切后，子宫颈结构形态的完整性遭到破坏，减弱机械支撑作用，并影响子宫颈的延展功能，从而导致晚期流产、早产等不良妊娠结局的增加。②手术切除部分子宫颈管组织后，宫颈分泌黏液减少，正常生理防御功能下降，从而易发生感染，在长期炎症因子刺激下破坏宫颈组织的内环境稳态，导致宫颈功能下降。

宫颈锥切方式的不同影响宫颈机能不全的发生。研究发现，CKC 与中晚期流产、早产、胎膜早破等妊娠结局增加有关，而 LEEP 与中晚期流产、早产无明显相关，更有文章指出 CKC 与 LEEP 相比，CKC 组术后宫颈机能不全的发生率高于 LEEP 组，不良妊娠结局发生率亦有差异。

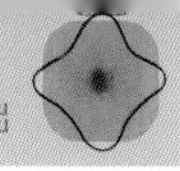

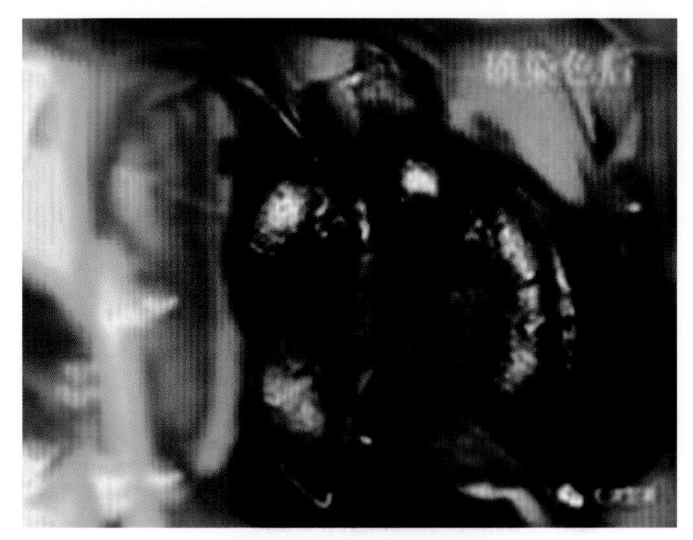

图 1–8　宫颈电环锥切术

（loop lectrosurgical excision procedure，LEEP）

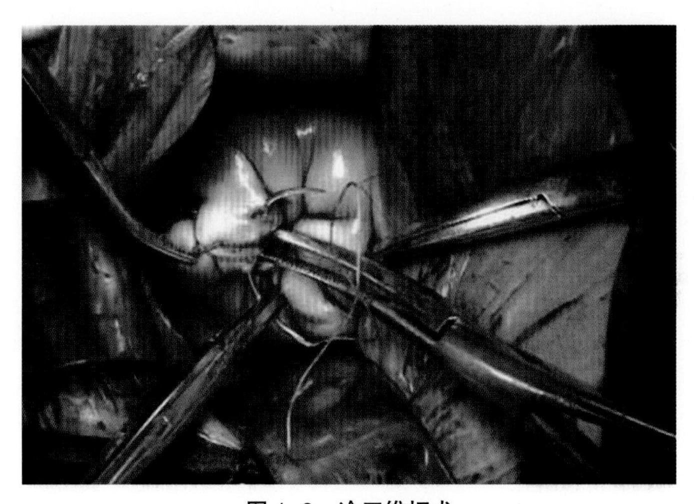

图 1–9　冷刀锥切术

（cold knife conization，CKC）

临床上普遍认为，手术方式对宫颈机能不全的影响主要由于宫颈锥切的范围不同，宫颈组织切除越多，发生宫颈机能不全的概率越高，不良妊娠结局的发生率也进一步升高。但对于切除组织的多少将影响宫颈机能不全的发生仍存在争议。有文献指出，子宫颈组织切除范围每增加 1mm，自发性早产的风险就增加 6%，宫颈锥切高度＜ 2.5cm 的患者发生宫颈机能不全的概率低于锥切高度≥ 2.5cm 者。

Khalid. S 等人认为，LEEP 切除的宫颈组织深度超过 1.2cm，体积超过 $6cm^3$ 时，日后继发晚期流产和早产风险增加 3 倍。而陈静等学者认为，子宫颈 LEEP 环切最大直径≤ 1.8cm 时，不影响术后的妊娠结局；但当 LEEP 环切直径＞ 2.5cm 时，显著增加术后妊娠因宫颈机能不全导致早产的风险。亦有文献报道，宫颈 LEEP 的深度和体积与早产并无显著相关性。

宫颈锥切术后至下一次妊娠的间隔时间与自发性早产的发生呈负相关性。术后至下次妊娠的短间隔时间增加自发性早产的发生率，这可能是由于术后子宫颈组织发生再生修复，一定程度上能重塑子宫颈正常组织结构，而短时间间隔者子宫颈组织结构和功能尚未完全恢复。此外，宫颈愈合是一个炎症消退的过程，随着时间的延长，子宫颈的自我修复功能恢复，感染风险下降，从而降低自发性早产、流产的风险。目前，尚无大宗数据报道宫颈锥切术后子宫颈功能恢复的中位数时间。部分学者发现，子宫颈组织在宫颈锥切术后 6~12 个月可恢复功能；术后间隔 6~9 个月妊娠者早产率高于术后间隔 9~12 个月；术后妊娠时间间隔＜ 12 个月的妊娠女性早产发生率高于间隔＞ 12 个月的妊娠女性；术后妊娠间隔＞ 10 个月者明显降低其流产率。因此，临床上通常建议宫颈锥切术后计划妊娠患者术后 1 年可考虑妊娠，可结合阴道镜检查、B 超检查评估子宫颈修复、重塑情况。

综上所述，在临床工作中对子宫颈鳞状上皮内病变的患者，尤其是有生育要求的女性，行宫颈锥切术前应严格评估手术指征，充分告知对妊娠结局的潜在风险，在保证切除足够病灶的同时，尽量保留正常的子宫颈组织。此外，应建议有生育要求的宫颈锥切术后患者要有足够时间间隔，以利于子宫颈结构的重塑和功能的恢复，降低日后早产、晚期流产等不良妊娠结局的风险。

参考文献

[1] 王永清，赵扬玉．宫颈机能不全的病因与诊断的研究进展［J］．国际妇产科学杂志，2016，43（06）：630-633.

[2] 陈静，丁文婧，朱晓璐，等．宫颈机能不全的病因学［J］．中国实用妇科与产科杂志，2014，30（02）：85-88.

[3] Paul C Lin, Kunwar P Bhatnagar, G. Stephen Nettleton, et al. Female genital anomalies affecting reproduction［J］. Fertility and Sterility, 2002, 78（5）：899-915.

[4] Kaufman R H, Adam E, Binder G L, et al. Upper genital tract changes

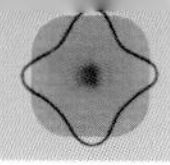

and pregnancy outcome in offspring exposed in utero to diethylstilbestrol [J]. American journal of obstetrics and gynecology, 1980, 137(3): 299-308.

[5] Mastrolia Salvatore Andrea, Baumfeld Yael, Hershkovitz Reli, et al. Independent association between uterine malformations and cervical insufficiency: a retrospective population-based cohort study [J]. Arch Gynecol Obstet, 2018, 297(4): 919-926.

[6] Buttram V C, Müllerian anomalies and their management [J]. Fertil Steril, 1983, 40(3): 159-163.

[7] Xia En-Lan, Li Tin-Chiu, Choi Sze-Ngar Sylvia, et al. Reproductive Outcome of Transcervical Uterine Incision in Unicornuate Uterus [J]. Chin Med J (Engl), 2017, 130(3): 256-261.

[8] Yassaee Fakhrolmolouk, Mostafaee Leila, The role of cervical cerclage in pregnancy outcome in women with uterine anomaly [J]. J Reprod Infertil, 2011, 12(4): 277-279.

[9] Heinonen P K, Saarikoski S, Pystynen P. Reproductive performance of women with uterine anomalies. An evaluation of 182 cases [J]. Acta obstetricia et gynecologica Scandinavica, 1982, 61(2): 157-162.

[10] Wajntraub G, Milwidsky A, Weiss D. Prevention of premature delivery in a unicornuate uterus by cervical cerclage [J]. Acta obstetricia et gynecologica Scandinavica, 1975, 54(5): 497-498.

[11] Anthony Propst, Joseph Hill III. Anatomic Factors Associated with Recurrent Pregnancy Loss [J]. Semin Reprod Med, 2000, 18(4): 341-350.

[12] Golan A, Langer R, Wexler S, et al. Cervical cerclage-its role in the pregnant anomalous uterus [J]. Int J Fertil, 1990, 35(3): 164-170.

[13] Mastrolia Salvatore Andrea, Baumfeld Yael, Hershkovitz Reli, et al. Bicornuate uterus is an independent risk factor for cervical os insufficiency: A retrospective population based cohort study [J]. J Matern Fetal Neonatal Med, 2017, 30(22): 2705-2710.

[14] Blum M. Prevention of spontaneous abortion by cervical suture of the malformed uterus [J]. International surgery, 1977, 62(4): 213-215.

[15] Kaufman R H, Adam E. Genital tract anomalies associated with in utero exposure to diethylstilbestrol [J]. Israel journal of medical sciences, 1978, 14(3): 353-362.

[16] Ben-Baruch G, Menczer J, MashiachS, et al. Uterine anomalies in diethylstilbestrol-exposed women with fertility disorders [J]. Acta Obstet Gynecol Scand, 1981, 60 (4): 395-397.
[17] Kaufman R H, AdamE, Hatch E E, et al. Continued follow-up of pregnancy outcomes in diethylstilbestrol-exposed offspring [J]. Obstet Gynecol, 2000, 96 (4): 483-489.
[18] Larma Joel D, Iams Jay D, Is sonographic assessment of the cervix necessary and helpful? [J]. Clin Obstet Gynecol, 2012, 55 (1): 324-335.
[19] Airoldi James, Berghella Vincenzo, Sehdev Harish, et al. Transvaginal ultrasonography of the cervix to predict preterm birth in women with uterine anomalies [J]. Obstet Gynecol, 2005, 106 (3): 553-556.
[20] Crane Joan, Scott Heather, Stewart Andrew, et al. Transvaginal ultrasonography to predict preterm birth in women with bicornuate or didelphus uterus [J]. J Matern Fetal Neonatal Med, 2012, 25 (10): 1960-1964.
[21] Ridout Alexandra E, Ibeto Linda A, Ross Georgia N, et al. Cervical length and quantitative fetal fibronectin in the prediction of spontaneous preterm birth in asymptomatic women with congenital uterine anomaly [J]. Am J Obstet Gynecol, 2019, 221 (4): 341. e1-341. e9.
[22] Hughes Kelly M, Kane Stefan C, Haines Terrence P, et al. Cervical length surveillance for predicting spontaneous preterm birth in women with uterine anomalies: A cohort study [J]. Acta Obstet Gynecol Scand, 2020, 99 (11): 1519-1526.
[23] Nisha A. Vyas, Joy S. Vink, Alessandro Ghidini, et al. Risk factors for cervical insufficiency after term delivery [J]. American Journal of Obstetrics and Gynecology, 2006, 195 (3): 787-791.
[24] Rechberger T, Uldbjerg N, Oxlund H, Connective tissue changes in the cervix during normal pregnancy and pregnancy complicated by cervical incompetence [J]. Obstet Gynecol, 1988, 71 (4): 563-567.
[25] Anum Emmanuel A, Brown Haywood L, Strauss Jerome F, Health disparities in risk for cervical insufficiency[J]. Hum Reprod, 2010, 25(11): 2894-2900.
[26] Sciaky-Tamir Yael, Shrim Alon, Brown Richard N, Prolonged second stage of labour and the risk for subsequent preterm birth [J]. J Obstet Gynaecol Can, 2015, 37 (4): 324-329.

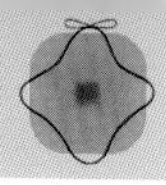

[27] Lisa D. Levine, Sindhu K. Srinivas. Length of second stage of labor and preterm birth in a subsequent pregnancy [J]. American Journal of Obstetrics and Gynecology, 2016, 214 (4): 535. e1-535. e4.
[28] Ancel Pierre-Yves, Lelong Nathalie, Papiernik Emile, et al. History of induced abortion as a risk factor for preterm birth in European countries: results of the EUROPOP survey [J]. Hum Reprod, 2004, 19 (3): 734-740.
[29] Moreau Caroline, Kaminski Monique, Ancel Pierre Yves, et al. Previous induced abortions and the risk of very preterm delivery: results of the EPIPAGE study [J]. BJOG, 2005, 112 (4): 430-437.
[30] Chasen Stephen T, Kalish Robin B, Gupta Meruka, et al. Obstetric outcomes after surgical abortion at > or=20 weeks' gestation [J]. American journal of obstetrics and gynecology, 2005, 193 (3 Pt 2): 1161-1164.
[31] Van de Vijver A, Poppe W, Verguts J, et al. Pregnancy outcome after cervical conisation: a retrospective cohort study in the Leuven University Hospital [J]. BJOG, 2010, 117 (3): 268-273.
[32] Chen Yuqing, Liu Huashan, Gu Jiayu, et al. Therapeutic effect and safety of laparoscopic cervical cerclage for treatment of cervical insufficiency in first trimester or non-pregnant phase [J]. International journal of clinical and experimental medicine, 2015, 8 (5): 7710-7718.
[33] 戴岚，狄文. 宫颈部分切除与宫颈机能不全[J]. 中国实用妇科与产科杂志，2014，30 (02): 88-90.
[34] Guo H J, Guo R X, Liu Y L. Effects of loop electrosurgical excision procedure or cold knife conization on pregnancy outcomes [J]. European journal of gynaecological oncology, 2013, 34 (1): 79-82.
[35] Kyrgiou Maria, Athanasiou Antonios, Kalliala Ilkka E J, et al. Obstetric outcomes after conservative treatment for cervical intraepithelial lesions and early invasive disease [J]. Cochrane Database Syst Rev, 2017, 11: CD012847.
[36] Arbyn M, Kyrgiou M, Simoens C, et al. Perinatal mortality and other severe adverse pregnancy outcomes associated with treatment of cervical intraepithelial neoplasia: meta-analysis [J]. BMJ, 2008, 337: a1284.
[37] 张勤维. 两种不同宫颈锥切术对患者妊娠结局及宫颈机能不全的影响 [D]. 浙江大学，2017.
[38] Marcellin L. Prevention of preterm birth by uterine cervical cerclage

[J]. J Gynecol Obstet Biol Reprod (Paris), 2016, 45 (10): 1299-1323.
[39] Khalid S, Dimitriou E, Conroy R, et al. The thickness and volume of LLETZ specimens can predict the relative risk of pregnancy-related morbidity [J]. BJOG, 2012, 119 (6): 685-691.
[40] JinGong, LanLan Zhang, Li Chen, et al. Pregnancy outcome following loop electrosurgical excision procedure (LEEP) a systematic review and meta-analysis [J]. Arch Gynecol Obstet, 2014, 289 (1): 85-99.
[41] 陈凡平, 刘丽丽. 宫颈环形切除术治疗未育妇女宫颈疾病后生育情况观察[J]. 当代医学, 2012, 18 (18): 100-101.
[42] Himes Katherine P, Simhan Hyagriv N. Time from cervical conization to pregnancy and preterm birth [J]. Obstetrics and gynecology, 2007, 109 (2 Pt 1): 314-319.
[43] Ciavattini Andrea, Clemente Nicolò, Delli Carpini Giovanni, et al. Loop electrosurgical excision procedure and risk of miscarriage [J]. Fertil Steril, 2015, 103 (4): 1043-1048.
[44] 王世军, Mandakini Oli, 蒋励, 等. 女性生殖管道发育异常225例临床分析[J]. 中华妇产科杂志, 2008 (07): 493-496.
[45] Mazouni Chafika, Girard Guillaume, Deter Russell, et al. Diagnosis of Mullerian anomalies in adults: evaluation of practice [J]. Fertil Steril, 2008, 89 (1): 219-222.

第二章

宫颈机能不全的流行病学与诊断

一、定义

宫颈机能不全（cervical insufficiency，CIC）是指因各种先天性和（或）获得性因素引起的无痛性宫颈管缩短及宫口扩张，导致流产或早产，其发生率为0.1%~2%。宫颈机能不全是导致妊娠中晚期流产及早产的重要原因。妊娠中期流产中20%~25%由宫颈机能不全引起，其中约30%的患者在下次妊娠时仍会复发。约8%左右的早产是由宫颈机能不全引起，且该类患者发生早产的概率是非宫颈机能不全患者的3.3倍。

二、危险因素

目前宫颈机能不全的病因及发病机制尚不清楚。可能的病因包括先天性和获得性。其中先天性的包括子宫颈解剖及组织结构异常、结缔组织病、胎儿期暴露于己烯雌酚等；获得性的因素包括机械性损伤（分娩、多次人工流产、宫颈锥切等）、生化因素（炎症、血栓）等。

1. 不良妊娠史：典型宫颈机能不全的病史是复发性无痛性中期妊娠流产或极早产史。应注意妊娠32周前发生的胎膜早破及妊娠27周前宫颈长度＜25mm的病史。

2. 宫颈创伤史：多次人工流产、机械性子宫颈扩张、引产及急产导致的子宫颈裂伤、宫颈锥切手术、子宫颈广泛切除术等。宫颈锥切术后是否导致宫颈机能不全与术后宫颈管的长短有关，而产程中当宫口开大，胎头较低，由试产转为剖宫产时，由于子宫下段牵拉明显，若切口选取过低或术中切口延裂则可能导致宫颈机能不全，因此，产程中转剖宫产时子宫下段的切口位置以稍高为宜。目前有研究表明，单纯的第二产程延长并不增加其后妊娠发生宫颈机能不全的风险，但第二产程延长后的剖宫产分娩则可能增加发生宫颈机能不全的风险。

3. 药物因素：宫颈胶原纤维作为宫颈的支架，决定子宫颈的机械性能，若母体于胎儿时期受己烯雌酚的宫内暴露，则影响了胶原纤维的构成与分布，诱发子宫颈发育不良，进而改变子宫颈强度和弹性，增加宫颈机能不全发生风险。

4. 感染因素：在维持妊娠的过程中，子宫颈通过肌纤维承受宫腔压力和重力，起到机械承托作用外，子宫颈管内的黏液栓是抵御生殖道上行性感染的天然屏障。有研究表明，急性宫颈机能不全与羊膜腔感染密切相关，当发生羊膜腔感染时，胎膜与子宫下段之间的结合处受到破坏，胎膜硬度降低，导致子宫颈承受张力增加，诱发子宫颈缩短及扩张。

5. 其他因素：包括先天性子宫畸形、结缔组织病等，例如埃勒斯 – 当洛综合征，该病与胶原代谢缺陷有关，可使子宫颈组织胶原纤维合成受阻及功能障碍，进而破坏子宫颈肌纤维机械承托能力，导致宫颈机能不全的发生。有研究报道，多囊卵巢综合征与宫颈机能不全的发生密切相关，或与胰岛素抵抗有关。Vogel 等研究发现，血清中白细胞介素 6（IL–6）、IL–8、肿瘤坏死因子 α（TNF– α）以及子宫颈阴道分泌物中 IL–18、可溶性肿瘤坏死因子Ⅰ型受体（sTNF–RI）等炎症因子的升高与子宫颈管长度呈负相关，其中妊娠早期血清 IL–6 升高可作为复发性流产 / 早产的标记因子（原始 RR=3.5，95%CI：1.6~7.5；校正 RR=6.9，95%CI：2.5~19.3）。既往存在早产史的孕妇，其子宫颈所处的微环境中以促炎因子为主导，提示可能存在亚临床的感染、局部的炎症导致宫颈机能不全的发生。Zolotukhin 等发现，宫颈机能不全孕妇的血清存在较弱的亲氧化反应，但需进一步研究以解释氧化状态的异常是否为发生宫颈机能不全的病因。此外，宫颈机能不全与血清松弛素水平和孕前体质量指数（BMI）相关，表现为宫颈机能不全的发病风险随 BMI 增加 1.296 倍 / 每单位（$P < 0.01$），而随血清松弛素水平增加，其发病风险增加 3.639 倍 / 每 100 个单位（$P < 0.01$）。

三、诊断

宫颈机能不全系临床诊断性疾病，尚无统一诊断标准。目前应用的临床诊断方法众多，比如，非孕期通过子宫输卵管造影进行宫颈管宽度测定、8 号扩宫棒无阻力通过子宫颈管、宫颈机械施力评估等。但目前最常用的且有效的方法，为孕

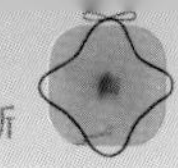

期经阴道超声评估子宫颈机能，评价是否有与早产风险相关的子宫颈缩短。

既往多采用的诊断标准有：①有明确的多次中期妊娠自然流产史。②流产时常无先兆症状、无宫缩而子宫颈管容受、消失、宫口扩张、羊膜囊突出。③非孕期 8 号扩宫棒无阻力通过子宫颈管。④非孕期彩超测量子宫颈管宽＞ 6mm 或长度＜ 25mm。⑤非孕期子宫输卵管造影提示子宫峡部漏斗区呈管状扩张。目前妊娠期宫颈机能不全的诊断要求具备上述标准第一条，并符合其他 4 条中的任何 1 条即可确诊，但上述诊断标准存在许多问题，例如初次妊娠患者无法诊断宫颈机能不全，超声测量受操作者操作水平和经验的影响，部分宫颈机能不全患者不一定存在扩宫棒无阻力通过宫颈管的体征，而部分经产妇可能存在宫颈管松弛，但并不代表无法维持妊娠至足月。因此目前尚无客观诊断该病的“金标准”，目前主要综合病史、临床表现及超声检查结果，做出临床诊断。

1. 病史提示：多次中期妊娠流产或早产史一般认为是宫颈机能不全常见的先决因素，但有部分情况的早产与宫颈机能不全无直接关联，例如医疗性早产、胎盘早剥、宫内感染等，故有早产史者其再次妊娠是否发生宫颈机能不全，并非具有直接的因果关系。

2. 临床表现：妊娠中晚期无痛性宫缩、宫颈进行性缩短、扩张，伴或不伴胎膜早破，但通过临床表现诊断宫颈机能不全的准确性需进一步评估，因此，对于高危人群，通过超声进行宫颈管长度及形态的定期监测，有利于筛查出可疑宫颈机能不全的患者。同时，该诊断需排除感染、胎盘早剥等其他因素引起的中期流产或早产。鉴别方法可通过动态宫颈分泌物培养、监测感染相关指标等辅助检查以排除感染可能，但由于宫颈分泌物培养存在取样及送检不规范可能造成假阴性结果，可能导致宫颈机能不全的过度诊断。

3. 超声诊断：现指南均推荐，孕期通过超声测量宫颈长度及宫颈管扩张用于评估妊娠期宫颈机能，且当妊娠 24 周前宫颈长度＜ 25mm 时，无论是否有宫颈漏斗形成，提示发生宫颈机能不全的风险增大。但针对宫颈环形电切术（LEEP）术后妊娠的孕妇，其宫颈管长度的较正常孕妇短，孕期连续超声测量 LEEP 术后孕妇的宫颈长度改变，其对于宫颈机能不全的诊断价值不高，并且，Althuisius 等发现 LEEP 术并不一定会增加宫颈机能不全及早产的风险。对于没有早产和晚期流产史的孕妇，超声测量宫颈长度的意义也不明确，不推荐对于早产低风险人群常规筛查宫颈长度。

4. 非孕期诊断试验：既往有许多人通过机械性方法进行宫颈机能不全的诊断，

例如非孕期时进行子宫输卵管造影术评估宫颈管形态、宫颈球囊牵引压力测试、扩宫棒评估宫颈扩张、球囊顺应性实验计算宫颈抵抗指数等，在过去都曾作为诊断宫颈机能不全的方法。但这些检查多数在有早产病史的非孕期妇女中进行，无法客观地反映妊娠期子宫增大对宫颈所造成的张力，故而不推荐作为宫颈机能不全的常规诊断方法。

参考文献

[1] El-Nashar S A, Paraiso M F, Rodewald K, et al. Laparoscopic Cervicoisthmic Cerclage: Technique and Systematic Review of the Literature[J]. Gynecologic and Obstetric Investigation, 2013, 75(1): 1-8.

[2] Slattery M M, Morrison J J. Preterm delivery[J]. Lancet, 2002, 360(9344): 1489-1497.

[3] Lidegaard O, Cervical incompetence and cerclage in Denmark 1980-1990. A register based epidemiological survey[J]. Acta Obstet Gynecol Scand, 1994, 73: 35-38.

[4] Sciaky-Tamir Yael, Shrim Alon, Brown Richard N, Prolonged second stage of labour and the risk for subsequent preterm birth[J]. J Obstet Gynaecol Can, 2015, 37: 324-329.

[5] Levine LD, Srinivas SK. Length of second stage of labor and preterm birth in a subsequent pregnancy[J]. Am J Obstet Gynecol, 2016, 214 (4): 535. e1-e4.

[6] Yang L, Zheng A, Zhang X, et al. Clear cell carcinoma of the uterine cervix: a clinical and pathological analysis of 47 patients without intrauterine diethylstilbestrol exposure[J]. Int J Gyneco-log Cancer, 2017, 27(5): 1009-1014.

[7] Lee Si Eun, Romero Roberto, Park Chan-Wook et al. The frequency and significance of intraamniotic inflammation in patients with cervical insufficiency[J]. Am J Obstet Gynecol, 2008, 198: 633. e1-8.

[8] De Vos M, Nuytinck L, Verellen C, et al. Preterm premature rupture of membranes in a patient with the hypermobility type of the Ehlers-Danlos syndrome. A case report[J]. Fetal Diagn Ther 1999, 14: 244-247.

[9] Feigenbaum SL, Crites Y, Hararah MK, et al. Prevalence of cervical insufficiency in polycystic ovarian syndrome[J]. Hum Re-prod, 2012, 27(9):

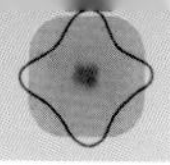

2837-2842.
[10] Wang Y, Gu X, Tao L, et al. Co-morbidity of cervical incompetence with polycystic ovarian syndrome (PCOS) negatively impacts prognosis: A retrospective analysis of 178 patients [J]. Bmc Pregnancy & Childbirth, 2016, 16 (1): 308.
[11] Vogel I, Goepfert A R, Thorsen P, et al. Early second-trimester inflammatory markers and short cervical length and the risk of recurrent preterm birth [J]. Journal of Reproductive Immunology, 2007, 75 (2): 133-140.
[12] Kalan Amanda M, Simhan Hyagriv N, Mid-trimester cervical inflammatory milieu and sonographic cervical length [J]. Am J Obstet Gynecol, 2010, 203: 126. e1-5.
[13] Zolotukhin Petr, Aleksandrova Anzhela, Goncharova Anna et al. Oxidative status shifts in uterine cervical incompetence patients. [J]. Syst Biol Reprod Med, 2014, 60: 98-104.
[14] 顾珣可，王丁然，陶立元，等. 宫颈机能不全孕妇血清松弛素水平的测定[J]. 中华医学杂志，2015，95 (35): 2817-2820.
[15] 李雪，张弘. 宫颈机能不全环扎与早产 [J]. 中国实用妇科与产科杂志，2018，34 (2): 146-150.
[16] Harville E W, Miller K S, Knoepp L R. Racial and social predictors of longitudinal cervical measures: the Cervical Ultrasound Study [J]. Journal of Perinatology, 2017, 37 (4): 335-339.
[17] Althuisius S M, Schornagel I J, Dekker G A, et al. Loop electrosurgical excision procedure of the cervix and time of delivery in subsequent pregnancy [J]. International Journal of Gynecology & Obstetrics, 2001, 72 (1): 31-34.
[18] ACOG Practice Bulletin No. 142: Cerclage for the management of cervical insufficiency [J]. Obstet Gynecol, 2014, 123: 372-379.
[19] 胡舰莉. 早产临床诊断与治疗指南 (2014) [J]. 中华妇产科杂志，2014，49 (07): 481-485.

第三章 宫颈机能不全的预测

第一节 超声评估宫颈方式及临床应用

几乎所有临床指南和专家共识都肯定了超声测量宫颈可有效预测早产。超声测量有经阴道超声（transvaginal ultrosound，TVU）、经腹部超声（transabdominal ultrosound，TAU）及经会阴超声（transperineal ultrosound，TPU）等方式。经腹部超声操作简单，但常受孕妇肥胖、宫颈位置、膀胱充盈导致宫颈延长并且掩盖漏斗状的宫颈内口、胎先露遮挡等因素的影响。经会阴超声探头无需进入阴道，也无需充盈膀胱，孕妇可接受性好，亦不受孕妇腹壁脂肪厚度的影响，一般能清晰地获得宫颈管全长的切面，但有时仍受胎先露遮挡及肠气干扰等因素影响难以实现清晰、准确的测量。经阴道超声检查是目前指南推荐首选的也是最为常用的检查方式，其可将观察者内部差异率降低至5%，识别存在宫颈因素导致早产风险孕妇的有效性、可重复性高。检查方法是嘱孕妇排空膀胱后，取膀胱截石位，经阴道超声探头涂抹适量耦合剂后套上无菌保护套，将探头置于阴道后穹隆，清晰显示宫颈全长及宫颈内外口形态（图3-1）。

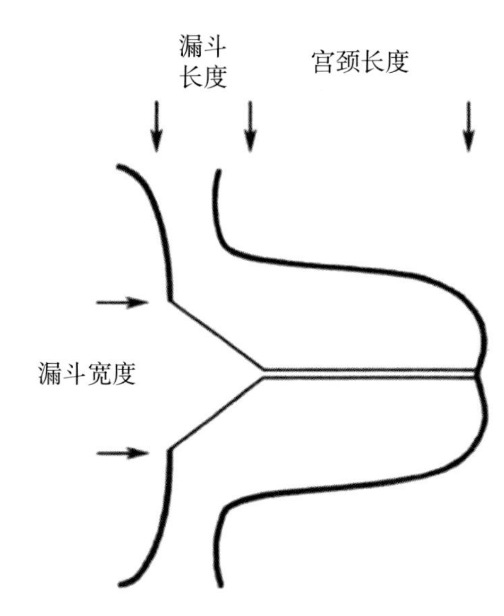

图 3-1　超声检查经宫颈管剖面的示意图

（图片参考：沈铿，马丁.《妇产科学》. 第3版[M]. 人民卫生出版社，2015：150.）

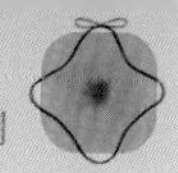

一、宫颈长度

多项研究表明，超声测量宫颈长度（cervical lenth，CL）是预测早产的有效方法（图 3–2）。CL 越短，出现的孕周越早，早产发生的风险越高。各项研究中关于 CL 预测早产的阈值也不相同。目前认为妊娠中期以 CL < 25mm 为界值用于早产的预测价值最高。Kuusela P 等对 11456 名单胎妊娠的无症状妇女进行的前瞻性队列研究发现，停经 21~23 周测量 CL 预测早产的效能优于停经 18~20 周。停经 21~23 周测量 CL ≤ 25 mm 预测妊娠< 33 周自发性早产的敏感性为 38.5%，特异性为 95.8%，阳性预测值 3.6%，阴性预测值 99.7%。然而，对于妊娠 30 周后超声测得 CL < 25mm，尤其是 CL 在 15~24mm 可以是生理性的，因此，有学者指出 32 周后 CL 采用 15mm 作为临界值更准确。对于有早产风险的孕妇建议每隔 2~4 周进行一次筛查，重复超声检查可以提高预测准确性。也有学者认为，在早产风险较低的妇女中，监测 CL 可预测自发性早产。然而，由于灵敏度低，它单独用作筛查工具的价值有限。近年来，越来越多的研究表明 CL 联合生物标志物，如胎儿纤连蛋白（fFN）等的测定可提高其预测早产的准确性。尽管对于低风险人群，CL 预测早产的价值有限，考虑到早产的代价与诊治早产的经济学效益，临床仍建议对低风险孕妇进行 CL 筛查以降低早产率。

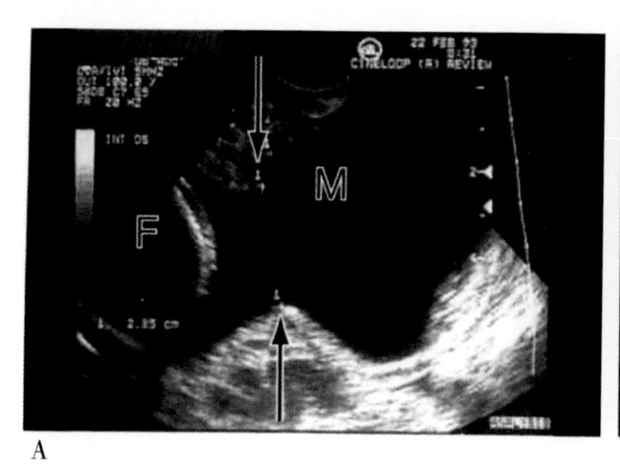

A

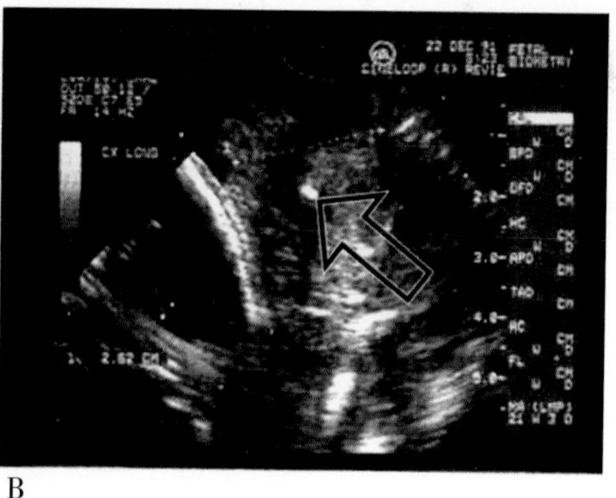

B

图 3–2　A. 宫颈环扎术前后超声下宫颈相对长度

宫颈长度小于 1cm，箭头所指为增大的宫颈外口；M 为脱入阴道的羊膜；F 为胎儿头部。B. 箭头所指（白色密度）为宫角缝线线节。注意宫颈长度为环扎后增加

（图片参考：Michael S. Baggish, Mickey M. Karram.《盆腔解剖与妇产科手术图谱》（第 3 版）[M]. 人民军医出版社，2014：521.）

妊娠中晚期经阴道超声测定 CL 是预测双胎早产的良好指标。孕 20~24 周 CL ≤ 36.5mm 和≤ 33.5mm 可预测 32 周和 34 周前的早产。孕 28~32 周 CL ≤ 17.5mm 和≤ 18.5mm 可预测 32 周和 34 周前的早产。

二、 宫颈内口漏斗

宫颈内口漏斗是指羊膜囊通过扩张的宫颈内口突入宫颈管而形成的漏斗状结构。根据漏斗形状的不同，可分为“Y”形、“V”形及“U”形，正常孕妇在无宫缩情况下，宫颈内口关闭呈“T”形。宫颈漏斗形成是宫颈成熟、对抗子宫收缩及宫腔压力等能力减弱的表现。超声检测到宫颈漏斗在一定程度上提示早产风险增加。有研究表明，当漏斗部不足宫颈管长度的 25% 时，不增加早产的相关性。当宫颈漏斗部存在时，即使宫颈长度超过 25 mm，仍是将来导致宫颈缩短最终致早产的高危人群（图 3-3）。Berghella 等采用经阴道超声对 183 名孕妇自妊娠 16~18 周观察宫颈形态，每 2 周测量 1 次宫颈管长度、漏斗、漏斗形态及动态变化，持续至妊娠 23^{+6} 周，发现存在宫颈漏斗妇女分娩时孕周较无宫颈漏斗的妇女

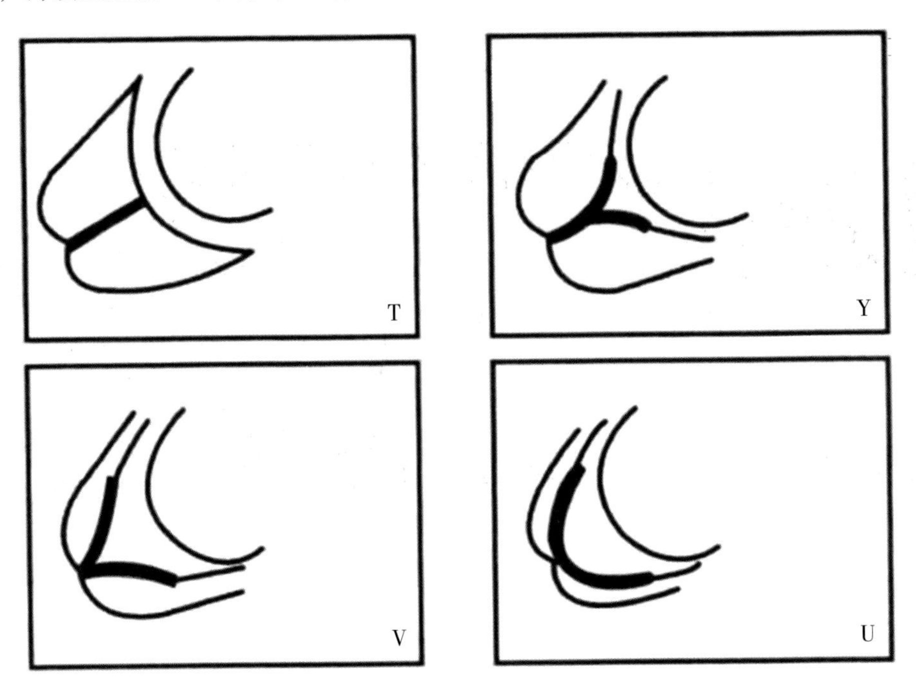

图 3-3　宫颈长度与宫颈内口扩张形状之间的关系示意图

（图片参考：沈铿，马丁.《妇产科学》. 第 3 版 [M]. 人民卫生出版社，2015：150.）

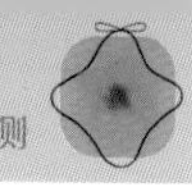

早。宫颈形态从“T”形到“V”形再到“U”形的进展与较早的分娩孕周有关，其中U形宫颈漏斗形成与妊娠中晚期的流产/早产相关，而V形宫颈漏斗孕妇在CL长度稳定的情况下一般不会发生早产。宋蕾等报道，宫颈漏斗形成用于预测早产的敏感度、特异度、阳性预测值、阴性预测值分别为41.5%、94.4%、79.4%和72.5%。尽管宫颈漏斗形成是早产的重要危险因素之一，但当CL＜25mm时，宫颈漏斗形成对早产的预测价值有限，可能原因是CL与宫颈漏斗互相关联，CL短常伴宫颈漏斗形成，而宫颈漏斗并不能比CL短提供更多预测信息。在妊娠中期CL＜30 mm的无症状初产妇中，宫颈漏斗的存在，并不是妊娠34周和32周早产的独立危险因素。

三、宫颈弹性成像

超声弹性成像（ultrasound elastography，UE）的概念于1991年由Ophir等首次提出，因其无创、易操作、客观定量，可提供组织软硬度及弹性等信息，被广泛应用于甲状腺、乳腺、肝脏、子宫等疾病。自2006年Thomas首次发表超声弹性成像评估妊娠期宫颈硬度的报道后，UE在妇产科领域的相关研究陆续开展。CI患者宫颈组织胶原纤维合成受阻或功能障碍，可溶性胶原含量增多，胶原/平滑肌的比例降低，使宫颈在妊娠期间面对宫腔内容物带来的压力更容易拉伸、缩短、扩张。CI患者可能存在宫颈组织硬度较低，对压力的应变力较大，以致宫颈的超声弹力参数异于常人。国内已有学者将其用于研究宫颈弹性特征量值及预测早产。评估宫颈弹性并预测早产的常用超声弹性成像模式有应变弹性成像（strain elastography，SE）和剪切波弹性成像（shear wave elastography，SWE）。

1. 应变弹性成像： SE是最早用于临床的超声弹性成像方法，其原理是利用探头对组织进行纵向压迫，通过施压前后组织位移变化不同来评估其组织的应变能力的不同，从而判断组织内部的软硬度。赵悦子等选取CI患者作为研究组，孕前常规检查的女性作为对照组，应用二维超声及超声弹性成像技术检测宫颈长度及弹性参数，发现研究组CL及硬度比值（HR）小于对照组（$P < 0.05$），研究组宫颈应变率（CSR）、宫颈内口应变率（CISR）均大于对照组（$P < 0.05$）。宫颈长度、HR、CSR、CISR对CI的诊断均具有预测效能，宫颈HR、CSR、CISR对妊娠16~20周时宫颈长度＜2.5cm均有预测效能。超声弹性成像可以为孕前诊断CI提供重要参考，也可以预测妊娠中期宫颈短。Wozniak等对333名

无症状、早产低风险的孕妇于妊娠 18~22 周及 30 周进行常规超声检查，测量 CL 并观察有无宫颈漏斗形成，然后进行宫颈弹性成像评估宫颈软硬度，发现妊娠 18~20 周超声弹性成像显示宫颈较软的孕妇在 30 周时 CL 缩短及宫颈漏斗形成的比例显著增高，提示宫颈弹性发生异常的时间要早于 CL 及形态异常，因此认为宫颈内口超声弹性成像评估预测早产风险较常规超声敏感度高。但该技术受操作者经验水平影响较大，结果不稳定，且可重复性较差。有学者认为宫颈应变弹性成像的测量结果更多反映的是操作者对宫颈不同部位施加的压力，而非宫颈弹性的真实情况。进一步完善宫颈弹性成像技术及标准化操作流程，或可提高其预测 CI 的准确率。

2. 剪切波弹性成像（SWE）：SWE 是以无创的方式量化组织软硬度的技术，主要原理为利用超声声束产生的声辐射力，推动组织形成剪切波，而该波在组织中的传播速度即剪切波速度（shearwavespeed，SWS），与组织的软硬度直接相关（图 3-4）。Hernandez-Andrade 等测量 628 名单胎妊娠妇女的宫颈 SWS，结果显示随着孕龄增加，宫颈 SWS 逐渐降低，宫颈软的孕妇相较于宫颈不软的孕妇，其孕期发生宫颈短的可能性是 3.3 倍，早产的风险增加 1.5 倍。且宫颈 SWS 小于同孕龄第 25 百分位数者相较大于第 25 百分位数者，其妊娠 34、37 周前发生早产的风险分别增加 78% 和 96%。Agarwal 等在此基础上进一步发现 ROC 曲线上以 SWS=2.83m/s 为临

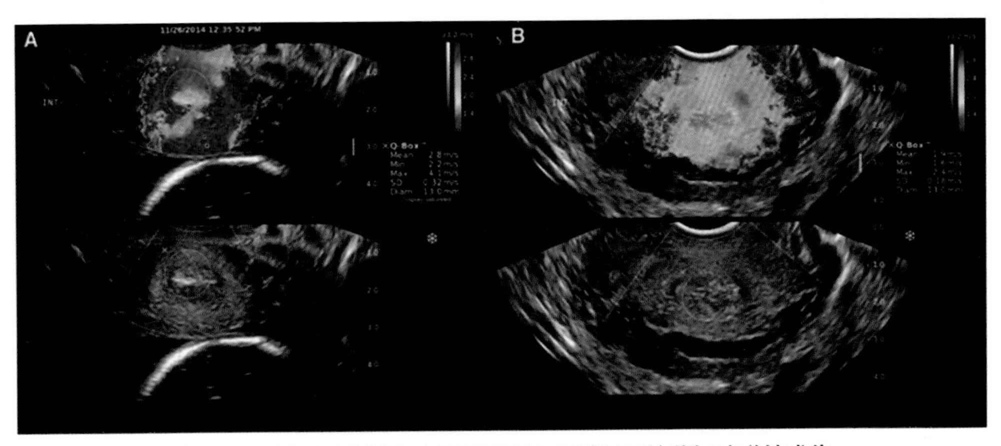

图 3-4　两名患者妊娠 19 周时宫颈内口横断面的剪切波弹性成像

（图片来源：Hernandez-Andrade Edgar，Maymon Eli，Luewan Suchaya et al. A soft cervix，categorized by shear-wave elastography，in women with short or with normal cervical length at 18~24 weeks is associated with a higher prevalence of spontaneous preterm delivery［J］. J Perinat Med，2018，46：489-501.）

界值预测早产的敏感度和特异度最高，分别达 93% 和 90%。宫颈 SWE 或有望成为预测早产的新的客观指标，但其相关技术操作及评价标准仍需进步完善。

四、 三维超声测量胎儿肾上腺体积

胎儿肾上腺分泌的肾上腺皮质激素具有促进胎肺及其他器官发育成熟的重要作用，同时又参与胎儿的应激反应及分娩的启动。当孕妇发生高血压、宫内感染、胎盘损伤等病理状态时，胎儿肾上腺皮质的结构和功能会发生改变。但目前直接检测胎儿肾上腺功能仍较困难。许多研究表明，肾上腺体积（adrenal gland volume，AGV）变化在一定程度上体现胎儿下丘脑—垂体—肾上腺轴功能的变化。Turan 等对 126 例单胎胎儿肾上腺体积进行三维超声检查，发现发生早产的孕妇根据胎儿体重校正后的 AGV 明显高于足月妊娠者，以校正后胎儿 AGV=442mm^3/kg 作为临界值预测 5d 内分娩效果最高，其 ROC 曲线 AUC 为 0.975（$P < 0.05$），敏感度为 92.0%，特异度为 99.0%，故认为胎儿 AGV 增大与发生早产具有明显相关性。Ibrahim 等也发现，先兆早产孕妇中，超声测量胎儿 AGV 增大与自发性早产关系密切，与 CL 和宫颈阴道胎儿纤维连接蛋白（CVFF）相比，AGV 预测 7d 内早产的敏感性和特异性最高。三维超声测量胎儿 AGV 可能是预测早产的一种新方法，但目前相关研究样本量均较小，且胎儿 AGV 测量受胎位和操作者技术影响较大，能否应用于临床还需扩大样本量进一步研究。

五、 宫颈角测量

经阴道超声测量宫颈长度作为国内外普遍推荐的用于预测早产的重要检查方法，但灵敏度、特异度较低，近年来有学者推荐通过经阴道超声测量宫颈角（子宫下段和子宫颈内外口之间的角度）对早产进行预测（图 3-5）。检测方法为：患者排空膀胱后取膀胱截石位，分别测量宫颈长度及宫颈角。宫颈矢状面测量宫颈内外口作为宫颈长度；子宫下段和子宫颈内外口之间的角度作为宫颈角。子宫角度增大的主要原因是子宫收缩的牵拉以及胎儿前羊膜囊对宫颈内口的直接压迫。随着妊娠周数的增长，子宫对宫颈内口造成的压力持续增大，使宫颈内口向下向外扩张。宫颈受压后还可刺激内源性前列腺素分泌，从而诱发宫缩，导致宫颈重塑，最终发生早产。Dziadosz Margaret 等对 972 名女性进行的回顾性队列研究发现，妊娠中期子宫颈角≥ 95°、≥ 105° 分别与＜ 37 周、＜ 34 周早产风险增加有关，测量宫颈角较宫颈长度对于预测早产具有更高的效能。金珈汐等提出当宫颈角≥ 106.15° 时，应警惕早产的发生。宫颈角测量是一种有用的、新颖的经阴道超声标志物，可作为自然早产的筛查工具。

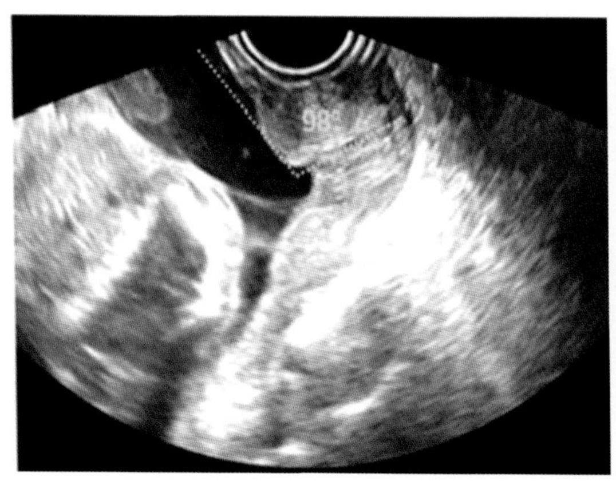

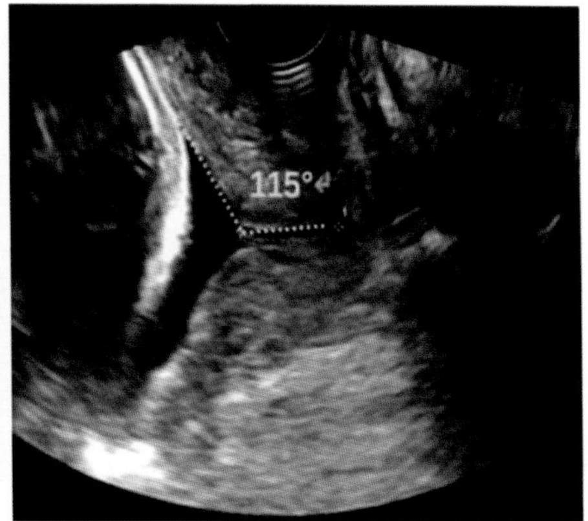

图 3–5　宫颈角测量

A. 女，30 岁，孕 31^{+1} 周，因自觉不规律宫缩入院。经子宫内口与子宫下段绘制一黄色虚线，经宫颈内外口绘制另一条黄色虚线，2 条虚线夹角 98°，宫颈内外口所示虚线长度为宫颈长 2.12cm。

B. 女，32 岁，孕 31^{+5} 周，因自觉不规律宫缩入院。测量同左图，宫颈角 115°，宫颈长度 1.76cm。

（图片来源：金珈汐，仲莞，孙静莉，等．超声测量宫颈角对早产的预测价值［J］．中国医学影像学杂志，2020，28（9）：692–695.）

参考文献

［1］Mcintosh J, Feltovich H, Berghella V, et al. The role of routine cervical length screening in selected high- and low-risk women for preterm birth prevention［J］. American Journal of Obstetrics & Gynecology, 2016, 215（3）: B2–B7.

［2］Kuusela P, Jacobsson B, Hagberg H, et al. Second-trimester transvaginal ultrasound measurement of cervical length for prediction of preterm birth: a blinded prospective multicentre diagnostic accuracy study［J］. BJOG, 2021, 128: 195–206.

［3］Moroz Leslie A, Simhan Hyagriv N, Rate of sonographic cervical shortening and the risk of spontaneous preterm birth［J］. Am J Obstet Gynecol, 2012,

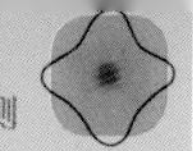

206: 234. e1-5.
[4] Ville Yves, Rozenberg Patrick. Predictors of preterm birth [J]. Best Pract Res Clin Obstet Gynaecol, 2018, 52: 23-32.
[5] Van der Ven Jeanine, van Os Melanie A, Kazemier Brenda M et al. The capacity of mid-pregnancy cervical length to predict preterm birth in low-risk women: a national cohort study [J]. Acta Obstet Gynecol Scand, 2015, 94: 1223-1234.
[6] Rozenberg P, Universal cervical length screening for singleton pregnancies with no history of preterm delivery, or the inverse of the Pareto principle [J]. BJOG, 2017, 124: 1038-1045.
[7] Zuo X F, Du Y F, Yang J, et al. Predictive value of cervical length measured by transvaginal ultrasound during the second and the third trimester of pregnancy for preterm birth in twin pregnancies [J]. Zhonghua Fu Chan Ke Za Zhi, 2019, 54: 318-323.
[8] Althuisius S, Dekker G, Hummel P, et al. Cervical Incompetence Prevention Randomized Cerclage Trial (CIPRACT): effect of therapeutic cerclage with bed rest vs. bed rest only on cervical length [J]. Ultrasound Obstet Gynecol, 2002, 20 (2): 163-167.
[9] Berghella Vincenzo, Owen John, MacPherson Cora, et al. Natural history of cervical funneling in women at high risk for spontaneous preterm birth [J]. Obstet Gynecol, 2007, 109: 863-869.
[10] 宋蕾，刘福民. 阴道超声监测先兆早产孕妇的宫颈对早产预测的价值 [J]. 中国医药导报, 2011, 8 (5): 16-18.
[11] To M S, Skentou C, Liao A W et al. Cervical length and funneling at 23 weeks of gestation in the prediction of spontaneous early preterm delivery [J]. Ultrasound Obstet Gynecol, 2001, 18: 200-203.
[12] Saade G R, Thom E A, Grobman W A, et al. Cervical funneling or intra-amniotic debris and preterm birth in nulliparous women with midtrimester cervical length less than 30mm [J]. Ultrasound Obstet Gynecol, 2018, 52: 757-762.
[13] Ophir J, Céspedes I, Ponnekanti H et al. Elastography: a quantitative method for imaging the elasticity of biological tissues [J]. Ultrason Imaging, 1991, 13: 111-134.
[14] Thomas A, Imaging of the cervix using sonoelastography [J].

Ultrasound Obstet Gynecol, 2006, 28: 356-357.
[15] 赵悦子，白晓慧，夏国园．孕前超声弹性成像评估宫颈机能不全的临床价值[J]．现代实用医学，2020，32(9)，1110-1112.
[16] Wozniak Slawomir, Czuczwar Piotr, Szkodziak Piotr et al. Elastography in predicting preterm delivery in asymptomatic, low-risk women: a prospective observational study[J]. BMC Pregnancy Childbirth, 2014, 14: 238.
[17] Molina F S, Gómez L F, Florido J, et al. Quantification of cervical elastography: a reproducibility study[J]. Ultrasound Obstet Gynecol, 2012, 39: 685-689.
[18] Hernandez-Andrade Edgar, Maymon Eli, Luewan Suchaya, et al. A soft cervix, categorized by shear-wave elastography, in women with short or with normal cervical length at 18-24 weeks is associated with a higher prevalence of spontaneous preterm delivery[J]. J Perinat Med, 2018, 46: 489-501.
[19] Agarwal Arjit, Agarwal Shubhra, Chandak Shruti. Role of acoustic radiation force impulse and shear wave velocity in prediction of preterm birth: a prospective study[J]. Acta Radiol, 2018, 59: 755-762.
[20] Turan Ozhan M, Turan Sifa, Funai Edmund F, et al. Fetal adrenal gland volume: a novel method to identify women at risk for impending preterm birth[J]. Obstet Gynecol, 2007, 109: 855-862.
[21] Ibrahim Moustafa Ibrahim, Sherif Ahmed, El-Kady Mohamed, et al. Can three-dimensional ultrasound measurement of fetal adrenal gland enlargement predict preterm birth?[J]. Arch Gynecol Obstet, 2015, 292: 569-578.
[22] 郑倩文，郭珊珊．宫颈重塑与早产相关性的研究进展．现代妇产科进展，2019，28(6)：475-476.
[23] Vink J, Feltovich H. Cervical etiology of spontaneous preterm birth. Semin Fetal Neonatal Med, 2016, 21(2): 106-112.
[24] Vink J, Myers K. Cervical alterations in pregnancy[J]. Best Pract Res Clin Obstet Gynaecol, 2018, 52(52): 88-102.
[25] Dziadosz Margaret, Bennett Terri-Ann, Dolin Cara, et al. Uterocervical angle: a novel ultrasound screening tool to predict spontaneous preterm birth[J]. Am J Obstet Gynecol, 2016, 215: 376. e1-7.
[26] 金珈汐，仲莞，孙静莉，等．超声测量宫颈角对早产的预测价值[J]．中国医学影像学杂志，2020，28(09)：692-695.

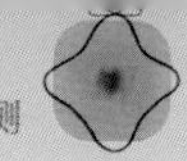

第二节　宫颈机能不全的生化标志物

宫颈主要由纤维结缔组织构成，另有少量弹性纤维及平滑肌纤维，宫颈基质由蛋白质和糖蛋白组成，其中蛋白质中大部分为胶原蛋白，一部分为弹性蛋白，糖蛋白包括透明质酸和蛋白聚糖，两者形成宫颈的支架，进而决定宫颈的生化组织和机械承托能力，及宫颈的弹性及强度。因此弹性纤维与平滑肌纤维的构成比变化、宫颈基质中弹力蛋白占比变化，对妊娠过程中后期宫颈重塑起到重要作用，可能是宫颈机能不全的病因之一。同时也有研究认为，炎症或感染所导致某些因子分泌，从而造成宫颈胶原纤维降解，进一步导致宫颈提前成熟。因此，有研究从基因角度考虑，影响结缔组织代谢的某些基因可能与宫颈机能不全的发生有关，但此类基因所致宫颈组织变化的基质与宫颈机能不全发生的具体关系暂不明确。

宫颈机能不全是导致妊娠中晚期流产及早产的重要原因，可能与遗传、炎症、感染与凝血及内分泌功能障碍，以及氧化应激增加的相互作用有关。有研究发现，宫颈机能不全的孕妇更易携带遗传性血友病标志物，且认为该类遗传性血栓性血友病是宫颈机能不全甚至早产的另一个危险因素。另有学者发现，宫颈机能不全与糖尿病、糖尿病相关肾病患者均能检测到胶原糖基化。宫颈机能不全与高血糖相关的组织蛋白（糖基化）翻译后可影响蛋白形成，进而影响宫颈的结构完整性及抗性，因此宫颈机能不全与糖尿病和肾脏疾病之间的关系可能反映了葡萄糖耐受不良。与正常孕妇相比，多囊卵巢综合征患者可能由于内分泌系统的紊乱，激素水平波动性，PCOS 患者常合并肥胖，不孕的发生率增加，采用辅助生殖技术助孕的概率大，多因素情况下，该类患者妊娠后发生宫颈机能不全的风险更大。根据既往研究表明，合并 PCOS 的宫颈机能不全患者临床表现为起病胎龄早、终止胎龄早、妊娠结局差，对于合并胰岛素抵抗的患者，妊娠结局比预期的要差，且通过辅助生殖助孕时注射促性腺激素和随后的宫颈机能不全的发生、发展之间存在一定关联性。

一、 胎儿纤维连接蛋白

胎儿纤维连接蛋白（fetal fibronectin，fFN）能够起到绒毛膜和蜕膜间黏合剂的作用，在妊娠维持过程中发挥至关重要的作用。在妊娠前20周，由于胎膜和蜕膜间的连接未闭合，fFN能够在宫颈和阴道分泌物中检测到；而当妊娠进入中晚期时，两者间的连接较为紧密，当受到机械性损伤或蛋白水解酶的降解时，fFN才会分泌进入宫颈和阴道中。在早产的发生过程中，一方面因胎膜和蜕膜间的连接因机械性牵张力受到破坏，另一方面因炎性因子、蛋白酶破坏两者间的基质成分，造成fFN分泌进入宫颈、阴道被检测到。因此有早产征兆的孕妇，此时羊水中的fFN经损伤的胎膜渗漏到羊膜腔外，可以通过检测宫颈阴道分泌物中fFN作为预测早产的较佳指标。有研究发现，早产患者阴道分泌物中fFN的含量明显增加，且宫颈阴道分泌物fFN阳性患者的血清基质金属蛋白酶（matrix metalloprotein，MMP）2、3、9，白细胞介素（interleukin，IL）2、6以及肿瘤坏死因子（tumor necrosis factor，TNF）α含量明显高于fFN阴性患者，提出宫颈阴道分泌物中fFN含量增加能够通过TLR4 / NF-κB通路、SOCS3通路来增加MMP分子和炎性因子的表达，进而造成早产的发生（图3-6）。

二、 胰岛素样生长因子结合蛋白-1

宫颈分泌物中胰岛素样生长因子结合蛋白（insulin-like growth factor-binding protein，IGFBP）-1是由妊娠期间蜕膜化的子宫内膜细胞合成的一种蛋白。孕妇血循环及羊水中均富含IGFBP-1，然而不同体液和组织中IGFBP-1磷酸化结构不同，羊水中以脱磷酸化IGFBP-1为主，而母体血清蜕膜细胞主要分泌磷酸化IGFBP-1（phIGFBP-1），其中母体血清IGFBP-1的浓度极低，仅相当于蜕膜细胞中的1/1000~1/100。当有早产征象时，蜕膜与绒毛膜由于宫缩作用导致分离，蜕膜蛋白漏到宫颈黏液中，通过测定宫颈分泌物IGFBP-1可预测早产。磷酸化胰岛素样生长因子结合蛋白-1（phIGFBP-1）不受羊水、精液等因素影响，但在宫颈分泌物中留置18h后会降解。有研究发现，早产组孕妇宫颈黏液中phIGFBP-1阳性率显著高于足月产组，且phIGFBP-1阳性组孕妇28~32周、33~37周的分娩率均明显高于phIGFBP-1阴性组，该研究认为phIGFBP-1在早产妇女宫颈黏液中表达上调可作为早产发生情况的预测指标。但有研究提示，虽然宫颈phIGFBP-1阴性对辨

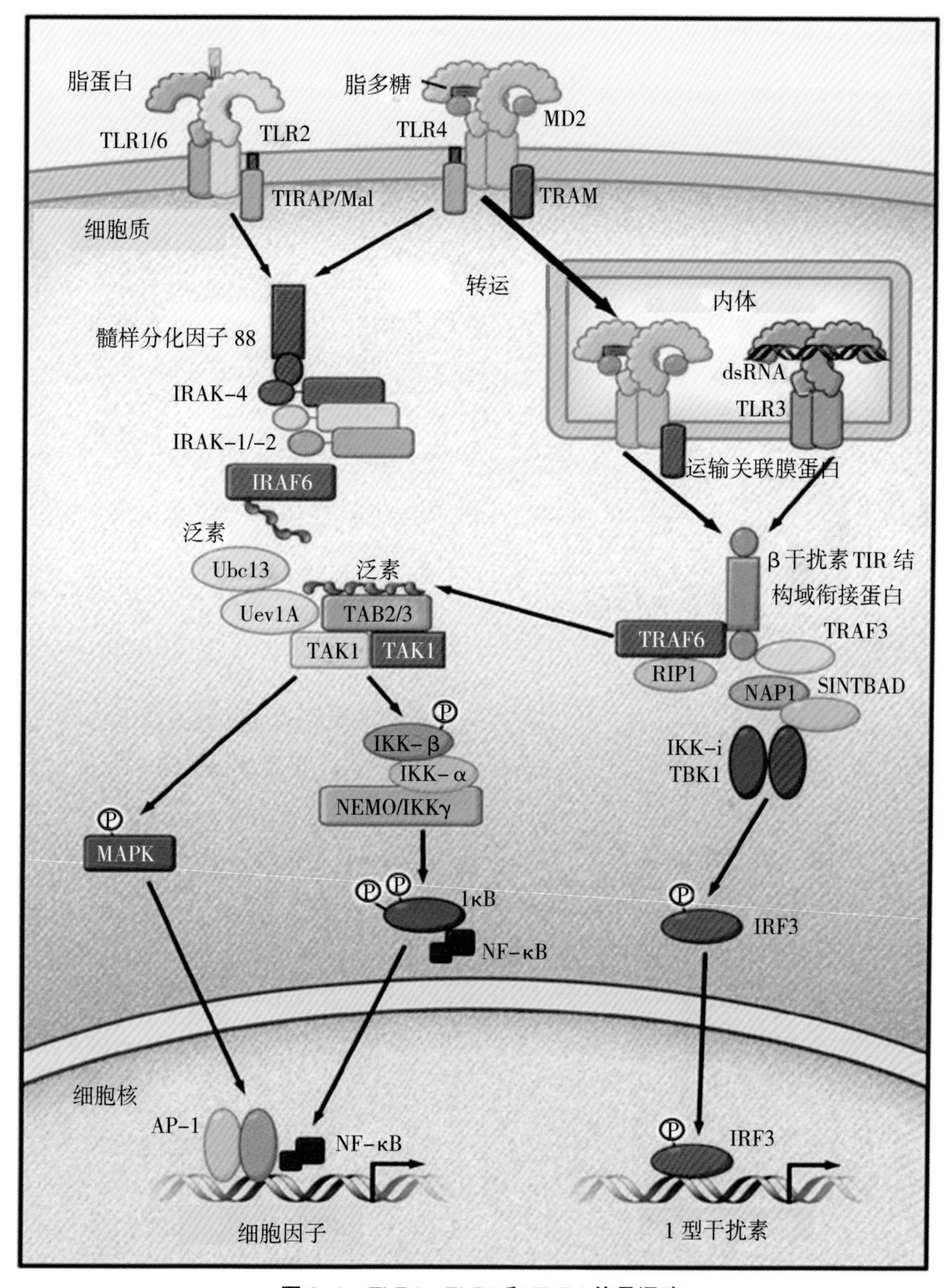

图 3-6　TLR2、TLR3 和 TLR4 信号通路

（图片来源：Takeuchi Osamu，Akira Shizuo. Pattern recognition receptors and inflammation. [J] . Cell，2010，140：805-820.）

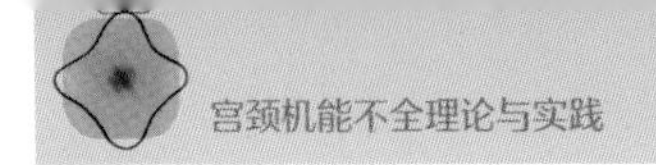

认有早产先兆但 48 h 内不发生早产准确性比较大，但在无症状的及有先兆早产症状的妇女中，phIGFBP-1 对< 37、34 和 32 周的早产预测准确性较小，敏感性和特异性都较差。

三、 人绒毛膜促性腺激素

人绒毛膜促性腺激素（human chorionic gonadotropin，hCG）是由胎盘的滋养层细胞分泌的一种糖蛋白，它是分子量为 36700 的糖蛋白激素，成熟女性因受精的卵子移动到子宫腔内着床后，形成胚胎，在发育成长为胎儿过程中，hCG 可通过孕妇血液循环而排泄到尿中，可通过尿液检查到。有研究发现宫颈阴道分泌物中检出 hCG（hCG ≥ 45mIU/ml 为最佳截断值）预示着先兆早产孕妇的早产风险增加，预测 48h 和 7d 内分娩的敏感性、特异性、阳性预测值和阴性预测值分别为 95.8%、73.7%、53.5%、98.2% 和 85.7%、80%、69.8%、91.2%。

四、 炎症指标

在微生物或其他因素影响下，母体与胎儿界面细胞因子间的平衡受到破坏，促炎因子生成增多，细菌产物、病毒和寄生虫均可激活巨噬细胞合成释放细胞因子，诱导前列腺素的合成，进一步启动早产分娩机制。感染相关的炎症指标有 IL-1、IL-2、IL-6、IL-8 和 TNF-α 等，其中与绒毛膜羊膜炎关系密切的是 IL-6、IL-8 和 TNF-α，这些细胞因子中，IL-6 在早产预测方面最有帮助。当发生与早产密切相关的羊膜腔感染，IL-6 表达呈指数级上升，进而使得前列腺素、缩宫素的分泌增加，使得缩宫素受体 mRNA 的表达及结合力受到强化，从而促进子宫收缩，而由于子宫收缩增强使胎膜稳定性受到破坏，进一步产生 IL-6，IL-6 又进一步促进子宫收缩，相互促进，导致瀑布式放大，最终导致早产。另外感染能刺激 TNF-α 大量生成，使细胞溶酶体稳定性下降，释放磷酸酯酶，增加花生四烯酸的合成，使局部前列腺素合成与释放增多，启动分娩。TNF-α 还可作用于胎膜和宫颈基质细胞，刺激产生 MMP，从而促进胶原降解，导致胎膜早破和宫颈软化和扩张。

血浆中的高迁移率族蛋白 B1（high-mobility group box 1，HMGB1）的浓度升高常常提示感染，对早产有预警作用。而它的功能与 2 种受体 Toll 样受体 4（Toll-

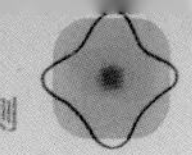

like receptor 4，TLR4）和晚期糖基化终产物受体（receptor for advanced glycation end products，RAGE）密切相关。TLR4 本身可以中和抗体减少炎症损伤，但是其过度活化会引发子宫内炎症，使外周循环系统中相关活性因子处于激活状态，从而可能刺激子宫收缩导致早产，因而可以作为早产相关标志物。HMGB1 的另一个受体 RAGE 是与慢性炎症相关的警报素受体，当 HMGB1 与 RAGE 的细胞外区结合后，可以持续活化核因子 κ B（nuclear factor κ B，NF-κ B）信号通路并募集炎症细胞（如 CD68 和 CD11c 双阳性的单核吞噬细胞等），介导炎症反应。研究发现 RAGE 介导的慢性炎症对早产有明确的影响，妊娠中期存在羊膜腔感染和（或）炎症的孕妇，羊水中 RAGE 浓度增高，提示其可能与妊娠期炎症反应和免疫调节有关，表明 HMGBl 及其受体 RAGE 是炎症所致早产的重要介质（图 3-7）。

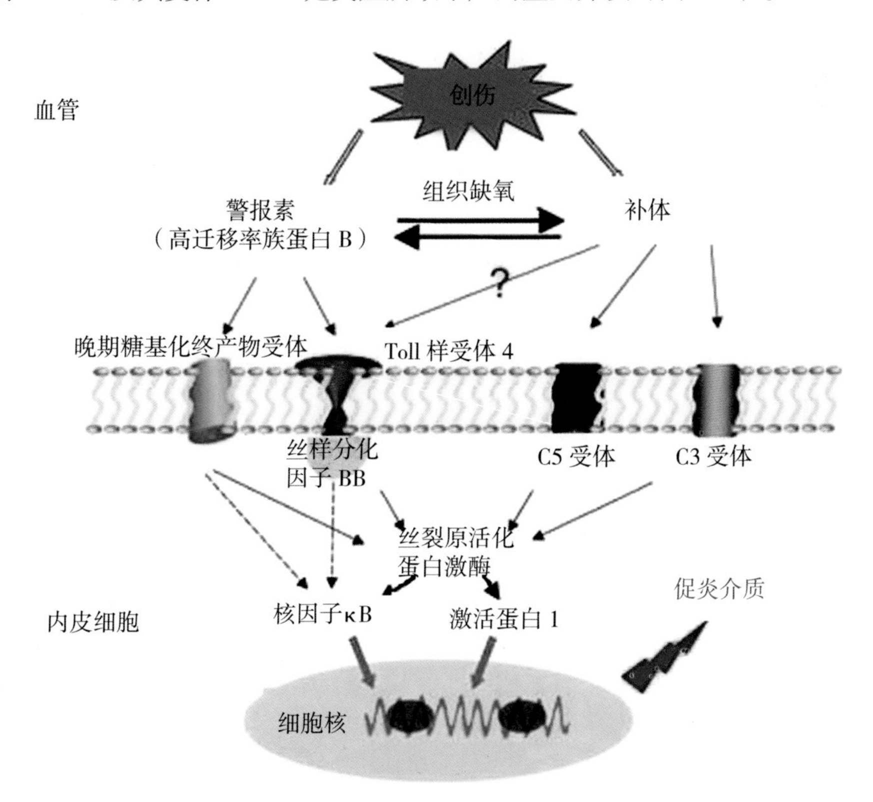

图 3-7　HMGB1 的释放、完全激活和创伤后早期血管内皮炎症反应的诱导之间的关系

（图片来源：Cohen Mitchell J，Brohi Karim，Calfee Carolyn S et al. Early release of high mobility group box nuclear protein 1 after severe trauma in humans：role of injury severity and tissue hypoperfusion. [J]. Crit Care，2009，13：R174.）

五、 尿皮素

尿皮素（urocotin）是一种40氨基酸的神经肽，属于促肾上腺皮质激素释放因子（corticotropin-releasing factor，CRF）家族，能与1型及2型CRF受体结合。尿皮素表达于妊娠组织（如羊膜、绒毛膜、蜕膜、子宫肌层），能在母体及胎儿循环中检测到，在孕期母体血浆中有很稳定的浓度。研究发现，尿皮素在早产和足月已启动分娩的母亲血清中含量明显高于无分娩迹象者，说明母体血清尿皮素水平与子宫肌层状态（静止或收缩）相关。有研究提出尿皮素在母体分娩过程中发挥调节内分泌和调节免疫功能的双重作用，具体包括：刺激雌激素释放，抑制胎盘15-羟基前列腺素脱氢酶，刺激TNF-α、IL-10的释放等。研究发现，尿皮素水平在已启动分娩的母体胎盘、胎膜及子宫肌层中均显著提高，且尿皮素虽然无法直接刺激子宫收缩，但能够协同前列腺素$F_{2\alpha}$刺激宫缩，同时，尿皮素还能增加子宫肌层前列腺素受体IL-6、IL-10的表达，从尿皮素的以上作用可以看出，尿皮素能增强子宫肌层对缩宫素和前列腺素的敏感性，促进炎症因子的表达，促进分娩。

六、 松弛素

松弛素是由卵巢分泌的胰岛素样结构，能松弛骨盆韧带的多肽类激素。人类松弛素肽家族包含7种肽，分别为Relaxin-1、Relaxin-2、Relaxin-3、胰岛素样肽3（INSL3）、INSL4、INSL5和INSL6。其中，Relaxin-2与INSL3在人类生殖系统中的作用最为显著。Relaxin家族肽的受体，包括松弛素家族肽类受体1（RXFP1）、RXFP2、RXFP3和RXFP4。目前，松弛素可作用于宫颈组织，使宫颈松弛，阴道松弛，有利于分娩。有研究表明，松弛素能使宫颈结缔组织结构稳定性受破坏，胶原纤维含量下降，弹性和硬度降低，承托能力下降，促进基质金属蛋白酶-1（MMP-1）和MMP-2的表达，进一步导致宫颈弹性纤维断裂，促使宫颈扩张和宫颈管消失以利于分娩的顺利进行。有研究发现，松弛素作为早产的一个单独预测因子，部分有先兆早产症状者经治疗控制后松弛素水平下降，表明其升高增加早产的风险，但需要大样本研究进一步论证。

有研究通过Logistics回归分析宫颈机能不全的影响因素，提示BMI和松弛素均是宫颈机能不全的独立危险因素，表现为宫颈机能不全的发病风险随BMI增加

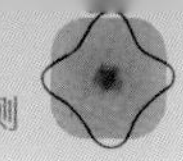

1.296 倍 / 每单位（$P < 0.01$），而随血清松弛素水平增加，其发病风险增加 3.639 倍 / 每 100 个单位（$P < 0.01$）。同时，该研究提示糖尿病（DM）或妊娠期糖尿病（GDM）及多囊卵巢综合征（PCOS）可能与宫颈机能不全存在相关性，可能因该类孕妇往往存在胰岛素抵抗等代谢异常所致 BMI 增高所致。

七、 微小 RNA（miRNA）

有学者提出宫颈细胞的 miRNA 的表达及其与宫颈长度的关系，可能与宫颈机能不全的发生有关。有学者对宫颈细胞作了 miRNA 表达谱的分析，通过分别选取早产组（20~23^{+6} 周及 24~27^{+6} 周）、足月组的孕妇以及两个不同时间点取样进行分析，发现 miRNA 在两组中的分布存在显著差异，且与宫颈长度呈负相关，由此提出新观点，认为炎症的发生，导致宫颈细胞 miRNA 的表达上调，同时作用于宫颈基质细胞，调整宫颈基质中蛋白的表达，引起宫颈组织结构的改变，机械承托能力的下降，最终引起子宫颈缩短，引发宫颈机能不全及早产的发生。

八、 基质金属蛋白酶（MMP）

基质金属蛋白酶 MMP 在宫颈、胎膜及胎盘中含量较高（图 3–8）。MMP 在调节分娩过程中能够对胎膜的主要成分Ⅳ型胶原进行降解，增强子宫平滑肌功能，促进子宫收缩。当机体发生炎症反应和免疫调控时，可导致 MMPs 分泌增多并活化，进而发生胶原含量、结构和代谢的改变，造成细胞外基质（宫颈型胶原）降解过多，使宫颈结构及承托能力弱化，降低胎膜弹性变形和抗张能力，从而影响分娩进程，发生胎膜早破、早产等现象。有研究表明，正常分娩时通过检测羊水总 MMPs 发

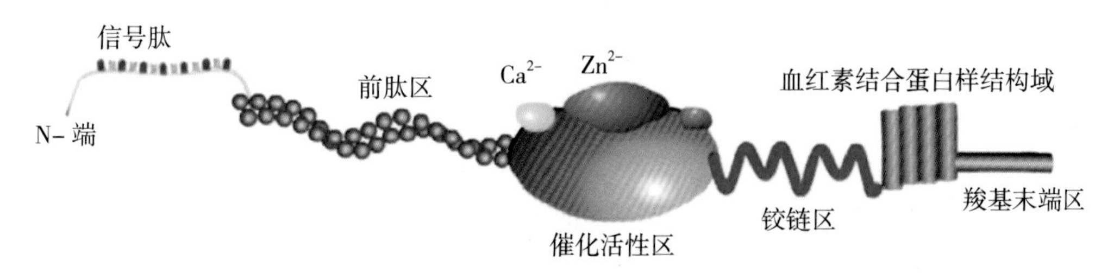

图 3–8　基质金属蛋白酶结构示意图

（图片出处：刘明明，李爱玲，修瑞娟 . 基质金属蛋白酶的研究进展［J］. 中国病理生理杂志，2018，34（10）：1914–1920.）

现，其表达水平明显高于中、晚孕期，同时若给与抗 MMP-9 单克隆抗体后羊水总 MMPs 水平明显降低，表明其表达水平的高低直接影响胶原的降解程度。先兆早产组、早产临产组、未足月胎膜早破组孕产妇血清 MMP-9 水平明显高于无产兆组。

从目前研究来看，各种检测方法均有不足之处，提倡检测方法联合应用，同时结合临床评估，以提高指标的预测价值。

参考文献

[1] Edgington T S, Mackman N, Brand K, et al. The structural biology of expression and function of tissue factor [J]. Thromb Haemost, 1991, 66: 67-79.

[2] Ulander VM, Wartiovaara U, Hiltunen L, et al. Thrombophilia: a new potential risk factor for cervical insufficiency [J]. Thromb Res 2006, 118: 705-708.

[3] Chaiworapongsa T, Espinoza J, Yoshimatsu J, Kim YM, Bujold E, Edwin S, et al. Activation of coagulation system in preterm labor and preterm premature rupture of membranes [J]. J Matem Fetal Neonatal Med, 2002, 11: 368 - 373.

[4] Rosen T, Schatz F, Kuczynski E, et al. Thrombin-enhanced matrix metalloproteinase-1 expression: a mechanism linking placental abruption with premature rupture of the membranes [J]. J Matern Fetal Neonatal Med, 2002, 11: 11-17.

[5] Valcourt Ulrich, Merle Blandine, Gineyts Evelyne, et al. Non-enzymatic glycation of bone collagen modifies osteoclastic activity and differentiation. [J]. J BiolChem, 2007, 282: 5691-5703.

[6] Roos Nathalie, Kieler Helle, Sahlin Lena, et al. Risk of adverse pregnancy outcomes in women with polycystic ovary syndrome: population based cohort study. [J]. BMJ, 2011, 343: d6309.

[7] Feigenbaum Seth L, Crites Yvonne, Hararah Mohammad K, et al. Prevalence of cervical insufficiency in polycystic ovarian syndrome [J]. Hum Reprod, 2012, 27: 2837-2842.

[8] Deshpande S N, van Asselt A D I, Tomini F, et al. Rapid fetal fibronectin testing to predict preterm birth in women with symptoms of premature labour: a systematic review and cost analysis [J]. Health Technol

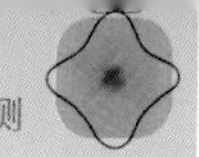

Assess, 2013, 17: 1-138.
[9] 陶赛，舒艳，茹翱，等. phIGFBP-1 与宫颈长度对早产的预测 [J]. 中国妇幼健康研究, 2016, 27 (4): 439-441.
[10] Tripathi R, Tyagi S, Mala YM, et al. Comparison of rapid bedside tests for phosphorylated insulin-like growth factor-binding protein 1 and fetal fibronectin to predict preterm birth [J]. Int J Gynaecol Obstet, 2016, 135 (1): 47-50.
[11] Bagga R, Takhtani M, Suri V, et al. Cervical length and cervicovaginal HCG for prediction of pre-term birth in women with signs and symptoms of pre-term labour [J]. J Obstet Gynaecol, 2010, 30: 451-455.
[12] Hillier S L, Witkin S S, Krohn M A, et al. The relationship of amniotic fluid cytokines and preterm delivery, amniotic fluid infection, histologic chorioamnionitis, and chorioamnion infection [J]. Obstet Gynecol, 1993, 81: 941-948.
[13] Major C A, de Veciana M, Lewis D F, et al. Preterm premature rupture of membranes and abruptio placentae: is there an association between these pregnancy complications? [J]. Am J ObstetGynecol, 1995, 172: 672-676.
[14] 申龙英. 血清肿瘤坏死因子和白血病介素6与早产关系[J]. 中国基层医药, 2010, 17 (6): 747-748.
[15] Noguchi Taketoshi, Sado Toshiyuki, Naruse Katsuhiko, et al. Evidence for activation of Toll-like receptor and receptor for advanced glycation end products in preterm birth [J]. Mediators Inflamm, 2010, 2010: 490406.
[16] Pawelczyk Edyta, Nowicki Bogdan J, Izban Michael G, et al. Spontaneous preterm labor is associated with an increase in the proinflammatory signal transducer TLR4 receptor on maternal blood monocytes [J]. BMC Pregnancy Childbirth, 2010, 10: 66.
[17] Kacerovsky Marian, Andrys Ctirad, Hornychova Helena, et al. Amniotic fluid soluble Toll-like receptor 4 in pregnancies complicated by preterm prelabor rupture of the membranes [J]. J Matern Fetal Neonatal Med, 2012, 25: 1148-1155.
[18] Alexiou P, Chatzopoulou M, Pegklidou K, et al. RAGE: a multi-ligand receptor unveiling novel insights in health and disease [J]. Curr Med Chem, 2010, 17: 2232-2252.
[19] Romero Roberto, Espinoza Jimmy, Hassan Sonia, et al. Soluble receptor

for advanced glycation end products (sRAGE) and endogenous secretory RAGE (esRAGE) in amniotic fluid: modulation by infection and inflammation [J]. J Perinat Med, 2008, 36: 388-398.
[20] Florio P, Torricelli M, Galleri L, et al. High fetal urocortin levels at term and preterm labor [J]. J Clin Endocrinol Metab, 2005, 90: 5361-5365.
[21] Imperatore Alberto, Li Wei, Petraglia Felice, et al. Urocortin 2 stimulates estradiol secretion from cultured human placental cells: an effect mediated by the type 2 corticotrophin-releasing hormone (CRH) receptor [J]. Reprod Sci, 2009, 16: 551-558.
[22] Gao L, Lu C, Xu C, et al. Differential regulation of prostaglandin production mediated by corticotropin-releasing hormone receptor type 1 and type 2 in cultured human placental trophoblasts [J]. Endocrinology, 2008, 149 (6): 2866-2876.
[23] Novembri R, Torricelli M, Bloise E, et al. Effects of urocortin 2 and urocortin 3 on IL-10 and TNF-α expression and secretion from human trophoblast explants [J]. Placenta, 2011, 32 (12): 969-974.
[24] Voltolini C, Battersby S, Novembri R, et al. Urocortin 2 role in placental and myometrial inflammatory mechanisms at parturition [J]. Endocrinology, 2015, 156 (2): 670-679.
[25] Kong RC, Bathgate RA, Broell S, et al. Mapping key regions of the RXFP2 low-density lipoprotein class-A module that are involved in signal activation [J]. Biochemistry, 2014, 53 (28): 4537-4548.
[26] Bergfelt Don R, Peter Augustine T, Beg Mohd A. Relaxin: a hormonal aid to diagnose pregnancy status in wild mammalian species [J]. Theriogenology, 2014, 82: 1187-1198.
[27] Simon Christina, Einspanier Almuth. The hormonal induction of cervical remodeling in the common marmoset monkey (Callithrix jacchus) [J]. Reproduction, 2009, 137: 517-525.
[28] Parry Laura J, McGuane Jonathan T, Gehring Helen M, et al. Mechanisms of relaxin action in the reproductive tract: studies in the relaxin-deficient (Rlx-/-) mouse [J]. Ann N Y AcadSci, 2005, 1041: 91-103.
[29] Vogel Ida, ThorsenPoul, Curry Allison, et al. Biomarkers for the prediction of preterm delivery [J]. Acta Obstet Gynecol Scand, 2005, 84: 516-525.

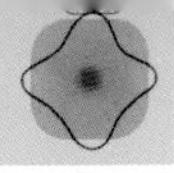

[30]顾珣可，王丁然，陶立元，等．宫颈机能不全孕妇血清松弛素水平的测定[J]．中华医学杂志，2015，95(35)：2817-2820.
[31] Gomez-Lopez Nardhy, Romero Roberto, Plazyo Olesya, et al. Preterm labor in the absence of acute histologic chorioamnionitis is characterized by cellular senescence of the chorioamniotic membranes [J]. Am J Obstet Gynecol, 2017, 217: 592. e1-592. e17.
[32] 夏芬．血清基质金属蛋白酶-3、肿瘤坏死因子-α、白细胞介素-6和NF-κB水平检测对早产的预测效果及机制[J]．现代医学，2015，06：728-731.
[33] 安然，刘威，李雪，等．宫颈分泌物MMP-9、IL-6联合检测在预测早产中的诊断价值的研究[J]．中国实验诊断学，2013，11：2044-2045.
[34] 许茜，刘振红，靳钰．早产胎膜早破患者血清及羊水中IL-6、MMP-9、TNF-α水平变化及意义[J]．山东医药，2010，34：91.

第四章 宫颈机能不全的非手术治疗及管理

第一节 保守治疗

宫颈机能不全的治疗包括非手术（即保守治疗）和手术治疗。非手术治疗主要包括限制活动、卧床休息、孕激素治疗及子宫托。2014 年美国妇产科医师学会指出：没有证据表明卧床休息和住院观察可以改善宫颈机能不全患者的母儿结局，且长期卧床存在下肢静脉血栓、便秘、失眠、抑郁等风险，因此不推荐常规限制活动和卧床休息（B 级推荐）。

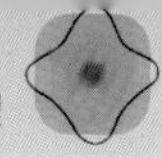

第二节　孕激素治疗

孕激素治疗对宫颈缩短的单胎妊娠患者，可降低早产、流产的发生率，但对宫颈缩短的双胎妊娠的疗效尚有争议。

一、　孕激素的分类

孕激素根据其来源可分为天然孕激素、天然孕激素衍生物、人工合成孕激素。天然孕激素包括：黄体酮针剂、微粒化黄体酮、黄体酮胶囊；天然孕激素衍生物主要包括地屈孕酮。人工合成的孕激素包括：① 17-α 羟孕酮类：除了孕激素作用外，可以有糖皮质激素样作用，包括甲羟孕酮（安宫黄体酮）、甲地孕酮（宜利治，治疗子宫内膜不典型增生及癌）、环丙孕酮（达英 35 中的孕酮，还可以对抗高雄激素血症）。②去甲睾酮类：为睾酮衍生物，除了孕激素作用外，还有雄激素样作用。包括左炔诺孕酮（曼月乐中的孕激素）、炔诺酮（妇康片）、去氧孕烯（妈富隆中的孕激素）、孕二烯酮、诺孕酯、地诺孕素。③ 19-去甲孕酮类：包括地美孕酮、普美孕酮、曲美孕酮、诺美孕酮、醋酸烯诺孕酮、己酸孕诺酮等。④螺内酯衍生物：除了孕激素作用外，还有抗盐皮质激素作用，促进水钠排泄：屈螺酮（优思明、优思悦等）。目前公认的预防早产的孕激素主要有 17α 羟己酸孕酮酯（17P）肌内注射制剂、黄体酮阴道凝胶制剂、微粒化黄体酮胶囊。

二、　给药途径

包括口服、肌注或阴道用药等。口服用药因存在肝首过效应，恶心、呕吐等消化道副反应，严重者甚至可影响肝功能，且生物利用率低，证明其有效的文献报道少，不常规推荐用于预防早产。肌内注射起效快，无明显消化道副反应，临床上可短期应用于预防早产，但长期使用常引起局部肌肉肿胀、疼痛、硬结、荨麻疹、瘙痒、感染等，不推荐长期使用。阴道局部用药吸收快，宫颈部位药品浓度稳定，生物利用率高，作为较容易被患者接受的用药途径，也受许多文献和专家共识所支持推荐，但用药操作过程需注意清洁，否则存在局部感染风险。Jarde A 等对 40 项比较了不同给药途径的孕酮、宫颈环扎及子宫托预防高危妊娠早产的试验进行的荟萃分析显示，在高危孕妇中，阴道孕酮降低了早产< 34 周（OR 0.43，95%CI：0.20~0.81）和< 37 周（OR 0.51，95%CI：0.34~0.74）的发生率和新生儿死亡率（OR 0.41，95%CI：0.20~0.83），可作为宫颈缩短或有早产史的单胎妊娠的有效干预措施。

三、对母胎的影响

目前尚无证据显示使用孕激素会对母儿造成不良影响。单胎妊娠孕妇使用阴道孕酮预防早产不会对胎儿神经发育造成不良影响。

四、孕酮预防自发性早产的作用机制

1956 年由 Csapo 提出孕酮跷跷板理论，即高水平孕酮抑制宫缩、低水平孕酮促进宫缩。在妊娠早期，由黄体生成的孕酮对于妊娠的维持至关重要，到了妊娠中晚期，孕酮可维持子宫处于静息状态。临近分娩启动时，孕酮活性下降。目前研究认为，妊娠晚期孕酮预防早产的作用机制主要有：①限制前列腺素的产生，松弛子宫平滑肌，维持子宫处于静息状态，阻断缩宫素的作用，抑制缝隙连接的形成，间接抑制胎盘促肾上腺皮质激素释放激素（CRH）水平，其延长孕周的机制与此有关。②促进子宫肌蛋白的合成，使子宫肌细胞肥大，并可对受雌激素和前列腺素影响而应激性增高的子宫肌层起明显的镇静作用。③抑制前列腺素刺激因子的生成及子宫肌层收缩相关蛋白（如离子通道、催产素及前列腺素受体、质子泵）的表达，维持子宫静止状态。④调控宫颈细胞因子及炎性介质的表达抑制宫颈成熟过程。但孕酮延长孕周及预防早产的具体分子机制还有待进一步研究。

五、孕激素在预防早产中的应用指征和治疗效果

1. 宫颈缩短的单胎孕妇：宫颈缩短是早产的危险因素。2011 年 Hassan 等在一项随机、安慰剂对照试验中，将 465 名无症状且在孕 19~23^{+6} 周的阴道超声检查中

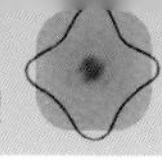

发现宫颈缩短（10~20mm）的孕妇随机分为观察组和对照组，分别给予孕激素阴道栓剂（每晚 200mg）和安慰剂治疗，结果显示，孕中期使用阴道孕酮凝胶可以降低妊娠 33 周前早产率（45%），改善新生儿结局。观察组和对照组分别是 8.9% 和 16.1% 的相对危险度（RR=0.55；95%CI：0.33~0.92；*P*=0.02），且可改善新生儿结局。Romero 等通过对 5 项高质量试验研究进行荟萃分析发现，对于孕中期超声检查 CL ≤ 25mmHg 的孕妇使用孕激素，使＜ 33 周的早产风险显著降低（RR=0.62，95%CI：0.47~0.81），并减少了＜ 36 周、＜ 35 周、＜ 34 周、＜ 32 周、＜ 30 周、＜ 28 周早产的风险，并且降低了新生儿呼吸窘迫综合征发生率、新生儿综合发病率和死亡率，以及新生儿重症监护病房入住率等。2020 年 SOGC 临床指南推荐，单胎妊娠且短宫颈（孕 16~24 周宫颈长度≤ 25mm），建议经阴道使用孕酮预防 SPB。

2. 既往有早产史的单胎孕妇：越来越多的证据表明，补充孕激素可以降低既往有早产病史的孕妇自发性早产的复发率。2003 年 Meis 等对 459 例既往有自发性早产史的孕妇在妊娠 16~20 周随机给予肌内注射 17α 羟己酸孕酮酯（17P）250mg（每周一次）或安慰剂治疗，并维持治疗至 36 周，结果发现，治疗组＜ 32 周、＜ 35 周、＜ 37 周的早产率及新生儿并发症发生率均较观察组低，提示每周注射 17P 可减少既往有早产史的孕妇再次早产的发生率。2019 年 Jarde 等发表的荟萃分析结果表明，使用孕酮可显著减少既往自发性早产史孕妇新生儿死亡率（RR=0.39，95% CI：0.16~0.95，NNT=24），与孕酮类型及给药途径无关。进一步对孕酮使用途径分析表明，对既往 SPB 史的孕妇经阴道使用孕酮可显著减少＜ 34 孕周（OR=0.29，95%CI： 0.12~0.68，NNT=8） 和＜ 37 孕周（OR=0.43，95%CI：0.23~0.74，NNT=6）早产发生风险。2020 年 SOGC 临床指南推荐既往 SPB 史的孕妇，使用阴道孕酮预防早产。

3. 宫颈缩短的双胎孕妇：Romero 等对 6 项随机对照试验的荟萃分析显示，无症状双胎妊娠，中孕期 CL ≤为 25mm 的孕妇应用阴道黄体酮可显著降低＜ 35 周、＜ 34 周、＜ 32 周、＜ 30 周早产的风险（RR0.47~0.83）、新生儿死亡（RR=0.53（95%CI：0.35~0.81）、呼吸窘迫综合征（RR=0.70，95%CI：0.56~0.89）、新生儿发病率和死亡率（RR=0.61，95% CI：0.34~0.98）、使用机械通气（RR=0.34~0.98）。2020 年 SOGC 临床指南指出对于宫颈缩短的双胎孕妇，使用阴道孕酮可能降低早产和不良结局。

4. 其他：在宫颈长度正常或有宫颈锥切术史或子宫解剖异常但宫颈长度正常孕妇中，补充孕激素治疗效果证据有限。

六、 孕激素预防早产用法

孕激素预防早产，一般从妊娠 16~24 周开始，持续至妊娠 34~36 周结束。用药方式及剂量主要有 3 种。

（1）阴道黄体酮凝胶：每天 90mg 阴道给药（妊娠 $20 \sim 23^{+6}$ 周至 36^{+6} 周）。

（2）阴道黄体酮微粒化胶囊：每天 100~200mg 阴道给药（妊娠 24~34 周）。

（3）17α 羟己酸孕酮酯（17P）：每周肌内注射 250mg（妊娠 16~20 周至 36 周或分娩。

推荐临床使用药物从妊娠 20 周起或发现宫颈缩短开始，至 35 周停止用药。目前，没有证据表明哪一种孕激素疗效最佳，同时副反应最小。因此，需要进一步研究，以发现各种治疗适应证的最佳孕激素使用类型、剂量、开始用药时间及持续时间。

参考文献

[1] Vigoureux S, Neveu M-E, Capmas P, et al. Re: Three-dimensional ultrasound imaging of intra-abdominal cervical-isthmus cerclage [J]. Ultrasound Obstet Gynecol, 2018, 52: 124-125.

[2] 王伟, 姚书忠. 妊娠期宫颈机能不全诊治 [J]. 实用妇产科杂志, 2018, 34 (2): 90-93.

[3] 费奎琳, 张卫社. 孕激素在预防早产中的作用 [J]. 中国实用妇科与产科杂志, 2018, 34 (2): 150-154.

[4] Jarde A, Lutsiv O, Beyene J, et al. Vaginal progesterone, oral progesterone, 17-OHPC, cerclage, and pessary for preventing preterm birth in at-risk singleton pregnancies: an updated systematic review and network meta-analysis [J]. BJOG, 2019, 126: 556-567.

[5] O'Brien JM, Steichen JJ, Phillips JA, et al. Two year infant outcomes for children exposed to supplemental intravaginal progesterone gel in utero: secondary analysis of a multicenter, randomized, double-blind,

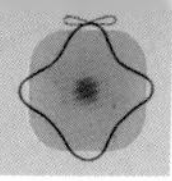

placebo-controlled trial [J]. Am J Obstet Gynecol, 2012, 206: S223.
[6] Norman JE, Marlow N, Messow CM, et al. Vaginal progesterone prophylaxis for preterm birth (the OPPTIMUM study): a multicentre, randomised, double-blind trial [J]. Lancet, 2016, 387 (10033): 2106- 2116.
[7] Csapo A. Progesterone block [J]. Am J Anat, 1956, 98 (2): 273-291.
[8] Hoppe Kara, Kramer Renee D, Ha Barbara, et al. Progesterone Supplementation for the Prevention of Preterm Birth: Provider Practice in Wisconsin [J]. WMJ, 2019, 118: 126-131.
[9] Hassan S S, Romero R, Vidyadhari D, et al. Vaginal progesterone reduces the rate of preterm birth in women with a sonographic short cervix: a multicenter, randomized, double-blind, placebo-controlled trial [J]. Ultrasound Obstet Gynecol, 2011, 38: 18-31.
[10] Romero Roberto, Conde-Agudelo Agustin, Da Fonseca Eduardo, et al. Vaginal progesterone for preventing preterm birth and adverse perinatal outcomes in singleton gestations with a short cervix: a meta-analysis of individual patient data [J]. Am J Obstet Gynecol, 2018, 218: 161-180.
[11] Jain V, McDonald SD, Mundle WR, et al. Guideline No. 398: Progesterone for Prevention of Spontaneous Preterm Birth [J]. J Obstet Gynaecol Can, 2020, 42 (6): 806-812.
[12] Moutquin Jean-Marie, Classification and heterogeneity of preterm birth [J]. BJOG, 2003, null: 30-33.
[13] Jarde A, Lutsiv O, Beyene J, et al. Vaginal progesterone, oral progesterone, 17-OHPC, cerclage, and pessary for preventing preterm birth in at-risk singleton pregnancies: an updated systematic review and network meta-analysis [J]. BJOG, 2019, 126 (5): 556-567.
[14] Romero R, Conde-Agudelo A, El-Refaie W, et al. Vaginal progesterone decreases preterm birth and neonatal morbidity and mortality in women with a twin gestation and a short cervix: an updated meta-analysis of individual patient data [J]. Ultrasound Obstet Gynecol, 2017, 49: 303-314.
[15] Fonseca EB, Celik E, Parra M, et al. Progesterone and the risk of preterm birth among women with a short cervix [J]. N Engl J Med, 2007, 357 (5): 462-469.
[16] Meis P, Klebanoff M, Thom E, et al. National Institute of Child Health and Human Development Maternal- Fetal Medicine Units Network. Prevention

of recurrent preterm delivery by 17α hydroxy progesterone caproate [J]. N Engl J Med, 2003, 348: 2379-2385.
[17] 段涛，杨慧霞，胡娅莉，等. 特殊类型孕激素在早产预防中的应用 [J]. 中华围产医学杂志，2012，15 (11)：656-659.

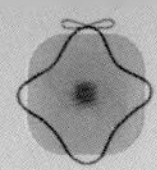

第三节 子宫托与宫颈机能不全

一、 子宫托的应用历程

宫颈环扎术是治疗宫颈机能不全的一种有效治疗手段，但手术存在出血、感染、胎膜破裂等并发症（图 4–1）。相较于宫颈环扎手术，子宫托由于其方便、无创、易于放置、随时取出等优点，已在国内外应用于自发性早产的预防。

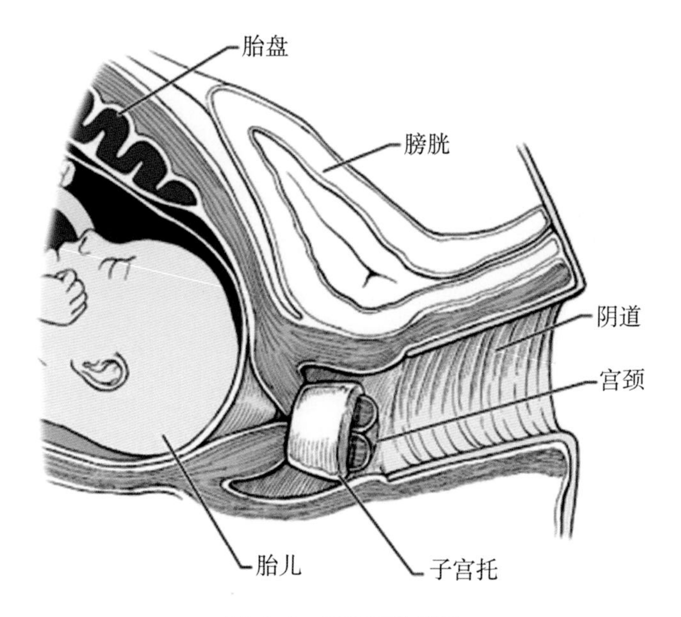

图 4–1 子宫托的应用

（图片出处：DHARAN B, LUDMIR J. Alternative treatment for a short cervis: the cervical pessary［J］. Seminars in perinatology, 2009, 33（5）：338–342.）

宫颈托应用于妇科治疗盆底器官脱垂已有悠久的历史，材质多为软硅胶或塑料以方便取放，对盆底脏器脱垂的治疗效果肯定（图 4–2）。1959 年 Cross 首次将宫颈托用于既往有宫颈裂伤史、宫颈机能不全孕妇预防早产的治疗。其应用于产

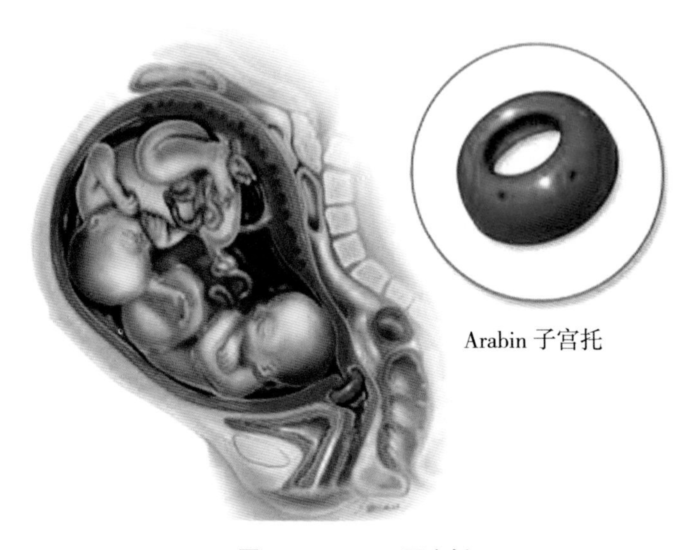

图 4-2 Arabin 子宫托

Published in Elm Tree Medical com.

科疾病后得到不断改进，19 世纪 70 年代末，德意志联邦共和国的 Hans Arabin 用软硅胶制作了一款圆锥形的宫颈托，与早期应用的宫颈托相比，其半球形的设计与阴道穹隆结构相似，可包绕宫颈尽可能至内口处，小的近端的宫颈托开口直接朝向宫颈，宽的远端的开口位于阴道内。Arabin 子宫托设计初衷不仅在于支持和压紧宫颈，还在于使宫颈倾斜，使宫颈口朝向后方更朝向骶骨。由于其费用低、取放简单且无需麻醉，近年来广受临床医生欢迎。Arabin 子宫托预防早产的机制尚不明确，其中一种假说认为宫颈托压紧宫颈并改变宫颈管的倾斜角度，从而分担宫颈内口承受的重量和压力，将其转移至子宫前下段。另一种假说认为宫颈托通过保护宫颈黏液栓，阻止上行感染而发挥作用。

二、 子宫托的型号

目前用于预防早产的子宫托有两种型号：A 型（宫颈非漏斗）和 ASQ 型（宫颈漏斗型），其中 A 型适用于有早产风险的宫颈管缩短或漏斗形成的孕妇或需久站的孕妇或行走及站立时有下坠感的孕妇。ASQ 型适用于有早产风险的宫颈管缩短或宫颈漏斗形成的孕妇，子宫托上的小孔有利于分泌物的排泄。详见表 4-1。

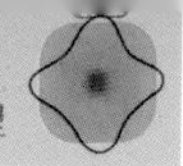

表 4-1　预防早产子宫托的型号及注册号

	A 型宫颈托（无孔型）			ASQ 型宫颈托（有孔型）	
尺寸	型号	注册号（德国）	尺寸	型号	注册号（德国）
65/17/32	CA65/17/32	PZN:4805539	65/17/32	ASQ65/17/32	PZN:4805663
65/17/35	CA65/17/35	PZN:4805574	65/17/35	ASQ65/17/35	PZN:4805717
65/17/32	CA65/17/35	PZN:4805545	65/17/32	ASQ65/17/35	PZN:4805686
65/21/35	CA65/21/35	PZN:4805580	65/21/35	ASQ65/21/35	PZN:4805723
65/25/32	CA65/25/32	PZN:4805551	65/25/32	ASQ65/25/32	PZN:4805692
65/25/35	CA65/25/35	PZN:4805597	65/25/35	ASQ65/25/35	PZN:4805746
65/30/35	CA65/30/35	PZN:4805568	65/30/35	ASQ65/30/35	PZN:4805700
70/17/32	CA70/17/32	PZN:4805605	70/17/32	ASQ70/17/32	PZN:4805752
70/17/35	CA70/17/35	PZN:4805634	70/17/35	ASQ70/17/35	PZN:4805781
70/21/32	CA70/21/32	PZN:4805611	70/21/32	ASQ70/21/32	PZN:4805769
70/21/35	CA70/21/35	PZN:4805640	70/21/35	ASQ70/21/35	PZN:4805798
70/25/32	CA70/25/32	PZN:4805628	70/25/32	ASQ70/25/32	PZN:4805775
70/25/35	CA70/25/35	PZN:4805657	70/25/35	ASQ70/25/35	PZN:4805806

摘自 Dr. Arabin GmbH & Co. KG 的说明书。

尺寸：外径 / 高度 / 内径（外径：初产妇 65mm，经产妇 70mm；高度：孕早期 17mm，单胎妊娠 21mm，多胎妊娠 25mm，有额外生殖器脱垂 30mm；内径：32mm 适用于任何宫颈管缩短者，35mm 适用于宫颈较宽或宫颈 U 形漏斗形成者）。

三、子宫托使用的适应证及禁忌证

2013 年，加拿大医师协会指南指出子宫托总体的使用满意度还是比较高的（II-A 证据）。子宫托使用的副作用通常很小，不良反应主要是疼痛和阴道分泌物增多，其中阴道排液是最为常见的副作用，主要是由于异物刺激而并非感染导致。

子宫托使用的适应证：12~24 周的宫颈长度< 25mm 的单胎孕妇；12~24 周的双胎孕妇。禁忌证：胎儿畸形、胎儿死亡、规律宫缩、活动性阴道出血、胎膜早破、前置胎盘及宫颈环扎在位。

不同的孕妇选择不同型号的宫颈托，Arabin 宫颈托根据宫颈托的外口直径（65、70mm），内口直径（32、35mm）以及高度（17、21、25、30mm）分为不同的型号。根据孕妇的身高、体重、病史以及体格检查选用不同型号的宫颈托。孕妇没有宫颈漏斗形成，则使用内径 32mm 的宫颈托。具有宫颈水肿或者宫颈漏斗的孕妇选用内径 35mm 的宫颈托，以避免前列腺激素的释放。根据患者的身高以及骨盆大小的情况选择外径，高度通常应用 17~21mm，使副作用最小化。宫颈托放置主要依据经阴道超声评估宫颈长度、是否有漏斗形成，是否有感染等，放置的最佳时间为 18~24 周，人群为宫颈长度< 25mm 的孕妇。放置后应注意观察孕妇是否有阴道出血、疼痛以及其他不适，若合并胎膜早破、阴道出血及腹痛等应及时取出，如无不适主诉，则于 37 周时取出。

四、 子宫托用于早产的预防

目前国内外有许多关于子宫托有利于早产预防的文献报道。2017 年发表于 JAMA 杂志上的文章，是在意大利进行单中心平行非盲随机临床试验，入组条件为：单胎妊娠孕妇，此前无自发性早产史，且在妊娠 18 周至 23^{+6} 周内宫颈长度≤ 25mm。共有 300 名孕妇参与试验，其中 150 名孕妇使用子宫托，150 名作为对照组。主要结局是小于 34 周的自发性早产，次要结局是母儿不良事件。其结论为：无自发性早产史且子宫颈长度≤ 25mm 无症状单胎妊娠的女性中，与不使用子宫托组相比，使用子宫托可以降低妊娠 34 周内自发性早产的发生率，且不增加母儿不良结局。Goya 等 2012 年发表的 RCT 研究，研究对象为孕 22 周超声提示宫颈缩短的孕妇（宫颈管长度< 25mm），发现 Arabin 子宫托的使用可以使小于 34 周的早产率显著下降（从 27% 下降到 6%），胎膜早破率从 9% 下降到 2%，新生儿严重不良结局发生率从 19% 下降到 3%，尤其是败血症和呼吸窘迫综合征。

另一些的研究则认为子宫托并不能降低早产率，2015 年 Nicolaides 等学者发表于《新英格兰杂志》的关于子宫托预防早产的一项多中心临床对照研究，结果显示对于孕 20~24 周宫颈长度小于 25mm 的单胎妊娠，予以子宫托治疗并不能降低早产率，但也不增加围产期死亡风险、新生儿不良结局。Saccone 等人的 meta 分析

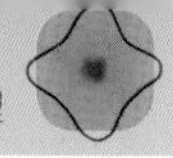

得出结论认为：在单胎妊娠、宫颈短的女性中，使用子宫托并不能降低自发性早产的发生率或改善围产期结局。

双胎妊娠早产的预防和治疗是目前产科研究的热点，目前认为孕激素及宫颈环扎术都不能有效预防双胎早产。2014 年 ACOG 指南明确指出宫颈环扎术增加双胎早产发生率，因此，宫颈托预防和治疗双胎早产的有效性成为大家关注的重点。Goya 等发表于 2016 年关于子宫托预防双胎妊娠早产的多中心随机对照实验研究，发现子宫托组和对照组相比小于 34 周的早产率有明显下降（子宫托组 16.2% vs 对照组 39.4%）。荷兰的一项大样本、多中心随机对照研究，时间跨度为 2009 年 9 月至 2012 年 3 月，共有 40 家医院参与研究。招募对象为 12~20 周双胎妊娠孕妇，共有 808 名孕妇入组，随机分为宫颈托组（401 例）和对照组（407 例），结果显示宫颈托可降低宫颈长度＜ 38 mm 的多胎孕妇的早产率。2016 年 Nicolaides 等报道子宫托用于双胎妊娠自发性早产的报道，该实验也系多中心、随机对照实验，研究对象为非选择性双胎妊娠孕妇，孕周 $20{\sim}24^{+6}$ 周，共有 1180 例孕妇参与试验。其中 590 例使用子宫托，590 例期待治疗，主要预后指标为＜ 34 周早产，次要预后指标包括围产儿死亡和不良结局。结果得出宫颈托并未有效的降低 34 周前的分娩率（13.6% vs 12.9%，*P*=0.722），因此不支持对未经选择的双胎妊娠孕妇预防性使用宫颈托。目前子宫托应用于双胎早产预防的研究结论不一致，存在一定的争议，日后需要更大量的临床实践来进一步验证子宫托在双胎早产预防中的作用。

目前关于宫颈托使用与宫颈环扎手术对早产预防作用的优劣比较的文献较少报道，绝大多数为回顾性队列分析，缺乏高质量的前瞻性病例对照实验。Gimovsky 等对于妊娠中期子宫颈扩张且胎膜外露的宫颈机能不全患者的回顾性研究，发现救援性宫颈环扎组与子宫托和期待治疗组比较，明显延长了分娩孕周，改善了围产期和新生儿的不良结局，同时也发现使用子宫托预防早产的围产期结局并不优于期待治疗。Niki 等的回顾性队列分析了 238 例宫颈管长度＜ 25mm 的单胎妊娠孕妇，其中单纯宫颈管缩短 105 例、宫颈管缩短伴宫颈漏斗形成 133 例，按干预方式分为子宫托组 191 例、宫颈环扎组 47 例，研究发现 34 周之前的自发性早产在子宫托组和宫颈环扎组之间无差别，但是对于宫颈漏斗形成的孕妇，子宫托组较宫颈环扎组其新生儿住院率和新生儿住院时间明显缩短，考虑与子宫托促使宫颈角度的改变、局部细胞因子的改变等有关。Liana 等进行了一项前瞻性的队列研究，将 75 例 14~24 周宫颈机能不全的孕妇随机分为宫颈环扎组、子宫托组、宫颈环扎 + 子宫托组，比较 3 组分娩时的胎龄，发现宫颈环扎联合子宫托组的胎龄最长

（38.33 周），而子宫托组和宫颈环扎组的各自平均胎龄为 35.73 周和 37.82 周。最新的多中心回顾性研究也认为对于宫颈管缩短尤其是伴随早产高危的孕妇联合应用阴道用孕激素、子宫托和宫颈环扎，相比于单纯阴道孕激素、子宫托 + 阴道孕激素、宫颈环扎 + 阴道孕激素，3 种方法联用是安全的方法，能显著延长孕周。因此，对于宫颈机能不全的治疗，根据病例的特点采用联合治疗可能会有更大的收益。

综上所述，子宫托用于早产预防的研究结果有较大的差异，使用上争议较大，2021 年 SOGC 临床实践指南（No.411）提出，不管是单胎还是双胎，并不推荐使用子宫托预防早产。但是，由于子宫托无创、操作简易等的特点，其用于宫颈机能不全的治疗具有一定的应用前景。基于目前的研究，病例的选择十分关键，对于既往无早产病史的孕妇，仅表现为宫颈管缩短，伴或不伴宫颈漏斗形成，使用子宫托较宫颈环扎手术对孕妇的创伤小。对于具备宫颈环扎手术指征的孕妇而言，是否可选择子宫托预防早产，临床获益孰优孰劣需进一步研究来证实。

参考文献

[1] BLENCOWE H, COUSENS S, OESTERGAARD M Z, et al. National, regional, and worldwide estimates of preterm birth rates in the year 2010 with time trends since 1990 for selected countries: a systematic analysis and implications [J]. Lancet (London, England), 2012, 379 (9832): 2162-2172.

[2] HUA W, WEI Z, LING F, et al. Effects of Maternal Cervical Incompetence on Morbidity and Mortality of Preterm Neonates with Birth weight Less than 2000g [J]. Iranian journal of pediatrics, 2014, 24 (6): 759-765.

[3] CROSS, LANCET R J. TREATMENT OF HABITUAL ABORTION DUE TO CERVICAL INCOMPETENCE [J]. 1959, 274 (7094): 127.

[4] Arabin H. Pessartherapie (Therapy with pessaries). In Gynacologie, Martius G (ed). Thieme: Stuttgart-New York, 1991, 263-276.

[5] ARABIN B, ALFIREVIC Z. Cervical pessaries for prevention of spontaneous preterm birth: past, present and future [J]. Ultrasound in obstetrics & gynecology : the official journal of the International Society of Ultrasound in Obstetrics and Gynecology, 2013, 42 (4): 390-399.

[6] DHARAN V B, LUDMIR J. Alternative treatment for a short cervix: the cervical pessary [J]. Seminars in perinatology, 2009, 33 (5): 338-342.

[7] ROBERT M, SCHULZ J A, HARVEY M A. Technical update on pessary use [J].

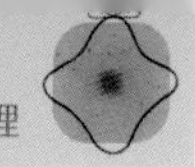

Journal of obstetrics and gynaecology Canada : JOGC = Journal d'obstetrique et gynecologie du Canada : JOGC, 2013, 35 (7) : 664-674.

[8] SEYFFARTH K. [Non-invasive cerclage using supportive pessaries for prevention and therapy of premature birth] [J] . Zentralblatt fur Gynakologie, 1978, 100 (23) : 1566-1570.

[9] SACCONE G, MARUOTTI G M, GIUDICEPIETRO A, et al. Effect of Cervical Pessary on Spontaneous Preterm Birth in Women With Singleton Pregnancies and Short Cervical Length: A Randomized Clinical Trial[J]. Jama,2017,318(23): 2317-2324.

[10] GOYA M, PRATCORONA L, MERCED C, et al. Cervical pessary in pregnant women with a short cervix (PECEP) : an open-label randomised controlled trial [J] . Lancet (London, England) , 2012, 379 (9828) : 1800-1806.

[11] NICOLAIDES K H, SYNGELAKI A, POON L C, et al. A Randomized Trial of a Cervical Pessary to Prevent Preterm Singleton Birth [J] . The New England journal of medicine, 2016, 374 (11) : 1044-1052.

[12] SACCONE G, CIARDULLI A, XODO S, et al. Cervical Pessary for Preventing Preterm Birth in Singleton Pregnancies With Short Cervical Length: A Systematic Review and Meta-analysis [J] . Journal of ultrasound in medicine: official journal of the American Institute of Ultrasound in Medicine, 2017, 36 (8) : 1535-1543.

[13] GOYA M, CABERO L. Cervical pessary placement for prevention of preterm birth in unselected twin pregnancies: a randomized controlled trial [J] . American journal of obstetrics and gynecology, 2016, 214 (2) : 301-302.

[14] LIEM S, SCHUIT E, HEGEMAN M, et al. Cervical pessaries for prevention of preterm birth in women with a multiple pregnancy (ProTWIN) : a multicentre, open-label randomised controlled trial [J] . Lancet (London, England) , 2013, 382 (9901) : 1341-1349.

[15] NICOLAIDES K H, SYNGELAKI A, POON L C, et al. Cervical pessary placement for prevention of preterm birth in unselected twin pregnancies: a randomized controlled trial [J] . American journal of obstetrics and gynecology, 2016, 214 (1) : 3. e1-9.

[16] GIMOVSKY A C, SUHAG A, ROMAN A, et al. Pessary versus cerclage versus expectant management for cervical dilation with visible membranes in the second trimester [J] . The journal of maternal-fetal & neonatal medicine : the official journal of the European Association of Perinatal Medicine, the

Federation of Asia and Oceania Perinatal Societies, the International Society of Perinatal Obstet, 2016, 29 (9) : 1363-1366.
[17] MOUZAKITI N, SIERRA F, HERZEG A, et al. The impact of a short cervix and funneling on the outcome in singleton pregnancies treated with an Arabin-pessary or a McDonald cerclage [J]. The journal of maternal-fetal & neonatal medicine : the official journal of the European Association of Perinatal Medicine, the Federation of Asia and Oceania Perinatal Societies, the International Society of Perinatal Obstet, 2021, 34 (15) : 2491-2497.
[18] PLES L, SIMA R M, RICU A, et al. The efficacy of cervical cerclage combined with a pessary for the prevention of spontaneous preterm birth[J]. The journal of maternal-fetal & neonatal medicine : the official journal of the European Association of Perinatal Medicine, the Federation of Asia and Oceania Perinatal Societies, the International Society of Perinatal Obstet, 2021, 34 (15) : 2535-2539.
[19] SHOR S, ZIMERMAN A, MAYMON R, et al. Combined therapy with vaginal progesterone, Arabin cervical pessary and cervical cerclage to prevent preterm delivery in high-risk women [J]. The journal of maternal-fetal & neonatal medicine : the official journal of the European Association of Perinatal Medicine, the Federation of Asia and Oceania Perinatal Societies, the International Society of Perinatal Obstet, 2021, 34 (13) : 2154-2158.
[20] HARVEY M A, LEMIEUX M C, ROBERT M, et al. Guideline No. 411: Vaginal Pessary Use [J]. Journal of obstetrics and gynaecology Canada : JOGC = Journal d'obstetrique et gynecologie du Canada : JOGC, 2021, 43 (2) : 255-266.

第五章

宫颈机能不全的手术治疗及围手术期管理

第一节　宫颈机能不全的手术治疗

宫颈环扎术是治疗宫颈机能不全的唯一术式和有效方法，能有效地减低妊娠中期妊娠丢失与早产的风险。首例经阴道宫颈环扎术报道于1950年，到了1965年首例经腹宫颈环扎术被报道，近十年来关于机器人辅助下腹腔镜宫颈环扎术的报道也越来越多。不论何种手术方法，均是借助缝合技术加固和修复宫颈的形态和功能，阻止子宫下段的延伸及宫颈口的扩张，协助宫颈内口承担妊娠后期胎儿及其附属物的重力，有助于保持宫颈的括约功能和宫颈黏液栓的形成，达到延长孕周及防治早产的目的。迄今为止并没有证据表明何种术式更为优越，其中McDonald术式因操作简单且适用性广，已成为目前临床最常用的宫颈环扎术式。长久以来，学术界在宫颈环扎治疗宫颈机能不全的问题上，有肯定也有争议，受到妇产、生殖和儿科领域医生的广泛关注。

一、宫颈环扎术的分类

（1）根据手术时间，分为妊娠前环扎和妊娠期环扎。

（2）根据手术途径，分为经腹环扎和经阴道环扎。

（3）根据临床指征情况，分为病史指征的宫颈环扎、超声指征的宫颈环扎和体格检查指征的宫颈环扎。

（4）根据手术目的，分为预防性宫颈环扎、治疗性宫颈环扎和援救性宫颈环扎。

（5）根据宫口有无扩张的情况，分为限期宫颈环扎和紧急宫颈环扎。

二、 手术适应证

1. 病史指征：即根据患者宫颈机能不全的典型病史或孕前明确诊断宫颈机能不全者，为其进施行预防性宫颈环扎术。有典型病史指征的环扎术一般在孕早中期（孕 12~16 周）宫颈尚未发生变化之前施行。2014 年 ACOG 指南建议，对 1 次或 1 次以上无痛性宫颈扩张相关的中期妊娠丢失史就可行预防性宫颈环扎。但病史指征性宫颈环扎术对于防治孕中期妊娠丢失和早产的作用，在各研究报道中的结论不尽相同，主要因为病史指征的诊断多为回顾性，无法准确评估既往情况是否符合宫颈机能不全并且排除其他原因导致的妊娠丢失，如胎盘剥离、感染等。

2. 超声检查指征：在妊娠中期使用超声监测宫颈长度和宫颈内口形态，是目前早产三级预防体系推荐的重要筛查手段。对于早产的高危人群，在妊娠中期的早期阶段，通过超声检查可以及时发现宫颈内口漏斗形成、宫颈闭合线缩短甚至消失，进而采取相应措施，有助于有效地预防早产。目前循证医学证据显示，对于单胎妊娠、无自发性早产病史的孕妇，在孕 16~24 周发生宫颈长度＜ 25mm 者实施环扎术，不能降低早产发生，故单纯的单胎妊娠宫颈缩短并不能作为宫颈环扎术的指征，而建议动态监测其进展情况。对于既往有不明原因中期妊娠丢失或小于 34 周的自发早产史，此次妊娠宫颈长度＜ 25mm 的单胎孕妇，宫颈环扎术可以显著降低早产的发生。对于孕妇为双胎妊娠且超声检查提示宫颈长度＜ 25mm 者，宫颈环扎不能增加母儿获益，反而可能增加早产的风险，因此不推荐使用，但对于宫颈闭合线＜ 15mm 的“宫颈极短”者，环扎手术可能是有利的，但仍需进一步研究证实。

3. 体格检查指征：患者无明显宫缩，仅阴道检查发现宫颈管缩短、宫颈外口扩张伴或不伴羊膜囊膨出，上述情况多在彩超发现宫颈缩短或患者因阴道分泌物增多或下腹坠胀感就诊时发现。在排除感染及胎盘早剥等因素后，可以施行体格检查指征性宫颈环扎术。目前的指南和专家共识均指出，对于单胎妊娠患者，在排除了宫缩、宫腔感染等情况后，行体格检查指征性环扎术是有益的。而在争议颇多的双胎领域，2019 年加拿大 SOGC 指南指出，对于宫口开 1cm 的双胎妊娠患者，施行宫颈环扎可能给母儿带来潜在获益。

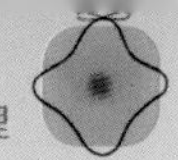

参见表 5-1。

表 5-1 单胎妊娠妇女进行宫颈环扎术的指征

项目	宫颈环扎术指征
病史	（1）排除临产及胎盘早剥的因素，一次或多次与无痛性宫颈扩张相关的中孕期胎儿丢失 （2）既往宫颈环扎指征为中孕期无痛性宫颈扩张
体格检查	中孕期无痛性宫颈扩张
超声检查的结果及早产病史	单胎妊娠，孕 24 周前宫颈长度缩短 < 25mm，既往有孕 34 周前自发性早产史

三、 手术禁忌证

1. 绝对禁忌证

（1）胎死宫内、胎儿畸形。

（2）胎盘早剥、胎膜早破、活动性子宫出血。

（3）宫内感染、绒毛膜羊膜炎。

（4）当存在所有不适宜继续妊娠的并发症时，如果对以上情况无把握，建议暂缓手术，动态观察。

2. 相对禁忌证

（1）低置胎盘或前置胎盘。

（2）胎儿生长受限。

（3）羊水过少。

四、 手术时机和术式选择

1. 预防性宫颈环扎术：是基于病史为指征，多为既往中期妊娠流产或早产史，或孕前明确诊断宫颈机能不全者（宫颈锥切后短宫颈、多次宫腔手术史、宫颈扩张试验阳性者），手术时机可选择孕前或是孕 12~16 周，也可以选择在上次流产周数前 4 周。手术方式可选择经腹或经阴道，宫颈阴道部过短（如广泛宫颈切除术后）或既往经阴道宫颈环扎术失败者建议选择经腹宫颈环扎术，属择期手术。

2. 治疗性宫颈环扎术： 多是基于超声指征，即中孕期超声提示宫颈管缩短、宫颈内口漏斗形成，手术方式通常为经阴道环扎，术前充分评估、完善检查并排除手术禁忌后可施术，属限期手术。

3. 援救性宫颈环扎术： 亦称为紧急宫颈环扎术，多是基于体格检查发现无痛性宫颈外口扩张和（或）胎囊突出宫颈外口或是超声发现宫颈“极短”等情况，在排除手术禁忌后急诊手术，手术效果较预防性环扎和治疗性环扎差。

五、 术前综合评估

1. 病史： 术前应该重点记录以下有关要素：①既往自然流产、早产史具体情况，是否为无痛性宫口扩张或胎膜破裂及具体发生孕周，结合本次妊娠有无孕中期无痛性宫颈管缩短或宫口扩张。②既往宫颈损伤情况：如分娩、引产造成的宫颈裂伤、修补后情况，宫颈手术史（宫颈锥切术、宫颈环形电切术）以及反复的机械性扩张宫颈史等导致宫颈括约功能受损。③是否合并子宫畸形、双胎妊娠、羊水过多等孕期宫腔压力异常增高因素。其他高危因素如先天性苗勒管发育不全、宫颈胶原与弹力蛋白缺乏、己烯雌酚暴露、辅助生殖治疗如促性腺药物的使用等。这些因素虽不能作为宫颈环扎术的指征，但均是与宫颈机能不全相关的危险因素。此外还需要关注患者的身体生理状况、手术史、药物治疗情况、过敏史等基本要素以及可能增加围手术期并发症风险的危险因素、血栓栓塞的危险因素以及麻醉相关并发症的个人和家族史。

2. 体格检查： 在术前术者应该对患者进行系统的体格检查，通过心肺功能检查评估患者对手术和麻醉的耐受力，阴道检查记录阴道分泌物情况、宫颈阴道部长度、直径、质地、宫颈外口扩张情况、胎膜是否完整以及宫颈黏液栓情况。

3. 辅助检查： 患者术前除了常规辅助检查外，还应根据身体生理状况和并发症进行进一步检查。中孕期患者术前需明确胎儿染色体筛查阴性，超声检查确认胎儿存活并排除严重胎儿结构畸形，同时明确宫颈闭合线长度和宫颈漏斗情况。血常规和 C 反应蛋白，结合宫颈分泌物培养及阴道微生态结果协助排除感染并了解宫颈阴道菌群情况，近年来有研究建议术前可行羊膜腔穿刺行羊水糖原、LDH、IL-6 及细菌涂片和培养，协助排除亚临床感染。

不论是经阴道或是经腹宫颈环扎手术，进行充分的术前评估和术前准备都是必要的。术者在术前应系统回顾患者的病史、体格检查及辅助检查，严格评估手术指征、手术的可操作性并排除手术禁忌证。对于择期宫颈环扎手术应系统地完善术前评估及术前准备；而对于宫口扩张、羊膜囊突出的紧急情况需由有经验的早产专科医师尽早决定治疗方案。术前谈话应包括详细告知手术风险和获益以及非手术、可替代的治疗选择（包括期待治疗、药物治疗和子宫托等），对患者保胎预后的评估、术后管理、随访方案和可能的新生儿结局和花费也应该在谈话告知的内容里，尤其在患者的期望值和实际情况存在落差的时候加强与患者的沟通，在安抚患者情绪的同时做到充分的知情选择。术前谈话中的先期指导可以增强患者对术后情况及相关处理的接受度和顺从性，减少医患矛盾。

参见图 5–1、表 5–2。

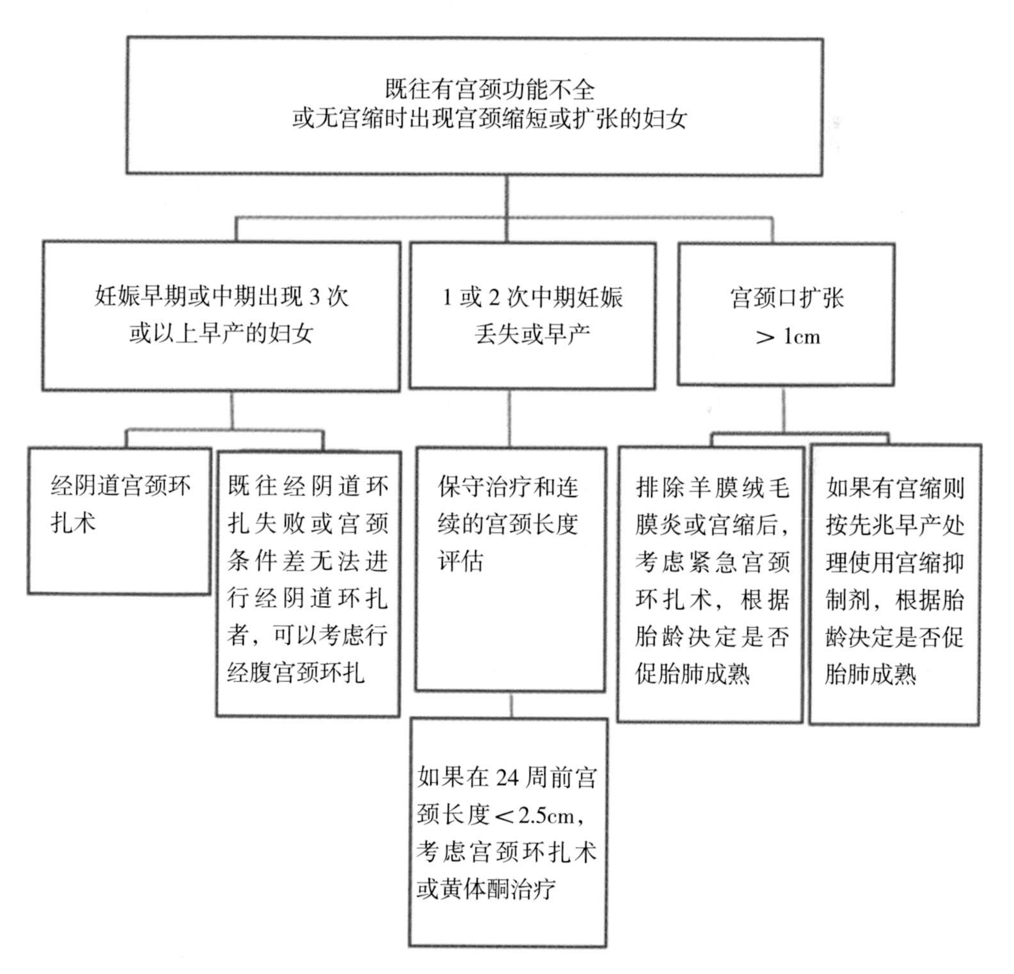

图 5–1　宫颈机能不全病人诊治流程图

（参考：2019 年加拿大妇产科医师协会《NO.373 宫颈机能不全与宫颈环扎指南》）

表 5-2　患者信息登记表

床　号		住院号				门诊卡号	
姓　名		年　龄	岁	籍　贯		联系电话	
诊　断							
现孕周							
孕产史							
既往流产孕周及原因							
宫颈手术史							
妊娠合并其他疾病							
受孕方式							
此次妊娠保胎史							

身高：　　　　cm　　孕前体重：　　　　cm　　　　BMI：　　　　kg/m²

孕期体重：　　　　kg　　　　孕期增重：　　　　kg

产检情况：

辅助检查：

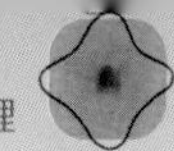

第二节　宫颈机能不全的手术方式

一、经阴道宫颈环扎术

（一）Shirodkar 术式

1951 年 6 月，在法国妇科学会庆典上，Shirodkar 首次介绍了经阴道宫颈环扎术式。他成功地将该方法应用于有复发性孕中期流产史的妇女，从最开始使用 3 股丝线进行宫颈环扎，到后来改用大腿阔筋膜带和亚麻缝合材料，并于 1955 年发表了成功的病例报告。从那时起，Shirodkar 环扎术式经历了多次改进，总体来说，Shirodkar 术式需要上推膀胱，游离膀胱宫颈间隙、直肠阴道间隙，环扎位置较 McDonald 术式更高，是经阴道预防性宫颈环扎术的常用术式。下面对 Shirodkar 环扎术进行介绍。

1. 优点：环扎位置较 McDonald 术式更接近宫颈内口水平；临产时可拆除环扎线后经阴道分娩。

2. 缺点：放置环扎线需要上推宫颈前后唇黏膜，手术操作有一定难度；不适用于宫口扩张的紧急环扎术；拆除缝线时亦需打开宫颈黏膜，缝线不易拆除，文献报道行 Shirodkar 环扎术后继发剖宫产的可能较 McDonald 术式略高。

3. 适用人群：多用于预防性环扎和宫颈管缩短的治疗性环扎，宫颈阴道部较短时（如宫颈锥切术后）亦倾向使用 Shirodkar 手术（图 5–2）。

4. 术前准备：全面评估患者的情况，充分把握手术指征和禁忌证；告知患者及其家属手术的获益和风险，获得知情同意；评估阴道分泌物清洁度和宫颈分泌物培养情况；评估宫颈条件及羊膜囊突出情况；预防性应用抗生素。

5. 手术步骤：

（1）麻醉：单次腰麻或蛛网膜下腔阻滞麻醉。

（2）患者取膀胱截石位，消毒外阴，导尿排空膀胱。

（3）阴道拉钩暴露宫颈，消毒阴道及宫颈，记录宫颈阴道分泌物情况、宫颈

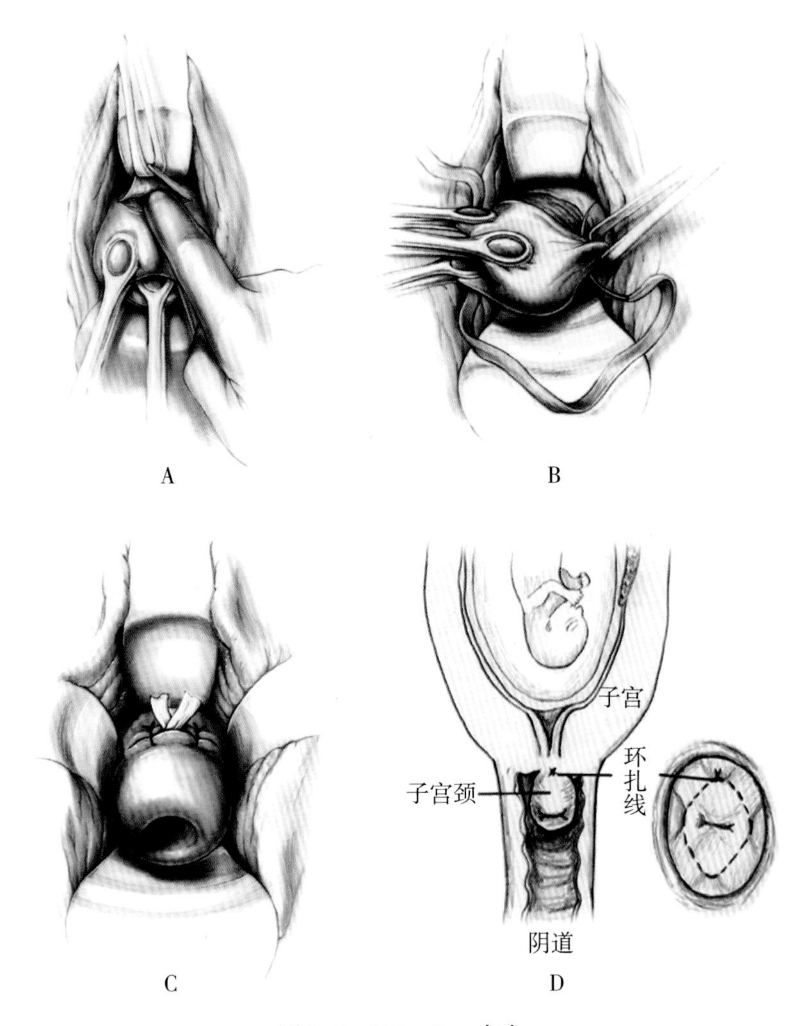

图 5–2　Shirodkar 术式

A. 横行切开宫颈前后唇的阴道黏膜，推开膀胱和直肠。B. 从切开的黏膜下由前向后进针，绕过宫颈后方，再由后向前出针。C. 在宫颈前方打结，连续缝合黏膜。D. Shirodkar 术后效果图。

阴道部长度、直径、质地、宫颈外口扩张情况、胎膜是否完整、宫颈黏液栓情况。

（4）两把卵圆钳或 Allis 钳钳夹宫颈前唇和宫颈后唇，向外轻牵拉，横行切开宫颈前唇的黏膜，上推膀胱，切开宫颈后唇黏膜，游离直肠阴道间隙，用卵圆钳将宫颈前后唇拉近，从切开的黏膜下由前向后进针，与宫颈另一侧再由后向前进针，从切开的黏膜下出针打结，可吸收线连续缝合关闭宫颈前后唇黏膜包埋线结。

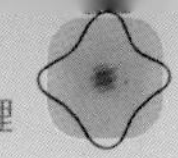

（5）再次消毒阴道、宫颈，检查宫颈创面有无出血、环扎线是否拉紧、缝线是否脱位，记录环扎后宫颈阴道部长度、环扎线水平至宫颈外口的距离。

（6）肛查缝线有无穿透直肠壁，导尿观察尿色，术后留置尿管（次日取出）。

（7）术毕听胎心，返回病房，观察宫缩、阴道分泌物情况。

6. 操作难点与注意事项：

（1）环扎位置：切开宫颈前后唇近阴道穹隆处的黏膜，在接近宫颈内口水平进行环扎。具体如下：在膀胱宫颈反折处横行切开覆盖在子宫颈前唇的黏膜，用Allis钳上提膀胱皮瓣，使用钝性或锐性分离上推膀胱，尽量接近宫颈内口水平（如图2-1所示）。然后卵圆钳适度向上牵引将子宫颈，暴露子宫颈的后部，横行切开子宫颈后唇的黏膜，用allis钳牵拉黏膜后缘，钝性分离阴道直肠间隙。

（2）进针技巧：在子宫颈右侧（9点钟位置）尽可能高的位置，用allis钳牵拉前后黏膜剥离处，并向一侧牵拉以避开宫颈旁血管，用钝的或锥形的针和不可吸收缝合线，从切开的黏膜下由前向后进针。针应该从allis钳尖的下内侧穿过，注意避免穿透黏膜层引起胎膜破裂。缝合线绕过子宫颈的后部时要确保缝线平放避免扭曲。然后暴露宫颈左侧部，将Allis钳移至宫颈左侧（3点钟位置），同样避开宫颈旁血管，在宫颈间质中从后至前进针（如图2-2所示）。最后在宫颈前方打结，连续缝合黏膜（如图2-3所示）。

（3）缝合材料选择：可选择Mersilene带（RS22，48mm 1/2c圆针+5mm慕丝带），或选择缝针针眼既能使缝线穿过又与缝线连接处平滑过渡，针体又不至于过粗而增加组织损伤，且针的曲度和长度适宜在狭窄的阴道内操作。对于宫颈组织较坚韧者（既往有宫颈瘢痕史者），可考虑选用三角针可避免进针困难增加宫颈牵拉诱发的术后宫缩。

（4）Shirodkar手术的变式：①将线结放在宫颈后面以避免线结侵蚀膀胱的可能。②只切开阴道前穹隆的黏膜，将缝合线在宫颈前方打结并包埋线结，而将后侧缝合线暴露在外。

（二）McDonald术

1951年Ian McDonald为一名孕中期出现无痛性宫颈扩张、宫口扩张3cm并且羊膜囊突出的孕妇进行宫颈环扎术，与Shirodkar环扎术式不同，Ian McDonald并没有切开宫颈阴道部黏膜，而是将羊膜囊回纳后直接用在宫颈上进行荷包缝合，这便是最初的McDonald术式。Ian McDonald先后为这个患者施行了3次同样的手术，约每2周一次，孕妇最终在孕34周分娩一活婴。Ian McDonald于1957年在《Journal of Obstetrics and Gynaecology of the British Empire》发表了他的case series，报道了MacDonald术式的有效性（图5-3）。此后，关于MacDonald术式及其各种变式相继被报道，相关的改变主要是关于缝合材料及线结位置的选择。与前面介绍的Shirodkar手术相比，McDonald术式因操作更简单且适用性广，且循证医学证据表明其效果不劣于Shirodkar术，在现代产科临床上更为常用。

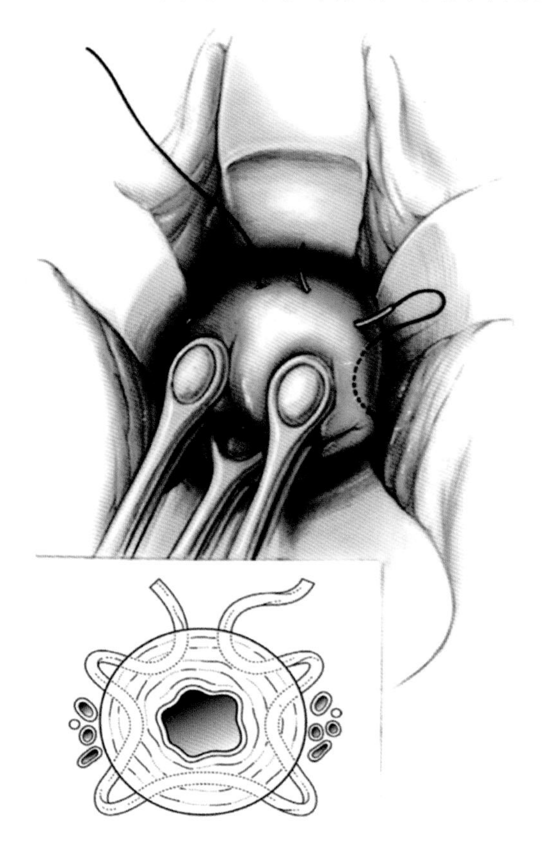

图5-3　MacDonald术

1. 优点：操作相对简单，无需切开宫颈阴道部的黏膜，手术创伤及术中出血少；适用范围广；拆除缝线容易，可待患者临产再拆线。

2. 缺点：环扎位置相对较低，只能将宫颈管下段水平缩窄；当宫腔内压增加时，宫腔压力仍可通过松弛的宫颈内口向下传导；线结暴露于阴道内，可能导致阴道分泌物异常，增加感染、侵蚀周围组织的风险。

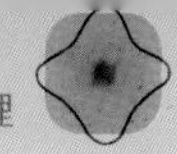

3. 适用人群：适用于所有具备环扎手术指征且无手术禁忌证的宫颈机能不全患者。

4. 术前准备：同Shirodkar术式；紧急宫颈环扎术可在排除手术禁忌后急诊手术。

5. 手术步骤：

（1）麻醉：单次腰麻或蛛网膜下腔阻滞麻醉。

（2）患者取膀胱截石位，消毒外阴，导尿排空膀胱。

（3）阴道拉钩暴露宫颈，消毒阴道及宫颈，记录阴道分泌物情况、宫颈阴道部长度、直径、质地、宫颈外口扩张情况、胎膜是否完整、宫颈黏液栓情况。

（4）两把卵圆钳或Allis钳钳夹宫颈前唇和宫颈后唇，在靠近阴道穹隆部宫颈内口水平自宫颈11点处进针，在10点处出针，绕宫颈行环形缝合，在1点处出最后一针，将环宫颈的缝线拉紧，将宫颈管缩窄至5mm左右，在阴道前穹隆处打结。

（5）再次消毒阴道、宫颈，检查宫颈创面有无出血、环扎线是否拉紧、缝线是否脱位，记录环扎后宫颈阴道部长度、环扎线水平至宫颈外口的距离。

（6）肛查缝线有无穿透直肠壁，导尿观察尿色，术后留置尿管（次日取出）。

（7）术毕听胎心，观察宫缩、阴道分泌物情况，返回病房。

6. 操作难点与注意事项：

（1）环扎位置：尽量接近宫颈内口，进针时避免损伤膀胱，在不损伤膀胱的基础上保证缝扎高度越高越好（接近宫颈内口），技巧：暴露宫颈前唇时阴道拉钩贴宫颈向上滑行上推膀胱，取宫颈阴道部上段近阴道穹隆反折处进针。

（2）进针技巧：尽量避开宫颈旁血管。缝针距离以能固定住缝线又不易脱落和割伤宫颈组织为宜，进针深度适中；对于宫颈展平者或宫口开大者进针宜浅，避免损伤胎囊，针距在1cm左右，进针深度以达宫颈组织内2mm为宜。

（3）缝合材料选择：同Shirodkar术式。对于宫口已开大胎囊突入阴道者，因宫颈组织菲薄宜选择圆针以减少组织损伤和术后宫缩引起的宫颈组织撕裂。缝针的直径以2cm半圆曲度为宜。缝线选择有涩度而不滑，宽度适中易固定而不损伤组织。可采用双股2号尼龙线、10号丝线。

（4）紧急宫颈环扎术胎囊脱出至阴道内时暴露宫颈、还纳胎囊的技巧：对于胎膜暴露较少者，可以用蘸过生理盐水的纱布遮盖于胎囊上，用阴道拉钩拉开阴道后暴露出一个象限的宫颈边缘，再用Allis钳牵拉暴露的宫颈边缘，同法依次钳夹其余象限宫颈，尽量还原宫颈管形态；对于宫颈管基本展平且胎囊脱出较大者，术前可适当抑制宫缩减轻胎囊张力，术中取头低脚高位，借助纱布或 Foley 水囊轻轻施力推送胎囊，还原宫颈形态后缝合时缩小针间距离在 1cm 左右，漂浮行针避免损伤胎膜。部分宫口扩张的病例在行第一道环扎后宫颈外口仍扩张呈喇叭状，可再行第二道环扎以形成双道环扎重塑宫颈管。

7. MacDonald 手术的变式：

ESPINOSA-FLORES 环扎术式（图 5-4）：是 McDonald 术的改良术式，与 McDonald 术式一样没有切开阴道黏膜。将不可吸收缝线从后往前在宫颈的 2 点至 4 点的位置穿针，缝线绕过宫颈前方，在对面宫颈 10 点至 8 点的位置穿针，穿针时避免损伤宫旁血管，最后将线结打在宫颈后方，可以避免线结对前方膀胱的潜在侵蚀。

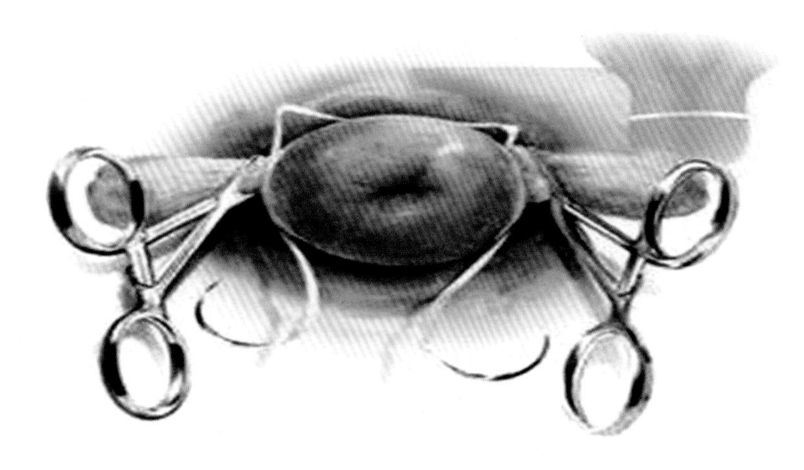

图 5-4　ESPINOSA-FLORES 环扎术式

（三）其他经阴道宫颈环扎术式

1. 双道宫颈环扎术：在第一道环扎线的上方或下方再次进行环扎，称为双道宫颈环扎术。其基本原理是尽可能还原宫颈结构，恢复孕期正常宫颈的功能：①在原环扎线水平下方再次环扎，可重塑宫颈外口结构，术后配合孕激素的使用可促进宫颈黏液栓的形成，宫颈黏液栓内含有丰富的免疫成分，具有屏障功能，保护羊膜腔免受逆行性感染。②在原环扎线水平上方再次环扎，第二针缝合线可以使环扎位置进一步接近宫颈内口水平，增加术后宫颈管长度，改善宫颈的机械支撑作用。但是现有数据表明，单道和双道环扎术疗效并无差异。一篇关于双道环扎主题的系统综述认为，只有当第一次缝线放置过低，或在环扎位置距宫颈外口＜2cm

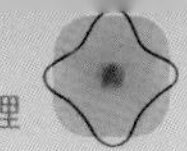

时，才考虑放置第二道缝线。

2. CERVICAL OCCLUSION 术式：在 1981 年 Saling 等人最先提出 CERVICAL OCCLUSION 手术方式，以类似于宫颈锥切术的方式切除宫颈浅表上皮，然后进行环形缝合，形成瘢痕组织从而使宫颈完全闭塞。此后 Noori M. 等人对该术式进行改进，只用不可吸收的缝合线将宫颈前唇和后唇简单缝合在一起，以关闭宫颈外口。一项描述性研究显示，对既往≥ 1 次中期妊娠流产的妇女施行 CERVICAL OCCLUSION 术式，其“抱婴回家率”为 93%，支持了该技术的作用。然而，一项随机对照试验（Brix，Secher，McCormack，et al. 2013）比较了病史指征性的和超声指征性的 CERVICAL OCCLUSION 术式和非 CERVICAL OCCLUSION 术式的疗效，发现两组在 34 周和 28 周前的早产率、分娩时的胎龄、“抱婴回家率”和新生儿重症监护病房的入院率没有差异。虽然在这项研究中没有评估分娩方式，但 CERVICAL OCCLUSION 术式可能与宫颈瘢痕形成相关，进而可能妨碍阴道分娩，增加产妇剖宫产率，故现有指南和专家共识不推荐在环扎术时选择 CERVICAL OCCLUSION 缝合（图 5–5）。

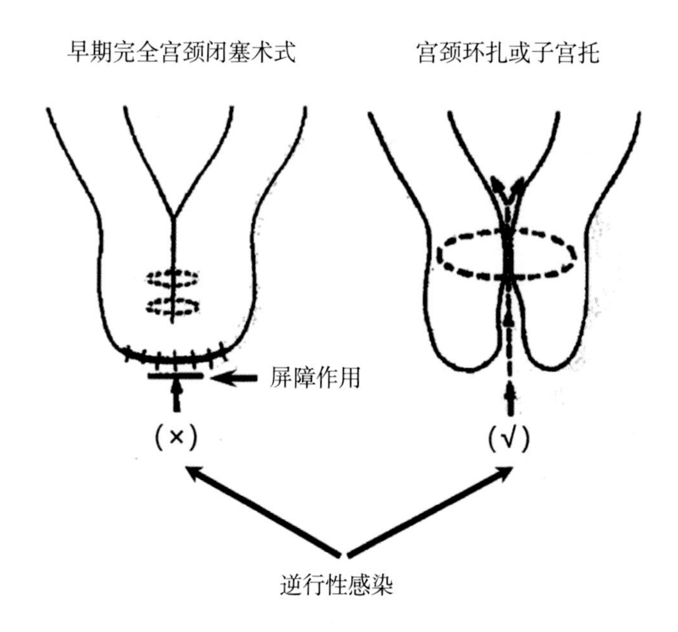

图 5–5　早期的完全宫颈闭塞术 vs 宫颈环扎或子宫托

（参考：SALING E, OBSTETRICS J L JJO, DISEASES WS. A simple program for prevention of premature birth, and some regrettable contradictions［J］. 2015，64（2）：76.）

3. Wurm 环扎术式：对于宫颈管消失，宫口扩张及胎膜膨出者，可用 Wurm 环扎术式缝合，属于体格检查指征的宫颈环扎术。同上述一样将突出的羊膜囊回纳后，在宫颈内口水平，将 2 条垂直的 U 型不可吸收 Mattress 缝线穿过宫颈全层。一条缝线在 2 点钟位置水平进入，穿过宫颈管，在 10 点钟位置出针，然后缝合线在 8 点钟位置重新插入，再次穿过宫颈管，在 4 点钟位置出针，并在该处打结。然后，按类似方法将另一根 Mattress 缝线垂直放置，在 11 点位置进针，穿过宫颈管，最后在 1 点位置出针，并在该处打结，两道缝线形成交叉闭合宫颈管。每条缝线的入口和出口点间隔约 1cm（如图 5-6 所示）。

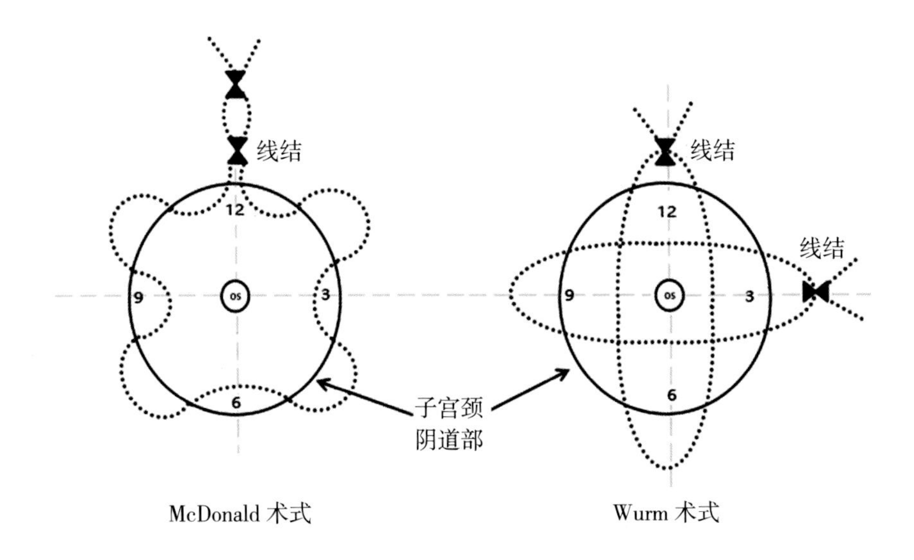

图 5-6　Mc Donald 术式与 Wurm 环扎术式

（参考：Jones EO, Liew ZQ, Rust OA. The Short Cervix: A Critical Analysis of Diagnosis and Treatment[J]. Obstetrics and gynecology clinics of North America, 2020，47（4）：545-567.）

二、经腹宫颈环扎术

（一）开腹或经腹腔镜子宫峡部环扎术

1. 优点：为预防性环扎，可在孕前或孕期进行，手术成功率较高；环扎位置较经阴道宫颈环扎位置高，即在子宫峡部水平进行环扎；阴道内无创面，上行性感染以及胎膜早破的风险较小；对于宫颈条件较差的患者（如宫颈切除或先天性宫颈过短者）首选经腹宫颈环扎手术；对于有继续妊娠要求的患者可保留缝线至下次妊娠（图 5–7）。

2. 缺点：手术操作相对复杂且并发症多，特别是环扎带侵蚀切割子宫峡部、孕晚期子宫收缩下段过度拉伸致子宫破裂可能；当环扎后发现胎儿畸形或严重产科并发症如胎盘早剥、死胎等需终止妊娠时处理相对棘手，有可能需要行剖宫取胎术终止妊娠；所有患者均需剖宫产分娩。

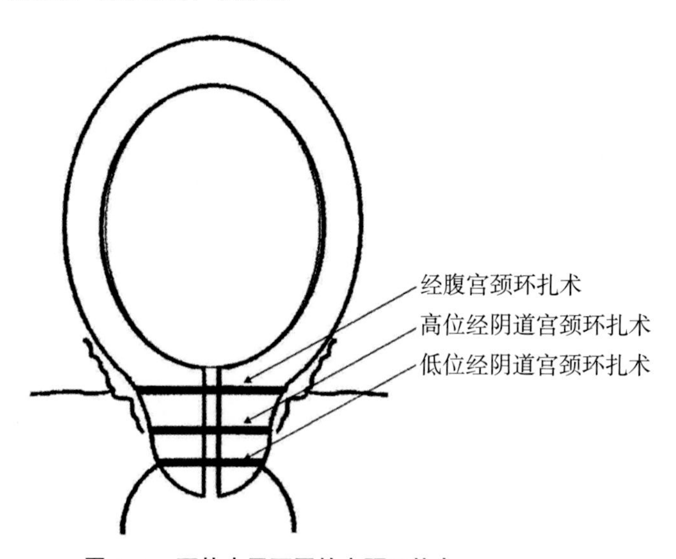

图 5–7　环扎水平不同的宫颈环扎术

（参考：LOTGERING F K. Clinical aspects of cervical insufficiency［J］. BMC pregnancy and childbirth. 2007，7 Suppl 1（Suppl 1）：S17.）

3. 适用人群：

（1）绝对适应证：经阴道宫颈环扎失败者；宫颈锥切、宫颈广泛切除导致宫颈阴道部过短者；先天性子宫颈过短。

（2）禁忌证：盆腔粘连严重者；孕周较大者。

4. 手术方式的选择：腹腔镜下子宫峡部环扎术具有微创特点，手术创伤小，术后次月即可妊娠，在临床上应用较多；开腹宫颈环扎术仅用于孕周较大，腹腔镜镜下操作困难者。

5. 手术时机：

（1）非孕期：可在计划妊娠前或胚胎移植前，月经干净后 3~7 天进行。

（2）孕期：手术一般在早孕晚期或中孕早期（孕 10~16 周）进行，建议用于没有严重盆腔粘连的患者，但既往盆腔手术史并不是手术的禁忌证。

6. 手术步骤：

（1）腹腔镜下子宫峡部环扎术：

1）非孕期宫颈环扎：①患者取平卧位，留置尿管，常规消毒铺巾，置举宫器。②形成气腹后，穿刺进入腹腔。③用超声刀剪开膀胱腹膜反折下推膀胱，暴露双侧子宫血管及子宫峡部，必要时打开阔韧带前叶找到两侧子宫血管走行。④在子宫峡部、子宫动脉内侧，将 Mersilene 带（RS22，48mm 1/2c 圆针 +5mm 慕丝带）的穿刺针直接由前向后（或从后向前）穿过，再在另一侧由后向前（或从前向后）进针，出针点位于子宫峡部侧壁外侧，子宫动脉内侧。⑤宫腔镜检查排除环扎线位于宫颈管内的情况。⑥最后将线结打在子宫峡部前方（或后方），注意将线带放置平顺后将环扎线逐渐收紧，打 4~5 个结，此处必要时请助手用扩张器衡量扎紧程度，最理想的状态是 6 号扩张棒能以微弱的阻力通过。⑦缝合膀胱腹膜反折包埋线结，常规关腹。

2）孕期宫颈环扎：①患者取平卧位，留置尿管，常规消毒铺巾。②形成气腹后，穿刺进入腹腔（由于无法举宫，可多一个腹腔镜操作孔）。③用超声刀剪开膀胱腹膜反折下推膀胱并打开两侧阔韧带前叶，暴露双侧子宫血管及子宫峡部，看清两侧子宫血管走行。④在子宫峡部、子宫动脉内侧，将 Mersilene 带（RS22，48mm 1/2c 圆针 + 5mm 慕丝带）的穿刺针直接由前向后（或从后向前）穿过，再在另一侧由后向前（或从前向后）进针，出针点位于子宫峡部侧壁外侧，子宫动脉内侧。⑤最后将线结打在子宫峡部前方（或后方），注意将线带放置平顺后将环扎线尽量收紧扎紧子宫峡部，打 4~5 个结。⑥缝合膀胱腹膜反折包埋线结，常规关腹（如图 5–8 所示）。

（2）开腹宫颈环扎术：过程同腹腔镜下宫颈环扎术，所有手术操作在直视下进行（如图 5–9 所示）。

7. 操作难点与注意事项：

（1）环扎线松紧度：①非孕期环扎时需要将环扎带的松紧度调整为 6 号扩张棒微阻力通过宫颈管的水平，以便于经血排出、受孕以及胚胎移植，也避免宫颈环扎过松而导致流产、胎膜破裂等。②孕早期在宫颈环扎时无法检测宫颈管的直径，应尽可能以扎紧子宫峡部为准，此类环扎在孕足月剖宫产时若要保留缝线则务必检查宫颈管情况，若宫颈管完全闭合则需拆除缝线，避免恶露排出不畅。

（2）孕期腹腔镜环扎注意事项：手术一般选择在孕前或孕早期进行，随着孕周增大，手术操作空间越小，且孕期无法置举宫器，操作难度越大，手术的风

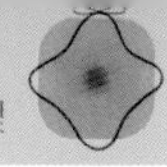

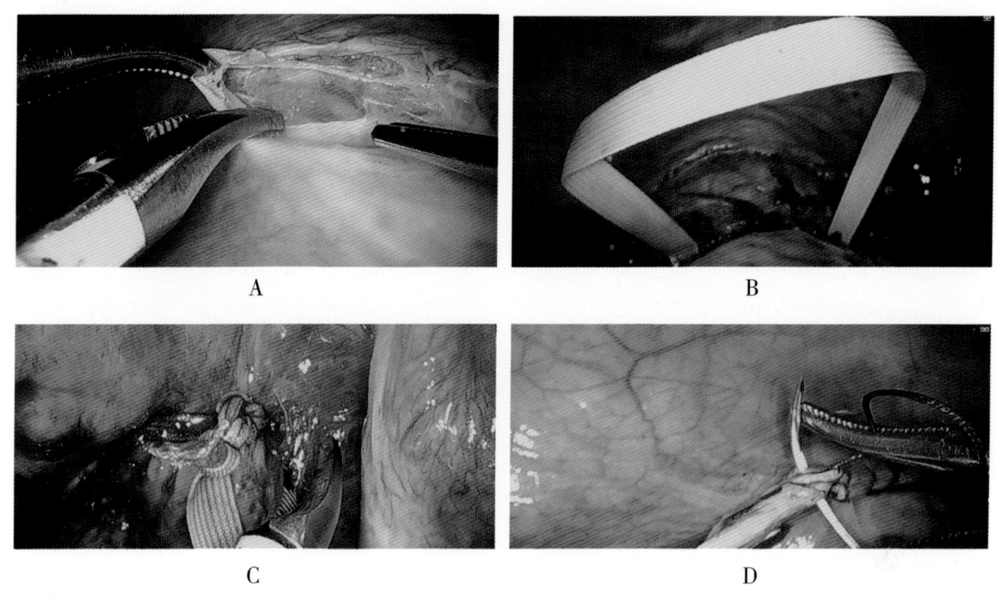

图 5-8　腹腔镜下宫颈环扎术

A. 打开腹膜暴露子宫颈峡部。B. 在峡部两侧子宫动脉和子宫壁之间的间隙内进穿针，将线带抚平顺。C. 线带放置平顺后逐渐收紧打结。D. 闭合腹膜。

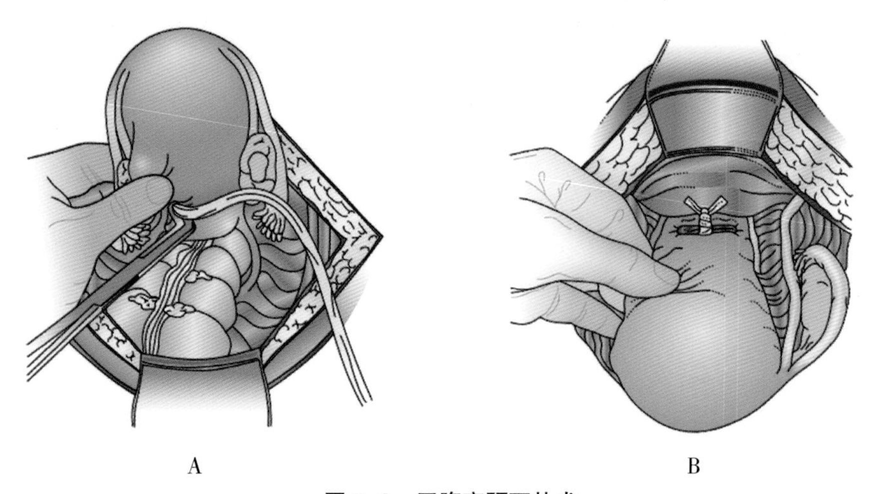

图 5-9　开腹宫颈环扎术

（参考：多图解析 | 宫颈环扎术的手术技巧 - 丁香园 http://obgyn.dxy.cn/article/669241）

险也相应增加。术中需探清双侧子宫血管及宫颈峡部，注意进针的水平、角度和深度，避免损伤胎膜。线带要抚平顺，避免以后尤其宫缩活动时环扎线割伤周围组织。

（二）机器人辅助腹腔镜下宫颈环扎术

传统电视腹腔镜技术的主要局限性是二维视觉和相对有限的运动范围，在一定程度上影响了组织解剖的精确度以及手术操作的流畅性。在 2007 年，Barmat 团队率先报道了机器人辅助经腹宫颈环扎手术。两年后，Fechner 团队实施了第一例孕期机器人辅助腹腔镜下宫颈环扎术（图 5-10）。

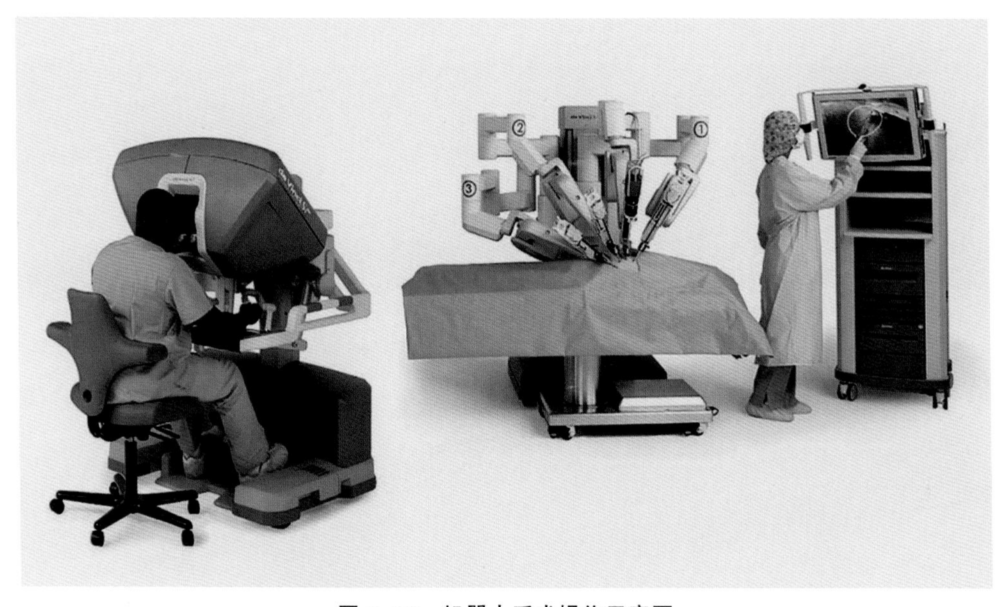

图 5-10　机器人手术操作示意图

1. 优点： 与传统电视腹腔镜手术系统相比，机器人辅助腹腔镜下宫颈环扎术具有如下优点。

（1）三维光学器件提供主刀医生高清晰、立体的手术视野。

（2）具备灵活且稳定的仿真手腕手术器械，可以在人手难以触及的狭小空间内进行精细的手术操作，同时可消除人工操作时不必要的颤动。

（3）主刀医生可以完成一个电视腔镜手术团队的所有工作，更容易执行操作意图。

（4）随着手术操作的精细度和流畅性增加，手术的麻醉需求量、感染风险、失血量或输血需要、创伤和瘢痕等均能减少，病人康复时间大幅缩短。

2. 缺点： 然而，机器人辅助腹腔镜下宫颈环扎术也有其不足之处。

（1）手术机器人触觉反馈还不完善，容易扯破易碎组织，也不能感受打结的

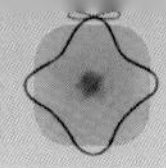

松紧度。

（2）技术操作相对复杂，系统的学习、培训所需时间较长，且发生各种机械故障时处置难度大，常中途改成常规手术完成。

（3）设备购置费用昂贵，比常规手术的成本明显增加。

目前关于机器人辅助腹腔镜下宫颈环扎术的报道较少，根据现有证据显示，机器人手术在经腹宫颈环扎术中并没有显示出比其他手术入路更明显的优势。由于该技术开展时间较短，操作软件系统尚需磨合，尚处于病例积累、探索阶段，效果有待进一步的研究证实。

第三节　宫颈环扎术围手术期管理

一、经阴道宫颈环扎术的术后管理

1. 常见术后并发症及处理：术后常见的并发症有感染、阴道分泌物增多、出血、缝线易位 / 滑脱、胎膜破裂、宫颈撕裂等。

（1）感染：预防手术部位感染除了术前充分阴道准备、术中注意无菌操作外，抗生素的预防性应用也起到重要的作用。应用广谱抗生素预防感染 1~2d，胎膜暴露的援救性环扎，酌情延长抗生素使用时间；并根据宫颈分泌物培养结果，按药敏结果选择敏感抗生素。注意动态监测血常规、C 反应蛋白、降钙素原、阴道微生态、宫颈分泌物培养等，根据感染指标变化调整抗生素用法用量。

宫内感染的临床诊断指标，包括母体发热（体温≥ 38℃），兼有下列一种以上的情况。

1）母体心动过速（＞ 110 次 /min）。

2）胎心过速（＞ 160 次 /min）。

3）血白细胞升高达 15×10^9/L 或有核左移。

4）C- 反应蛋白水平上升。

5）羊水有异味。

6）子宫紧张，有压痛。

（2）术后阴道分泌物增多：首先，应对胎膜完整性进行检查鉴别是否为胎膜早破。对于宫口开大、胎囊脱入阴道者可能因绒毛膜剥离致羊水渗出，并非真性胎膜早破，待宫颈重塑，内口处羊膜囊回缩后阴道流液大部分可自行缓解，若术后数日阴道分泌物仍较多，需监测羊水量、血象，酌情完善阴道微生态、宫颈分泌物培养。对于确认胎膜早破者亦无需立即拆线，胎膜早破本身并不是拆线的指征，对于孕周不足 34 周的胎膜早破，短期内可带线保胎，预防感染并严密监测感染指标，待完成促胎肺成熟、宫内转运后可考虑选择合适时机拆除环扎线。

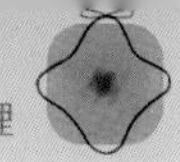

（3）缝线易位 / 滑脱：超声监测宫颈变化，当提示宫颈进行性缩短或宫口开大时，行窥器检查，尽早发现缝线易位 / 滑脱，评估后必要时行再次宫颈环扎术。

（4）其他：如流产 / 早产、出血、宫颈撕裂、宫颈瘢痕或狭窄等，膀胱阴道瘘及导致流产的宫颈阴道瘘罕见。处理：强调术后合理应用宫缩抑制剂；术中仔细操作，避免损伤宫旁血管及周围脏器；放置环扎线时避免穿透黏膜层，充分修复宫颈撕裂；临产前及时拆除环扎线。

2. 术后宫缩抑制剂的应用：术前无宫缩者，预防性宫颈环扎术后可不用宫缩抑制剂或短期用药 24~48h 即可，但需监测宫缩情况。术中牵拉宫颈组织可能引起部分患者术后出现宫缩，对症处理即可。若宫缩短期内未缓解，建议进一步完善检查排除感染、胎盘早剥等情况。但对于宫口已经扩张实施紧急宫颈环扎术的患者，建议在术前、术后使用宫缩抑制剂，因术前宫口开大残余宫颈组织已不多，手术操作较困难，术中牵拉宫颈、还纳水囊对子宫刺激较大，宫颈局部炎症反应明显，使用宫缩抑制剂的目的不仅是要抑制病理性宫缩，也要尽量减少生理性宫缩，对菲薄的宫颈组织实施缝合和重塑后需维持子宫“静息”状态有利于宫颈结构和功能的恢复，同时建议动态监测宫缩、阴道分泌物及血象情况。宫缩抑制剂可应用盐酸利托君、阿托西班、硝苯地平、吲哚美辛等，宫缩抑制剂的选择和是否联合使用需个体化（详见“第八章 宫缩抑制剂的应用”）。所有指南均不建议长期使用宫缩抑制剂，延长或联合使用宫缩抑制剂需以确保母儿安全为前提，适当地延长孕周，而不是一味盲目地延长。

3. 预防血栓形成：孕妇血液处于高凝状态，且术后患者卧床休息时间增加，静脉血回流明显减慢，故静脉血栓栓塞如深静脉血栓形成（DVT）或肺栓塞（PE）的风险在术中和术后显著增加。血栓预防旨在预防静脉血栓栓塞症（VTE），即下肢深静脉血栓和肺栓塞的发生。术后需长期卧床保胎者，应注意在床上活动、按摩四肢，适当下床活动，穿弹力袜或行双下肢压力充气装置治疗，必要时给予低分子肝素抗凝治疗，定期复查凝血指标。建议参考 2020 年昆士兰临床指南《妊娠期和产褥期静脉血栓栓塞的预防》制订预防方案（图 5–11），有出血风险的孕产妇应对其评估出血风险并权衡利弊考虑是否使用抗凝药物。

4. 出院管理：接受预防性和治疗性宫颈环扎术的患者一般术后 3~5 天可以出院，紧急环扎者需个体化处理。

宫颈机能不全孕妇的出院管理注意事项（表 5–3）：

（1）学会自数胎动、宫缩强度、频率和阴道分泌物情况的监测。

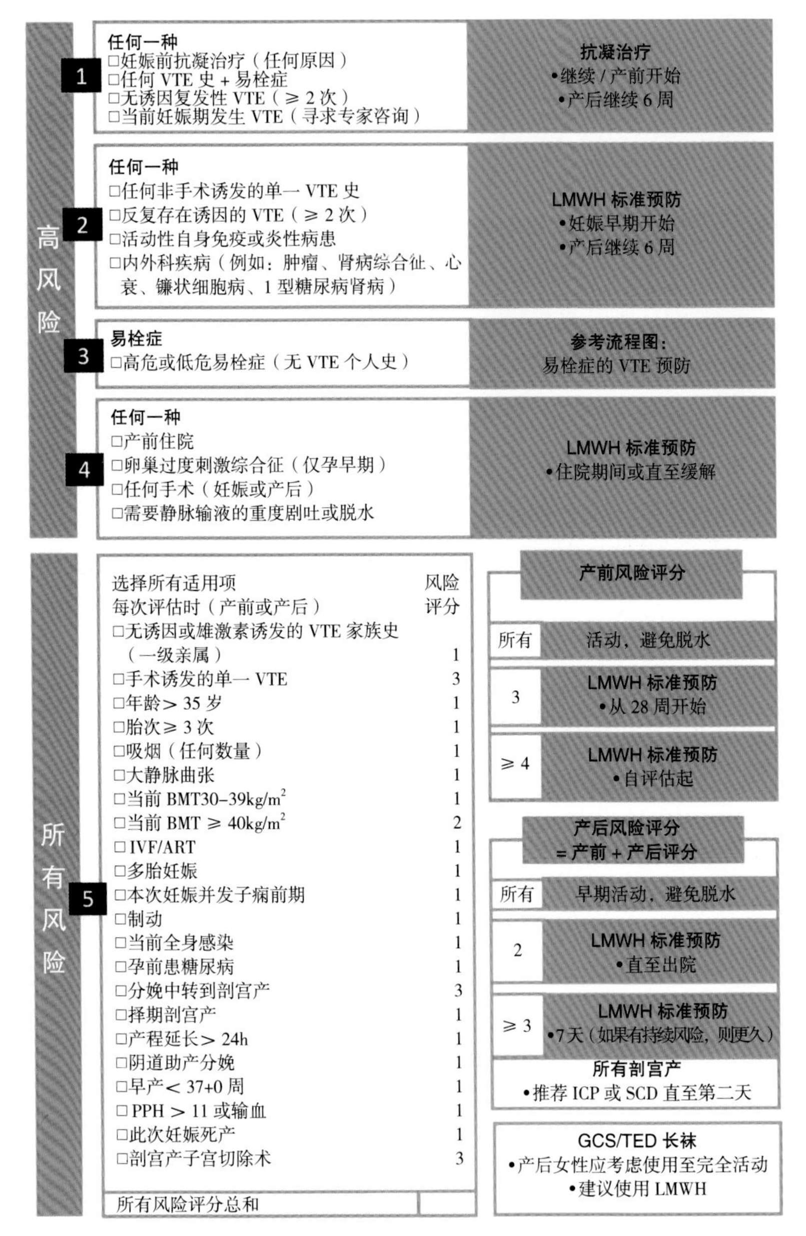

高危易栓塞：＞ 1 个试验室易栓症，APS，抗凝血酶缺乏症、蛋白 C 缺乏、蛋白 S 缺乏、FVL 纯合子、纯合凝血酶原突变、复合杂合 FVL/ 凝血酶原突变

低危易栓症：FVL 杂合子、杂合凝血酶原突变、抗磷脂抗体

APS：抗磷脂综合征。ART：人工生殖技术。BMI：身体质量指数。FVL：第五凝血因子。GCS：逐段加压弹力袜。IPC：间歇充气加压泵。IVF：体外人工受孕。LMWH：低分子量肝素。PE：肺栓塞。PPH：原发性产后出血。SCD：序贯加压泵。SLE：系统性红斑狼疮。TEDS：分级加压弹力袜。VTE：静脉血栓栓塞，≥：大于等于。＞：大于

图 5–11　妊娠期和产褥期静脉血栓栓塞的评估及预防策略

（参考：2020 年昆士兰临床指南《妊娠期和产褥期静脉血栓栓塞的预防》）

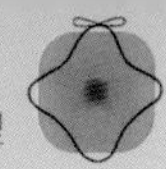

表 5-3　宫颈环扎术后孕妇自我监测记录表

日期	孕期	宫缩情况（持续时间、间歇时间）	白带情况、有无出血	用药名称	用药剂量、次数	备注

（2）出院后鼓励患者逐步恢复日常活动，避免长期卧床同时限制剧烈活动，避免负重、重体力活动及长时间站立。

（3）戒烟戒酒，禁性生活，保持会阴部清洁干燥。

（4）饮食方面注意营养均衡，补充膳食纤维，保持排便通畅，排便时避免过度增加盆腹压力。粪便干燥、硬结者可酌情加用乳果糖、小麦纤维素等软化粪便。

（5）保持心态平和、心情愉悦，避免情绪过度紧张，家人给予心理支持，与医护人员充分沟通病情并配合。

（6）定期产检，术后每 2 周到门诊产检 1 次，每 2~4 周复查 1 次宫颈超声，也可根据患者具体情况制订个体化方案。

5. 拆线时机：无并发症患者，可期待至妊娠足月，在 36~37 孕周拆除缝线；对于选择在 38~39 周行剖宫产分娩的患者，可以在剖宫产分娩同时拆除缝线，但是，必须考虑分娩提前自然发动的可能并交代注意事项。发生以下情况立即拆线：早产临产不可逆者；出现宫内感染、胎盘早剥征象。双胎妊娠拆线时机需个体化，无并发症者有指南建议孕 34~36 周适时拆除环扎线。

若发生胎膜早破、先兆早产，根据英国皇家妇产科医师学会（Royal College of Obstetricians and Cynaecologists，RCOG）的指南，孕 24~34 周的宫颈环扎术后患者，若无宫内感染证据可将拆线时间推迟 48h，以完成宫内转运或地塞米松促胎肺成熟治疗；但对于孕周＜ 24 周或孕周＞ 34 周的患者，因期待过程中宫内感染的风险高于延迟拆线的获益，因此建议尽快拆除环扎缝线。

6. 宫颈机能不全患者应用糖皮质激素促胎肺成熟的时机

（1）使用时机：孕周为 24~34 周、7d 内可能早产或者流产的孕妇。

（2）使用药物及方法：主要药物是倍他米松和地塞米松，两者效果相当。用法：倍他米松 12 mg 肌内注射，24 h 重复 1 次，共 2 次，或地塞米松 6 mg 肌内注射，12 h 重复 1 次，共 4 次。

（3）若早产临产，分娩前来不及完成一个完整疗程者，也推荐给药。

（4）从首次肌注糖皮质激素到分娩间隔超过 48h 后，胎儿获益最为明显。即使没有完成一个疗程，新生儿也会受益。虽然有报道糖皮质激素的有效作用可长达 18d，但在给药后 2~7d 内分娩效果最佳。

7. 早产前应用硫酸镁保护胎儿脑神经：早产是子代发生脑瘫最重要的危险因素，早产前接受硫酸镁的治疗可以明显降低子代脑瘫的发生率和严重程度。

（1）使用时机：孕 24~33^{+6} 周之间 24h 内可能发生自然或医源性早产（不管是单胎还是多胎妊娠）。2019 年加拿大 SOGC 指南符合下列条件时使用：①宫缩活跃且宫颈扩张≥ 4cm，伴或不伴有早产胎膜早破。②因母儿指征的计划性早产。该指南认为产前应用硫酸镁进行胎儿神经保护降低了以下风险：死亡或中、重度脑瘫，2 岁以内的大运动障碍等。

（2）使用方法：对于即将早产者，应给予负荷剂量的硫酸镁，静脉输注 4g、30min 以上，其后至分娩，可选择性给予 1g/h 静脉维持（II–2B）。

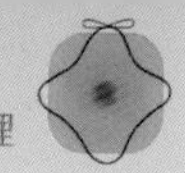

（3）注意事项：

1）硫酸镁均由肾脏排出，应用硫酸镁注射液前须查肾功能。

2）膝腱反射消失是硫酸镁中毒的一个重要体征。每次用药前和用药过程中，定时做膝腱反射检查。

3）腱反射明显减弱或消失，或呼吸次数每分钟少于 14~16 次，每小时尿量少于 25~30ml 或 24h 少于 600ml，应及时停药。

4）镁离子中毒时，缓慢（5~10min）静脉推注 10% 葡萄糖酸钙液 10ml。

二、经腹 / 腹腔镜宫颈环扎术的术后管理

1. 常见并发症及处理：

（1）环扎线侵蚀切割宫颈：若手术时发生宫颈切割，即拉紧环扎带时子宫峡部部分裂开，此时只能修补子宫，放弃环扎。若手术后发生慢性宫颈切割，环扎带切割子宫，并裸露于宫颈管内，明确诊断后应行腹腔镜手术拆除环扎带，同时重新环扎。若宫颈切割在孕 28 周前发生，此种情况往往伴随孕囊凸出，胎膜早破等情况，切割多发生于宫颈前壁，往往在拆除环扎带时发现，需要经此部位延长切口来取出胎儿，并修补子宫。若宫颈切割发现于足月妊娠时，此种情况比较多见，剖宫产时可发现子宫肌层有不同程度的裂开甚至全层裂开，则在拆除环扎线后修补子宫。

（2）环扎线过松导致妊娠流产：环扎后孕囊凸出宫颈管或阴道，提示宫颈环扎线过松，孕囊可通过不足 1cm 的环扎口挤出。可能原因有：环扎线结扎过松；宫颈切割后导致环扎线变松。处理：经阴道回纳孕囊并进行经阴道援救性宫颈环扎术；或拆除环扎线，娩出胎儿。

2. 腹腔镜宫颈环扎术后出现孕期子宫收缩的处理：根据孕周不同可采用盐酸利托君、硝苯地平、阿托西班等宫缩抑制剂，在保障安全的前提下延长孕周。若无法控制宫缩时：28 周前拆线后经阴道分娩；28 周后拆除环扎带同时行剖宫产，积极救治新生儿。

3. 腹腔镜环扎后胎儿出现问题及处理：若发生胚胎停育，无论是孕前环扎还是孕期环扎患者，在孕早期（孕 12 周前）发生胚胎停育之后，均可进行人工流产。若孕中晚期发生胎儿异常，如死胎、胎儿畸形等，则需要经腹腔镜或剖腹剪断或拆除环扎带，经阴道娩出胎儿，或进行剖宫取胎，并保留环扎带，用于再次妊娠。

4. 终止妊娠时机的选择：经腹宫颈环扎后足月胎儿必须经剖宫产分娩。在妊

娠 37 周前，发生不能抑制宫缩时可考虑腹腔镜下拆除宫颈环扎线后经阴道分娩或直接行剖宫产终止妊娠；在妊娠 37 周后未临产者，可考虑 38~39 周择期行剖宫产术，需警惕剧烈宫缩导致子宫破裂可能。

5. 正常足月剖宫产分娩后，环扎带去留问题：若环扎带位置正常，没有发生宫颈切割，有再次生育需求，可以保留环扎带。若发生不同程度的宫颈切割，或不需要再生育，剖宫产同时拆除环扎带，并修补子宫。

附：宫颈机能不全临床处理流程（图 5–12）。

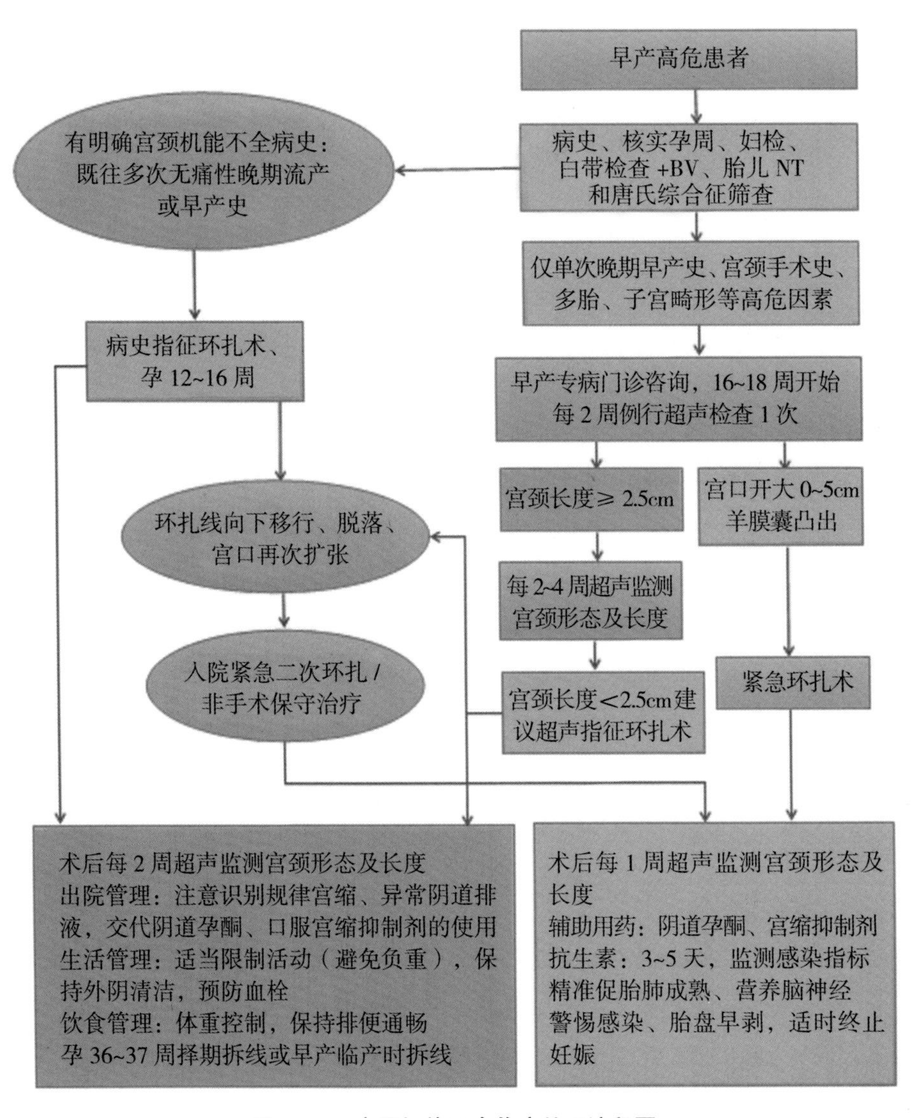

图 5–12　宫颈机能不全临床处理流程图

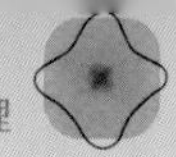

第四节　宫颈环扎术围手术期麻醉管理

一、麻醉术前评估

1. 病史采集： 既往史、手术麻醉史、药物过敏史、孕期保健、相关的产科病史。

2. 体格检查： 气道评估、心肺检查、基础血压、腰背部的体格检查。

3. 术前检查： 血、尿常规，出凝血时间，生化全套，血型交叉检查及心电图检查。

二、麻醉前准备

1. 改善营养不良状态： 有 50% 的孕妇在怀孕 5~18 周会出现妊娠呕吐，术前妊娠呕吐有可能出现不同程度的营养不良，伴有低血容量、低蛋白血症、贫血及某些维生素缺乏，明显降低孕妇对麻醉耐受力。维生素缺乏术中容易发生凝血功能和循环功能障碍。术前应尽可能经口补充营养，必要时输血使血红蛋白达 80g/L 以上，经静脉补充清蛋白，使血浆清蛋白达 30g/L 以上。

2. 纠正脱水、电解质紊乱和酸碱失衡： 妊娠反应合并有脱水、电解质紊乱和酸碱失衡者，对麻醉的耐受力降低，在麻醉诱导和维持期间容易发生严重的低血压和心律失常，术前应根据化验检查及症状予以输液纠正电解质及酸碱状态至正常水平。

3. 常见并存疾病的准备：

（1）合并心脏病者：妊娠合并心脏病是妊娠期孕妇死亡的主要病因之一。妊娠期血流动力学的改变增加心脏负担，贫血、低蛋白血症和感染等不良因素可导致心脏功能下降，麻醉过程中血流动力学的改变可诱发心脏病加重，甚至出现心力衰竭、恶性心律失常、肺动脉高压危象等危及母儿生命的严重心脏并发症。术前孕妇有服用 β 阻滞剂者，可持续用药至手术当天；术前使用肝素者，静脉肝素至少停药 4h、凝血功能恢复正常后才能行椎管内穿刺和置管，硬膜外导管拔出 1h 后方可继续静脉应用肝素。皮下注射肝素每日小于 10000U 的小剂量肝素，术前无需停药；每日大于10000U则处理同静脉应用肝素，皮下应用肝素5d以上应于椎管内阻滞前进行血小板测定；术前使用低分子肝素孕妇，预防剂量低分子肝素至少停药12h或治疗剂量低分子肝素至少停药24h方可行椎管内阻滞，导管拔出2h后才能继续应用低分子肝素。心脏彩超左心室射血分数（LVEF）小于0.3，左心室舒张末期压（LVEDP）大于18mmHg，应避免择期手术。

（2）合并高血压者：妊娠合并高血压是孕期和围产期孕产妇死亡的重要原因。随着肥胖及产妇年龄的增加，妊娠合并高血压疾病的发生率也呈上升趋势。英国国家卫生与临床优化研究所（NICE）发布了妊娠期高血压的诊断和管理指南，建议孕期血压应控制在135/85mmHg以下，若术前血压未能控制在此范围内，需请内科会诊协助诊治以控制血压稳定，收缩压高于180mmHg、舒张压高于100mmHg时应避免手术。在选择抗高血压药时，术前应避免用中枢降压药或酶抑制剂，以免麻醉期间发生顽固性低血压和心动过缓；其他降压药可持续用到手术当天，避免停药而发生血压过度波动。16周之前服用少量阿司匹林可以降低子痫前期孕妇早产的风险，若单纯服用小剂量阿司匹林术前无需停药，若合用其他类型抗凝药则需停药7天。

（3）合并糖尿病者：糖尿病患者妊娠或者妊娠期糖尿病行宫颈环扎时，术前应控制空腹血糖不高于8.3mmol/L，尿糖低于（++），尿酮体阴性。术前服用二甲双胍控制血糖者，术前禁食水前仍可继续服用，合并肾功能不全者术前应停用24~48小时，停药期间监测血糖，使用常规胰岛素控制血糖水平。术前使用胰岛素控制血糖者，可给以1/2晨量的中效或长效胰岛素，直至患者能够进食，术中严密监测血糖。糖尿病可造成支配肠壁和括约肌的神经损害，容易出现胃酸反流和胃排空延迟，增加全麻诱导插管反流误吸的危险。择期全麻手术时术前最好采用H_2受体拮抗剂。

4. 心理方面的准备：大部分的患者有反复流产、早产等经历，此次手术会对患者造成了极大的心理负担，害怕会发生再次流产，进而严重影响患者的心理状态，容易引起前列腺素分泌的增加而诱发宫缩。手术前孕妇除了担心手术是否会疼痛，还担心麻醉药物是否会对胎儿造成不良影响。麻醉医生术前访视时与患者进行充分的沟通，告知麻醉方式及药物对胎儿的影响能有效缓解孕妇的焦虑情绪。

5. 术前胃肠道的准备：择期手术前应常规排空胃，以避免围手术期间发生胃内容物的反流、呕吐或误吸，及由此而导致的吸入性肺炎或窒息。术前禁食禁饮时间详见表5–4。

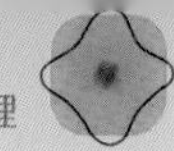

表 5-4 术前禁食禁饮时间表

食物	禁食时间
清饮料	≥ 2h（≤ 5ml/kg）
牛奶	≥ 6h
淀粉类固体食物	≥ 6h
脂肪及固体类食物	≥ 8h

备注：清饮料包括清水、营养丰富的高碳酸化合物饮料、碳酸饮料及各种无渣果汁，但均不能含有酒精。

三、围手术期麻醉管理

（一）麻醉方式的选择

宫颈环扎手术根据手术方式及病人情况选择全身麻醉或椎管内麻醉。目前有关对比椎管内麻醉和全身麻醉行宫颈环扎术后产科预后的研究较少。一项回顾性研究表明，无论采用全身麻醉还是硬膜外麻醉行环扎术，胎儿预后并无明显差异。腹腔镜下宫颈环扎手术原则上以全身麻醉为主，经阴道宫颈环扎如没有椎管内麻醉禁忌证者以椎管内麻醉为主，有椎管内麻醉禁忌证则选择全身麻醉。经阴道宫颈环扎预估手术较短者可选择蛛网膜下腔阻滞，预估手术时间较长者则选择硬膜外阻滞或腰硬联合阻滞。

（二）麻醉药物的选择

孕中后期孕妇行局麻手术时，局麻药对胎儿发育无不良影响，目前暂无证据支持局麻药对人体及动物有致畸作用。罗哌卡因具有感觉运动阻滞分离的特点，与同浓度的布比卡因比较，镇痛效果相同，但是运动阻滞轻微，故首选用于宫颈环扎椎管内麻醉。静脉麻醉药如丙泊酚或依托咪酯在临床有效剂量下无生殖毒性。吸入麻醉药如七氟烷、异氟烷和氟烷在动物实验被认为是相对安全的。关于孕期镇痛药物使用的文献报道还比较少。有一些病例报道显示孕妇在急慢性痛使用阿片类药物镇痛是安全可靠的。临床广泛应用的去极化和非去极化肌松药，即使给予足够剂量也不会进入子宫内胎儿的血液循环。肌松药是水溶性，带正电荷，具有很高的分子质量，这些特性使得肌松药不能通过胎盘。因此，至今为止并没有因为使用肌松药而出现胎儿畸形发生的报道。氯胺酮由于能增强子宫张力，故不推荐用于宫颈环扎的麻醉。相比吸入麻醉药，阿片类药物和静脉麻醉药降低 FHR 变异性程度可能更明显，所以推荐使用中等深度吸入麻醉药（$< 2MAC$）。

（三）常用麻醉方式

椎管内麻醉：

（1）蛛网膜下腔麻醉：

1）优点：起效迅速、肌松完善、麻醉成功率高；局部麻醉药用量小，通过胎盘进入胎儿的药量少。

2）缺点：孕妇容易出现低血压；麻醉时间有限。

3）禁忌证：

①血流动力学不稳定的孕妇。

②穿刺部位有感染的孕妇。

③凝血功能严重异常的孕妇，$PLT < 50 \times 10^9/L$。

④脊椎外伤或有严重腰腿痛病史的孕产妇。

⑤精神病、严重神经官能症、精神高度紧张等不能配合操作的孕妇。或孕妇拒绝该操作。

4）麻醉实施与管理：

①麻醉前或同时，经静脉给予一定量的晶体液或胶体液。

②准备好甲氧明、去氧肾上腺素或麻黄碱等。

③于 L3~4 间隙穿刺。

④常用药物为 0.5% 罗哌卡因 10mg 或 0.5% 布比卡因 7.5mg，实现 T8~T10 的感觉神经阻滞。

⑤操作完成后，严密监测血压，必要时应用血管活性药物维持血压稳定。

（2）硬膜外麻醉：

1）优点：麻醉平面和血压较容易控制，麻醉效果良好，对母婴安全可靠。

2）缺点：麻醉起效时间较长，肌松较蛛网膜下腔麻醉差。

3）禁忌证：

①血流动力学不稳定的孕妇。

②穿刺部位有感染的孕妇。

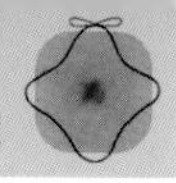

③凝血异常的孕妇，PLT < 80×10^9/L。

④脊柱外伤、腰腿痛的孕妇。

⑤精神病、严重神经官能症、精神高度紧张等不能配合操作的孕妇或孕妇拒绝该操作。

4）麻醉实施与管理：

①麻醉前常规上肢开放静脉通道，给予输液。

②穿刺点选择 L3~4 间隙。

③硬膜外穿刺成功后向头端置入导管 3~5cm。

④硬膜外给予试验剂量 2% 利多卡因 3ml，观察 5min。

⑤局部麻醉药一般选择 1.5%~2% 利多卡因或 0.5% 罗哌卡因或 0.5% 布比卡因，硬膜外用药剂量可比非孕妇适当减少。

⑥麻醉平面控制在头端 T8~T10 到尾端 S4。

⑦给药完后，密切观察生命体征。

（3）联合蛛网膜下腔与硬膜外腔阻滞（CSEA）：

1）优点：起效迅速，肌松效果好，且能延长麻醉时间。笔尖式穿刺针对硬脊膜的损伤小、容易愈合，明显减少了脑脊液的外漏，降低术后头痛等并发症。

2）禁忌证：同硬膜外麻醉和蛛网膜下腔麻醉。

3）麻醉实施与管理：

①于 L3~4 间隙穿刺。

②麻醉前或同时，经静脉给予一定量的晶体液或胶体液。

③硬膜外穿刺成功后，用笔尖式穿刺针穿破硬膜，观察有脑脊液流出后缓慢注入 0.5% 罗哌卡因 10mg 或者 0.5% 布比卡因 7.5mg。

④拔出穿刺针后置入硬膜外导管备用，需要时从硬膜外给药。

⑤操作完成后，严密监测血压，必要时应用血管活性药物维持血压稳定。

（4）全身麻醉：

1）适用于腹腔镜下宫颈环扎手术，经阴道宫颈环扎孕妇有椎管内麻醉或区域阻滞麻醉禁忌证者。

2）保证气道和通气的最佳控制；减少了血容量不足时低血压的发生。

3）全麻可能发生反流误吸、插管困难、新生儿抑制等。

4）麻醉实施与管理：

①评估检查气道，询问麻醉史、用药史、过敏史以及禁食水情况等。

②检查静脉通道是否通畅。

③监测措施包括心电图、脉搏、血氧饱和度、血压、呼气末二氧化碳监测。做好困难气道插管的准备。准备好吸引器、可视喉镜，6.0~7.0 号气管导管。

④插管可选择快速顺序诱导。

⑤诱导前吸纯氧 3~5min，或深吸气 5~8 次（5~6L/min）。

⑥采用快速顺序诱导：静脉注射丙泊酚 1.5~2.5mg/kg，如果血流动力学不平稳，也可静脉注射 0.2~0.3mg/kg 依托咪酯。肌松药可采用短效肌松药米库氯铵。接受硫酸镁治疗的孕产妇肌松剂适当减量，有条件术中可采用肌松监测仪指导用药。

⑦麻醉维持可采用吸入麻醉药或者静吸复合麻醉维持。

⑧避免过度通气，防止胎儿酸中毒。

四、 宫颈环扎手术麻醉注意事项

（1）妊娠期麻醉风险加大，麻醉前应对产妇、胎儿情况作出全面的评估，实施麻醉前后应由专业人员监测胎儿的心率。

（2）麻醉的物品和设备必须齐全。宫颈机能不全的孕期由于孕期担心流产所以运动量减少，肥胖患者较多，困难气道的概率增加，所以麻醉科医师应熟练掌握应对各种困难气道插管的策略，应准备好面罩、喉罩、声门上通气呼吸装置以及呼吸机保证正常工作状态。

（3）麻醉技术的选择应该做到个体化。腹腔镜下宫颈环扎推荐首选全麻。对绝大多数经阴道宫颈环扎产妇而言，应首选椎管内麻醉，有椎管内穿刺禁忌证者选择全麻。经阴道宫颈环扎手术一般手术时间较短，蛛网膜下腔阻滞即可满足手术，故首选蛛网膜下腔阻滞以减少术后腰痛的发生。应选择笔尖式穿刺麻醉针，以降低头痛等并发症的发生。

（4）全身麻醉下行宫颈环扎术，由于手术时间短肌松药推荐采用短效的肌松药米库氯铵。

（5）动物实验显示高浓度氧可能会对神经发育造成不良影响，在保证正常氧供前提下尽量较少氧浓度。过度通气可致子宫胎盘低灌注，术中应避免过度通气。气腹压力应小于 15mmHg，以降低胎盘灌注减少的危险因素。

（6）麻醉前或麻醉时适当静脉补液以降低麻醉引起低血压的发生率。

（7）去氧肾上腺素和麻黄碱为治疗椎管内麻醉引起的低血压的有效药物。对

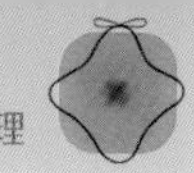

于无复杂情况的妊娠，如孕妇无心动过缓优先选用去氧肾上腺素，麻黄碱有可能加重胎儿酸中毒。

（8）宫颈环扎手术采取截石位，手术结束后放平双腿时有可能出现使回心血流减少出现低血压，所以改变体位时要密切监测血压，必要时给予小剂量血管活性药物维持血压稳定。

参考文献

[1] BROWN R, GAGNON R, DELISLE M F. No. 373-Cervical Insufficiency and Cervical Cerclage [J]. Journal of obstetrics and gynaecology Canada: JOGC=Journal d'obstetrique et gynecologie du Canada : JOGC, 2019, 41 (2): 233:247.

[2] BRIX N, SECHER N J, MCCORMACK C D, et al. Randomised trial of cervical cerclage, with and without occlusion, for the prevention of preterm birth in women suspected for cervical insufficiency [J]. BJOG : an international journal of obstetrics and gynaecology, 2013, 120 (5): 613-620.

[3] SALING E, LüTHJE J. A simple program for prevention of premature birth, and some regrettable contradictions [J]. Zhurnal akusherstva i zhenskikh bolezneĭ, 2015, 64: 76.

[4] MCDONALD I A. Suture of the cervix for inevitable miscarriage [J]. The Journal of obstetrics and gynaecology of the British Empire, 1957, 64 (3): 346-350.

[5] LAZAR P, GUEGUEN S, DREYFUS J, et al. Multicentred controlled trial of cervical cerclage in women at moderate risk of preterm delivery [J]. British journal of obstetrics and gynaecology, 1984, 91 (8): 731-735.

[6] ILOABACHIE G C. A randomized controlled trial of cervical cerclage in women at high risk of spontaneous preterm delivery. Multicentred controlled trial of cervical cerclage in women at moderate risk of preterm delivery[J]. British journal of obstetrics and gynaecology, 1985, 92 (11): 1205-1206.

[7] Final report of the Medical Research Council/Royal College of Obstetricians and Gynaecologists multicentre randomised trial of cervical cerclage. MRC/RCOG Working Party on Cervical Cerclage [J]. British journal of obstetrics and gynaecology, 1993, 100 (6): 516-523.

[8] ALTHUISIUS S M, DEKKER G A, HUMMEL P, et al. Final results of the Cervical Incompetence Prevention Randomized Cerclage Trial (CIPRACT): therapeutic cerclage with bed rest versus bed rest alone [J]. American journal of obstetrics and gynecology, 2001, 185 (5): 1106-1112.
[9] BERGHELLA V, KEELER S M, TO M S, et al. Effectiveness of cerclage according to severity of cervical length shortening: a meta-analysis [J]. Ultrasound in obstetrics & gynecology: the official journal of the International Society of Ultrasound in Obstetrics and Gynecology, 2010, 35 (4): 468-473.
[10] ACOG Practice Bulletin No.142: Cerclage for the management of cervical insufficiency [J]. Obstetrics and gynecology, 2014, 123 (2 Pt 1): 372-379.
[11] BERGHELLA V, RAFAEL T J, SZYCHOWSKI J M, et al. Cerclage for short cervix on ultrasonography in women with singleton gestations and previous preterm birth: a meta-analysis[J]. Obstetrics and gynecology, 2011, 117(3): 663-671.
[12] WISE J. NICE guideline aims to cut premature birth rates [J]. BMJ (Clinical research ed), 2015, 351: h6253.
[13] VOGEL J P, OLADAPO O T, MANU A, et al. New WHO recommendations to improve the outcomes of preterm birth [J]. The Lancet Global health, 2015, 3 (10): e589-590.
[14] SENTILHES L, SéNAT M V, ANCEL P Y, et al. Prevention of spontaneous preterm birth: Guidelines for clinical practice from the French College of Gynaecologists and Obstetricians (CNGOF) [J]. European journal of obstetrics, gynecology, and reproductive biology, 2017, 210: 217-224.
[15] Practice bulletin no. 130: prediction and prevention of preterm birth [J]. Obstetrics and gynecology, 2012, 120 (4): 964-973.
[16] ACOG practice bulletin. Cervical insufficiency [J]. International journal of gynaecology and obstetrics: the official organ of the International Federation of Gynaecology and Obstetrics, 2004, 85 (1): 81-89.
[17] BROWN R, GAGNON R, DELISLE M F. Cervical insufficiency and cervical cerclage [J]. Journal of obstetrics and gynaecology Canada: JOGC=Journal d'obstetrique et gynecologie du Canada : JOGC, 2013, 35 (12): 1115-1127.
[18] SPERLING J D, DAHLKE J D, GONZALEZ J M. Cerclage Use: A Review of 3 National Guidelines [J]. Obstetrical & gynecological survey, 2017, 72 (4):

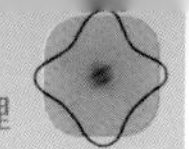

235-241.

[19] DAHLKE J D, SPERLING J D, CHAUHAN S P, et al. Cervical Cerclage During Periviability: Can We Stabilize a Moving Target? [J]. Obstetrics and gynecology, 2016, 127 (5): 934-940.

[20] ALFIREVIC Z, STAMPALIJA T, MEDLEY N. Cervical stitch (cerclage) for preventing preterm birth in singleton pregnancy [J]. The Cochrane database of systematic reviews, 2017, 6 (6): Cd008991.

[21] EHSANIPOOR R M, SELIGMAN N S, SACCONE G, et al. Physical Examination-Indicated Cerclage: A Systematic Review and Meta-analysis [J]. Obstetrics and gynecology, 2015, 126 (1): 125-135.

[22] WOENSDREGT K, NORWITZ E R, CACKOVIC M, et al. Effect of 2 stitches vs 1 stitch on the prevention of preterm birth in women with singleton pregnancies who undergo cervical cerclage [J]. American journal of obstetrics and gynecology, 2008, 198 (4): 396.e1-7.

[23] GIRALDO-ISAZA M A, FRIED G P, HEGARTY S E, et al. Comparison of 2 stitches vs 1 stitch for transvaginal cervical cerclage for preterm birth prevention[J]. American journal of obstetrics and gynecology, 2013, 208(3): 209.e1-9.

[24] PARK J M, TUULI M G, WONG M, et al. Cervical cerclage: one stitch or two? [J]. American journal of perinatology, 2012, 29 (6): 477-481.

[25] BERGHELLA V, LUDMIR J, SIMONAZZI G, et al. Transvaginal cervical cerclage: evidence for perioperative management strategies [J]. American journal of obstetrics and gynecology, 2013, 209 (3): 181-192.

[26] NOORI M, HELMIG R B, HEIN M, et al. Could a cervical occlusion suture be effective at improving perinatal outcome? [J]. BJOG: an international journal of obstetrics and gynaecology, 2007, 114 (5): 532-536.

[27] BURGER N B, BRÖLMANN H A, EINARSSON J I, et al. Effectiveness of abdominal cerclage placed via laparotomy or laparoscopy: systematic review [J]. Journal of minimally invasive gynecology, 2011, 18 (6): 696-704.

[28] WOLFE L, DEPASQUALE S, ADAIR C D, et al. Robotic-assisted laparoscopic placement of transabdominal cerclage during pregnancy [J]. American journal of perinatology, 2008, 25 (10): 653-655.

[29] BARMAT L, GLASER G, DAVIS G, et al. Da Vinci-assisted abdominal cerclage [J]. Fertility and sterility, 2007, 88 (5): 1437.e1-3.

[30] FECHNER A J, ALVAREZ M, SMITH D H, et al. Robotic-assisted laparoscopic cerclage in a pregnant patient [J]. American journal of obstetrics and gynecology, 2009, 200 (2): e10-11.
[31] IAVAZZO C, MINIS E E, GKEGKES I D. Robotic assisted laparoscopic cerclage: A systematic review [J]. The international journal of medical robotics + computer assisted surgery: MRCAS, 2019, 15 (1): e1966.
[32] Committee Opinion No. 712: Intrapartum Management of Intraamniotic Infection [J]. Obstetrics and gynecology, 2017, 130 (2): e95-e101.
[33] Committee Opinion No. 713: Antenatal Corticosteroid Therapy for Fetal Maturation [J]. Obstetrics and gynecology, 2017, 130 (2): e102-e109.
[34] MAGEE L A, DE SILVA D A, SAWCHUCK D, et al. No. 376-Magnesium Sulphate for Fetal Neuroprotection [J]. Journal of obstetrics and gynaecology Canada : JOGC=Journal d'obstetrique et gynecologie du Canada: JOGC, 2019, 41 (4): 505-522.
[35] Practice Bulletin No. 171: Management of Preterm Labor [J]. Obstetrics and gynecology, 2016, 128 (4): e155-164.
[36] ACOG Practice Bulletin No. 188: Prelabor Rupture of Membranes [J]. Obstetrics and gynecology, 2018, 131 (1): e1-e14.
[37] ERICK M, COX J T, MOGENSEN K M. ACOG Practice Bulletin 189: Nausea and Vomiting of Pregnancy [J]. Obstetrics and gynecology, 2018, 131 (5): 935.
[38] RUSSELL R. Preeclampsia and the anaesthesiologist: current management [J]. Current opinion in anaesthesiology, 2020, 33 (3): 305-310.
[39] DULEY L, MEHER S, HUNTER K E, et al. Antiplatelet agents for preventing pre-eclampsia and its complications [J]. The Cochrane database of systematic reviews, 2019, 2019 (10).
[40] KOBLIN D D, WATSON J E, DEADY J E, et al. Inactivation of methionine synthetase by nitrous oxide in mice [J]. Anesthesiology, 1981, 54 (4): 318-324.
[41] LEE J M, SHIN T J. Use of local anesthetics for dental treatment during pregnancy; safety for parturient [J]. Journal of dental anesthesia and pain medicine, 2017, 17 (2): 81-90.
[42] FATORI POPOVIC S, LÜBBERS H T, VON MANDACH U. [Pregnancy and lactation period: Which local anesthetics and analgesics?] [J]. Swiss dental

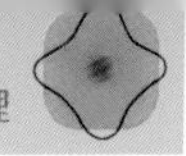

journal, 2016, 126（4）: 372-373.
[43] WANG J, ZHANG L, ZHENG L, et al. A randomized trial of the dural puncture epidural technique combined with programmed intermittent epidural boluses for labor analgesia[J]. Annals of palliative medicine, 2021, 10(1): 404-414.
[44] JAUNIAUX E, GULBIS B, SHANNON C, et al. Placental propofol transfer and fetal sedation during maternal general anaesthesia in early pregnancy [J]. Lancet (London, England), 1998, 352（9124）: 290-291.
[45] JANSSEN P A, NIEMEGEERS C J, MARSBOOM R P. Etomidate, a potent non-barbiturate hypnotic. Intravenous etomidate in mice, rats, guinea-pigs, rabbits and dogs[J]. Archives internationales de pharmacodynamie et de therapie, 1975, 214（1）: 92 -132.
[46] POPE W D, HALSEY M J, LANSDOWN A B, et al. Lack of teratogenic dangers with halothane[J]. Acta anaesthesiologica Belgica, 1975, 23 Suppl: 169-173.
[47] WONG C A, LOFFREDI M, GANCHIFF J N, et al. Gastric emptying of water in term pregnancy[J]. Anesthesiology, 2002, 96（6）: 1395-1400.
[48] FELDERHOFF-MUESER U, BITTIGAU P, SIFRINGER M, et al. Oxygen causes cell death in the developing brain[J]. Neurobiology of disease, 2004, 17（2）: 273-282.
[49] JUHASZ-BÖSS I, SOLOMAYER E, STRIK M, et al. Abdominal surgery in pregnancy-an interdisciplinary challenge[J]. Deutsches Arzteblatt international, 2014, 111（27-28）: 465-472.
[50] 胡娅莉．早产临床诊断与治疗指南[J]．中华妇产科杂志，2014，(7)：481-485.
[51] 戚仕涛，刘铁兵．外科手术机器人系统及其临床应用．中国医疗设备，2011，26（6）：56-59.

第六章 双胎妊娠与宫颈环扎术

第一节 双胎妊娠与早产

随着辅助生殖技术的发展和女性生育年龄的增大，近 30 年来双胎妊娠发生率在全球均呈现上升趋势。美国基于人群的调查报道，双胎妊娠率从 1980 年的 1.89% 增加到 2009 年的 3.33%，2018 年为 3.26%。在 2019 年，中国妇幼保健协会双胎妊娠专业委员会统计了 2019 年全国不同地区、不同层次的 64 家医疗单位的分娩数据，分娩量 556 298 例，双胎妊娠 20 547 例，双胎妊娠率为 3.69%。

早产是双胎妊娠最主要的并发症。双胎妊娠的早产率远大于单胎，2018 年美国基于人群的研究报道双胎妊娠早产的发生率高达 60.32%，32 周前的早产率高达 11.30%，是单胎妊娠的 6~8 倍，双倍幸福的代价是很大的。着眼于双胎妊娠的特殊性（图 6–1），不同的绒毛膜羊膜囊性质的双胎都有他们各自特有的并发症，双胎早产中一部分为自发性早产，另一部分是双胎的并发症导致的医源性早产。双胎早产的病因是多因素的，除了与单胎早产一致的病因外，宫腔压力大、胎盘组织大、遗传和母胎界面免疫等因素也增加早产风险，复杂性双胎继发的治疗性早产也是双胎早产的重要原因。

双胎早产给社会及家庭带来巨大的经济和精神负担。双胎妊娠临床处理的棘手之处在于其伴随而来的母儿潜在的并发症和风险是不确定的，就像段涛教授把双胎妊娠称为产科之王，防治双胎早产也是我们产科医生工作的重点和难点。众所周知，双胎妊娠小孕周早产的发生率较单胎明显增高，过小胎龄的早产儿 / 流产儿预后不确定性大。在我国，早产与流产的分界线还是 28 周，而出生胎龄在 24~28 周的有生机儿在不同医疗水平和经济水平的地区，成活率差异较大。随着近 20 年来包括像地塞米松促胎肺成熟、硫酸镁营养脑神经及早产儿出生后即刻生命支持、

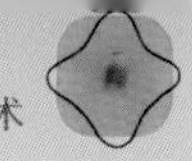

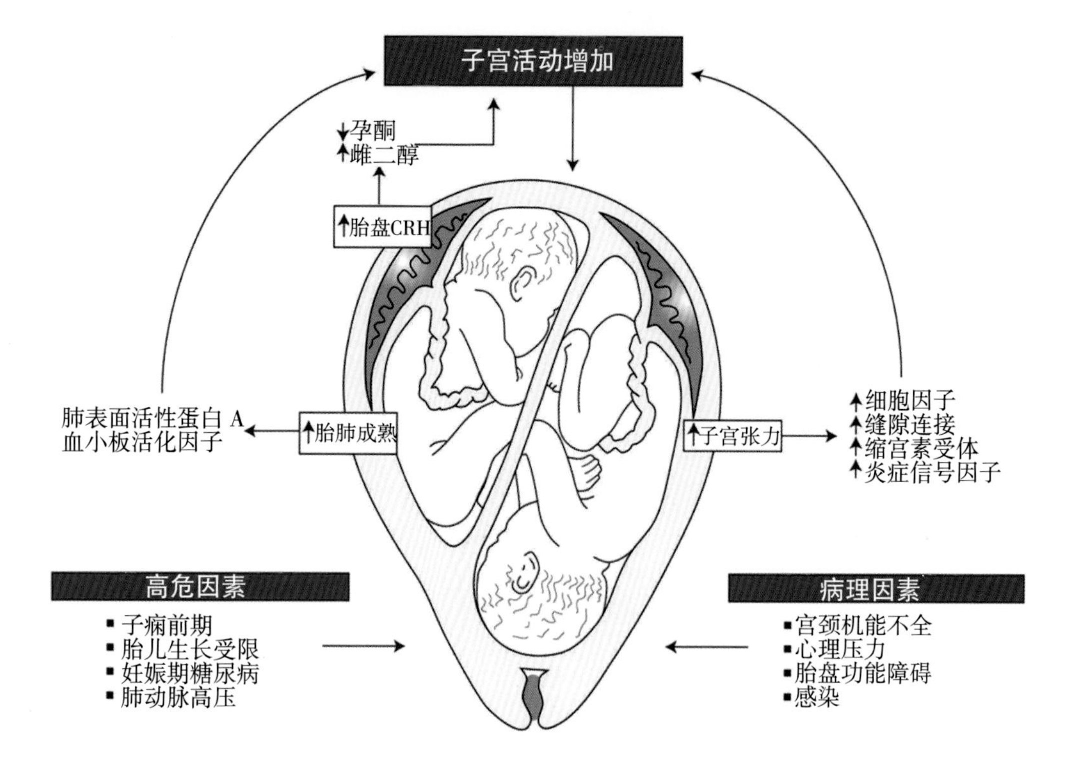

图 6–1　双胎早产的特殊性

（图片出处：STOCK S，NORMAN J. Preterm and term labour in multiple pregnancies. [J] . Seminars in fetal & neonatal medicine，2010，15（6）：336–341.）

亚低温脑保护、肺表面活性物质、肠内外营养支持等这些里程碑式的早产产前、产时的干预和出生后危重早产儿救治水平的提高，从 2016 年开始，美国母胎医学会跟 ACOG 把孕 20^{+0} 周至 25^{+6} 周之间的分娩定义为近存活期分娩，意味着在不久的将来，早产儿的定义的边界将会进一步拓宽。

多胎妊娠早产的病理生理学机制包括：母胎界面免疫障碍、子宫容积过度增大、子宫过度拉伸、较大胎盘组织分泌的炎性介质（如促肾上腺皮质激素释放激素 CRH、表面活性蛋白 –A）增加刺激子宫肌层收缩等。尽管和单胎妊娠一样，多手段抗早产也被认为是治疗双胎早产的主要方法，包括宫颈环扎、子宫托、宫缩抑制剂和阴道孕酮的使用以及孕期体重、生活方式的管理，但是目前无论是临床研究成果还是专家共识均指出，这些在单胎那里已经被证实有效的抗早产手段在防治双胎早产时的临床获益都不是很理想。宫颈环扎作为早产分层管理里面重要的干预措施，在双胎的患者群体里适不适合使用和推广，环扎能不能使双胎妊娠的患者获益都存在较大的争议。有研究指出，双胎妊娠并发早产的患者中，与宫颈因素相关的早产率高达 7%~20%，本章将围绕宫颈环扎对双胎妊娠早产高危患者的适用性展开讨论。

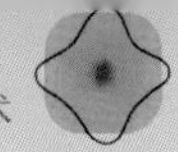

第二节　双胎妊娠宫颈环扎术的手术指征

尽管宫颈环扎到现在已有70多年的历史，但是因为双胎方面证据的不足，以往双胎环扎的指征也基本是一脉相承地继承了单胎环扎的指征，效果并不理想。参照近10年的指南，不管是2011年的RCOG指南（Green-top Guideline from the Royal College of Obstetricians and Gynaecologists entitled “Cervical Cerclage”），还是2014年的ACOG指南（The American Congress of Obstetricians and Gynecologists Practice Bulletin on “Cerclage for the Management of Cervical Insufficiency”），都不推荐以病史为指征的预防性环扎或者是以超声为指征的环扎，指出双胎妊娠孕妇且超声检查提示宫颈长度＜2.5cm时，宫颈环扎术可能增加早产的风险（B级推荐）。2019年发布的加拿大指南（the Society of Obstetricians and Gynaecologists of Canada Clinical Practice Bulletin entitled “Cervical Insufficiency and Cervical Cerclage”），基于前期共识的基础上做了部分更新，首先依然是不推荐对双胎妊娠孕妇施行单纯以病史或者以超声为指征的环扎，但是建议我们警惕患者有无其他的早产高危因素，而对于体格检查为指征的环扎，总结了近几年的文章指出对宫口已经扩张的双胎妊娠患者进行环扎术是有潜在获益的。

下面从环扎术指征的3个分类逐一来分析。

一、以病史为指征的宫颈环扎术

2014年的Berchella等发表的Meta分析纳入了122例双胎妊娠，其中包括了2项双胎妊娠行病史指征宫颈环扎术的研究和3项超声指征宫颈环扎术的研究，认为没有证据支持宫颈环扎术能够预防双胎妊娠早产并减少围产儿死亡或新生儿患病率。2019年，Rottebstreich等发表的一项回顾性病例对照研究，通过对比接受病史指征宫颈环扎术的双胎妊娠（环扎组，42例）和未行宫颈环扎术的双胎妊娠（期待治疗组，42例）的围产期结局，结果表明环扎组的分娩孕周显著高于期待治疗组（中位数为35周VS 30周，$P < 0.0001$），且环扎组24周、28周和34周前的自发性早产率显著低于对照组。环扎组的新生儿体重高于对照组（2072g vs

1750g，P=0.003），环扎组的新生儿死亡率、新生儿入住 NICU 天数、新生儿呼吸窘迫综合征、败血症、脑室内出血和坏死性小肠结肠炎等发生率低于对照组。总体来说，基于单纯病史指征的双胎环扎研究并不多，样本人群也不够，目前还没有 RCT 研究证实以病史为指征的预防性宫颈环扎能使患者获益，对患者的具体病史，例如既往的早产、流产的原因、次数，是否为无痛性晚期流产、早产，或是宫颈手术史等亚类并未详细记录和分组，因此现有临床指南均不支持对双胎孕妇实施单纯以病史为指征的宫颈环扎术。

二、 以超声检查为指征的宫颈环扎术

更多关于双胎妊娠宫颈环扎的研究来自超声检查为指征的环扎，沿用了单胎妊娠宫颈管长度＜ 2.5cm 作为主要的环扎指征，主要结局变量是包括分娩孕周和新生儿结局，多数研究结果表明环扎组相比对照组都没有绝对的获益。2005 年，Roman 等发表的回顾性研究纳入了 541 例在 24 周前发现宫颈长度＜ 2.5cm 的双胎妊娠患者，环扎组（30 例）通过改良的 Shirodkar 技术进行超声指征环扎，对照组（22 例）仅卧床休息未采取手术干预，两组的分娩孕周无明显统计学差异（中位数为 34 周 VS 34.4 周，P=0.77），28 周、30 周、32 周和 34 周前的自然早产率或胎膜早破率亦无明显差异。2014 年，Rafael 等的荟萃分析研究了 122 例双胎妊娠，指出以超声为指征的宫颈环扎术不是预防双胎妊娠早产和减少新生儿死亡和发病率的有效干预措施。2015 年，Saccone 等的另一项系统评估得出，在 49 例宫颈管长度＜ 2.5cm 的双胎妊娠患者中，环扎未能明显延长孕周，环扎组中极低出生体重和呼吸窘迫综合征发生率明显高于对照组。因此，综合以往的文献与专家共识和临床指南，均不推荐单纯以宫颈管缩短为指征的双胎环扎。

然而，在 Houlihan 等报道的回顾性队列研究中，对圣彼得大学医院于 2006 年 11 月至 2014 年 11 月收治的 40 例双绒毛膜双羊膜囊双胎妊娠并在孕 16~24 周进行超声测量宫颈长度为 1~24mm 施行了宫颈环扎术，基于人口统计学特征和临床特征匹配了 40 例保守治疗患者作为对照组，与未环扎组对比，环扎组小于 32 周的自发性早产率显著降低（20% vs 50%，$P < 0.0001$）。到了 2015 年，Roman 等再次发表了另一项回顾性队列研究，共计纳入了 140 例 24 周前发现宫颈长度≤ 2.5cm 的双胎妊娠患者，其中 57 例接受了宫颈环扎术、83 例接受保守治疗。作者把环扎组和对照组做了一个生存分析的比较（图 6–2），按宫颈管

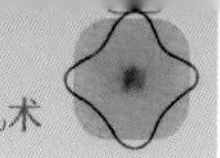

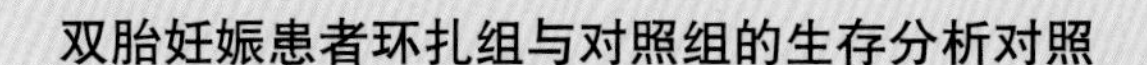

双胎妊娠患者环扎组与对照组的生存分析对照

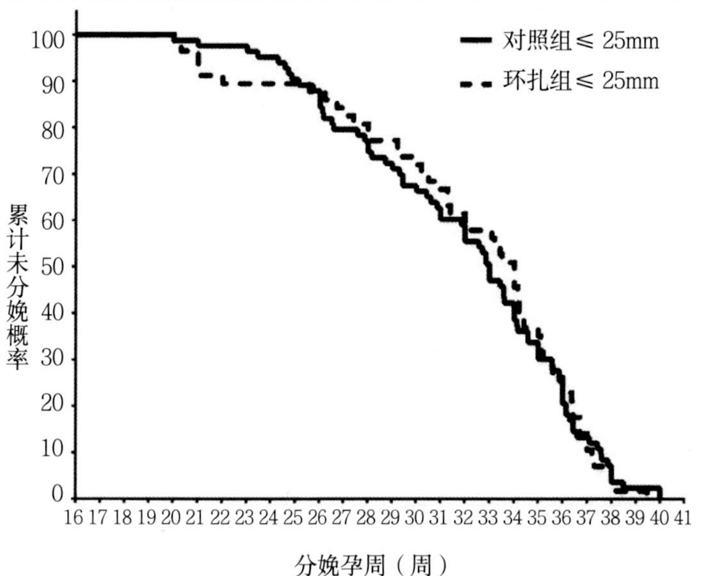

A. 宫颈管长度≤ 2.5cm 时环扎组与对照组的未分娩概率比较

双胎妊娠伴 CL 在 16~25mm 的患者未分娩概率对照

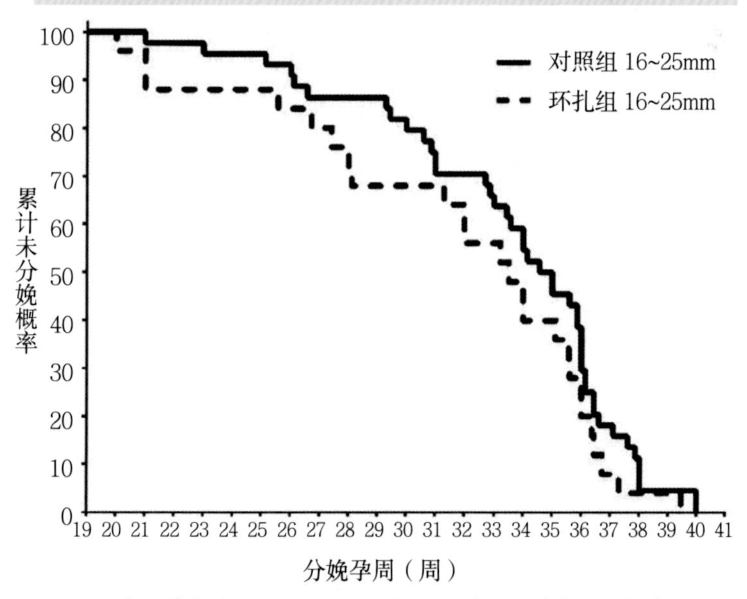

B. 宫颈管长度 1.6~2.5cm 时环扎组与对照组的未分娩概率比较

双胎妊娠患者伴 CL＜15mm 的生存分析对照

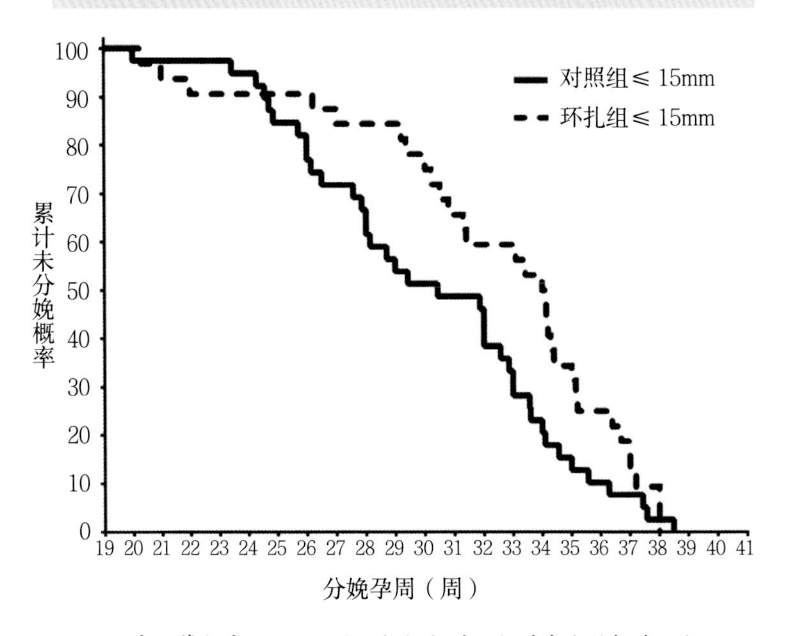

C. 宫颈管长度≤1.5cm 时环扎组与对照组的未分娩概率比较

图 6-2　双胎妊娠宫颈闭合线≤2.5cm 的患者中，环扎组与对照组的未分娩概率比较

（图片出处：ROMAN A, ROCHELSON B, Fox NS et al. Efficacy of ultrasound-indicated cerclage in twin pregnancies [J] . American Journal of obstetrics and gynelology, 2015, 212（6）：788. e1-6.）

长度≤ 1.5cm 和 1.6~2.5cm 为截值分为两个不同亚组，结果显示在宫颈闭合线≤ 1.5cm 的亚组，环扎组无论是在延迟分娩孕周还是在降低早产率方面都有明显获益；而在宫颈管闭合线为 1.6~2.5cm 的亚组，环扎组是没有明显获益的，在 28 周和 32 周的早产率方面甚至高于对照组。2019 年，Li 等发表的 Meta 分析也指出，在宫颈长度＜ 1.5cm 的双胎妊娠中，宫颈环扎术有利于减少早产的发生和延长妊娠时间。基于上述文献，2019 年加拿大妇产科医师学会指南指出，对于宫颈长度＜ 1.5cm 的双胎妊娠患者，环扎术可能使患者获益，但仍须大样本高质量的研究进一步证实，给我们的启迪是我们需要在今后的临床工作中更精细化地去定义哪些患者能够真正地从环扎中获益。

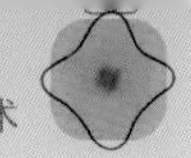

三、 体格检查指征的宫颈环扎术

近几年来大量的研究比较一致地证实了对于体格检查发现无症状宫口扩张的双胎妊娠合并宫颈机能不全者，行宫颈环扎术能明显改善妊娠结局。实际上在临床过程中，对于合并宫颈机能不全的患者，如果超声可探及宫颈较宽的漏斗形成且闭合线又比较短的时候，如果能够结合临床查体，就可能会发现宫颈管松弛甚至是肉眼可见的水囊。这个观点在一些文章里也已经被证实了，因此近几年更为强调宫颈机能不全的临床查体诊断，2019 年加拿大指南的更新也正基于这些证据证实了体检为指征的宫颈环扎的有效性。2018 年，Abbasi 等发表的回顾性队列研究，对比了 27 例接受了体格检查指征环扎术和 9 例接受期待治疗的双胎妊娠孕妇，发现环扎组分娩时孕周大于期待治疗组［（28.9 ± 6.1）周 vs（24.2 ± 2.6）周，P=0.03］，从环扎术到分娩的平均延长孕周为（7.3 ± 5.5）周。2016 年，Roman 等将双胎妊娠并发无症状宫颈过早扩张患者进行紧急环扎治疗和期待治疗的围产期结局进行比较。结果显示，环扎组的妇女在较高的胎龄下分娩（31.2 周 vs 24.3 周），分娩间隔更长（10.5 周 vs 3.7 周），早产发生率低［小于 34 周（52.6% vs 94.7%），小于 32 周（44.7% vs 89.4%），小于 28 周（31.6% vs 89.4%），小于 24 周（13.1% vs 47.3%）］，并降低了围产期死亡率和发病率。Abbasi 等进行的一项回顾性队列研究还发现，与期待治疗相比，紧急环扎可以延长在孕 25 周前无症状宫颈扩张的双胎妊娠女性的妊娠时间，并改善围产期结局。2019 年，我们团队在 *Archives of Gynecology and Obstetrics* 杂志发表了《Physical examination-indicated cerclage in twin pregnancy：a retrospective cohort study》，分析了以体格检查为指征的双胎妊娠宫颈环扎的疗效，并将其与接受保守治疗的患者进行比较（图 6–3，

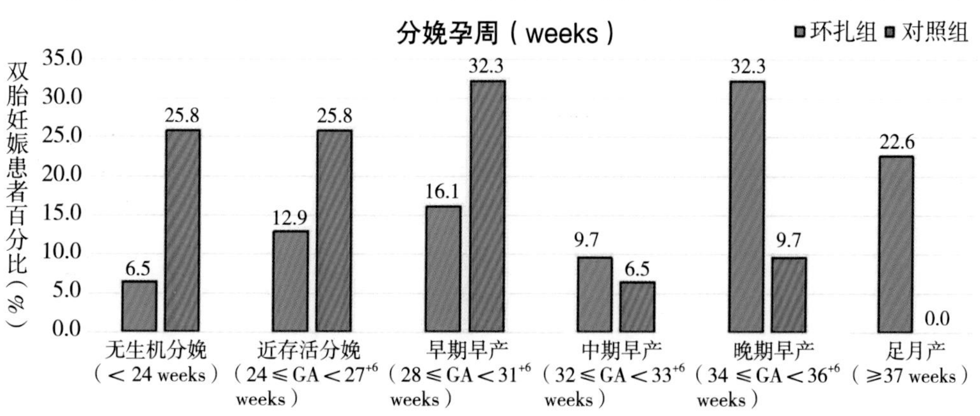

图 6–3　以体格检查为指征的双胎妊娠宫颈环扎组与对照组的分娩孕周比较

图 6-4，图 6-5），结果得出环扎组分娩孕周显著晚于对照组（32.53 ± 4.78 周 vs 27.53 ± 4.15 周），平均差为 5.00 周（95%CI：2.73~7.28）。环扎组中 24 周、28 周、32 周、34 周前的自发早产发生率较对照组明显降低，从诊断到分娩的间隔时间较对照组平均延长了 4.55 周（95%CI：2.00~7.10）。在新生儿结局方面，环扎组的新生儿 NICU 入住率、住院时间和新生儿不良结局也显著减少。值得我们分享的是，当我们将体检为指征的患者群体再分为宫口已扩张和宫口未扩张的亚组进行生存分析，发现环扎组均获得了较对照组更长的分娩孕周，且在宫口未扩张的亚组中差异更为明显。

加拿大妇产科医师学会的环扎指南综合上述文献指出，对于宫口开 1cm 以上考虑宫颈机能不全的患者，无论是多胎妊娠还是单胎妊娠，行紧急宫颈环扎术对患者均有潜在获益价值。之所以是潜在获益，是因为参照的文章主要是回顾性分析，大样本量的研究少，因此证据等级依然不够。

2020 年，Roman 团队再次发表了证据等级更高的关于双胎妊娠以体格检查为指征的宫颈环扎的 RCT 研究，对 34 名妇女进行了随机分组，共有 17 名妇女随机接受了体检指征的环扎，而 13 名妇女未接受环扎，另有 4 名妇女因知情同意过期而被排除在外。 环扎组与对照组分娩孕周分别为 29.05 ± 1.7 周和 22.5 ± 3.9 周（$P < 0.01$），从发现宫颈扩张到分娩的平均间隔分别为 8.3 ± 5.8 周和 2.9 ± 3.0 周（$P=0.02$）。更重要的是，与对照组相比，环扎组 28 周前的早产率降低了 50%，围产儿死亡率降低了 78%。

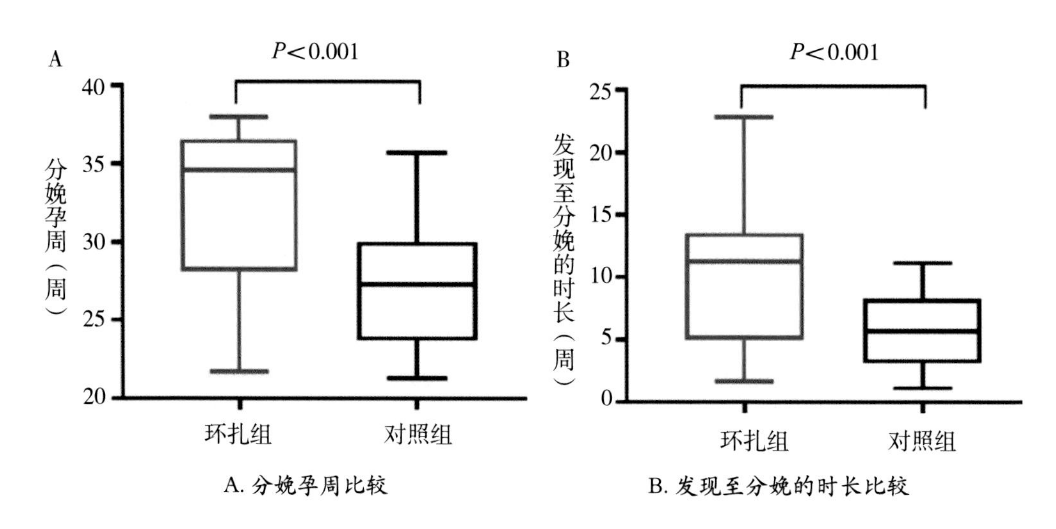

A. 分娩孕周比较　　B. 发现至分娩的时长比较

图 6-4　以体格检查为指征的双胎妊娠宫颈环扎组与对照组的疗效比较

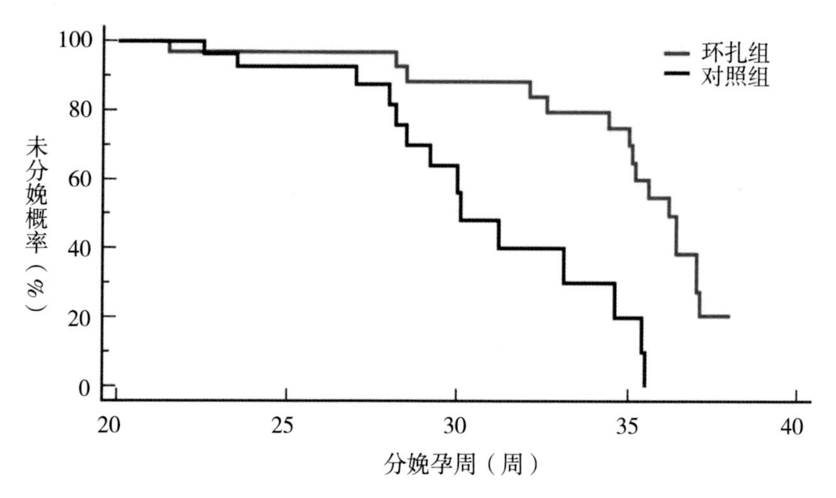

A. 宫口已扩张亚组：环扎组与对照组的未分娩概率比较

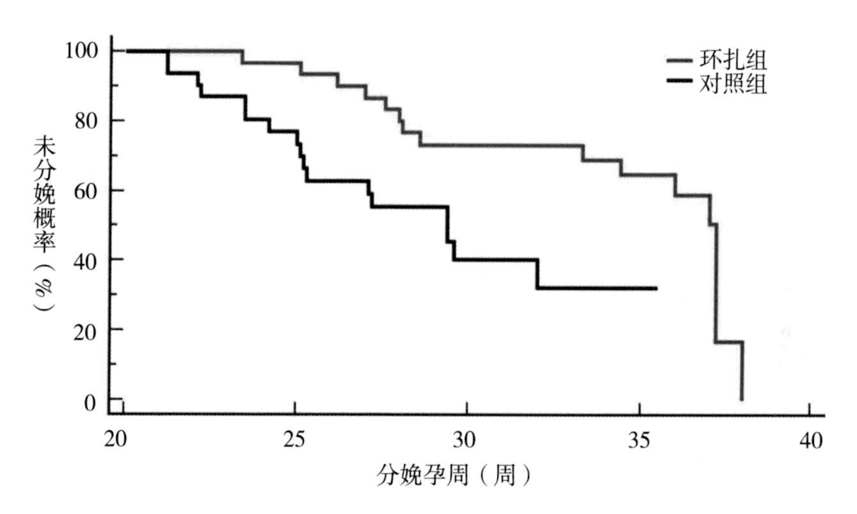

B. 宫口未扩张亚组：环扎组与对照组的未分娩概率比较

图 6-5　环扎组与对照组的未分娩概率比较

（出处：PAN M，ZHANG J，ZHAN W，et al. Physical examination-indicated cerclage in twin pregnancy: a retrospective cohort study.［J］. Archives of gynelology and obstetrics，2021，303（3）：665-676.）

结合以上文献和指南，总结一下对双胎妊娠宫颈环扎 3 个指征的评价：第一，不支持单纯以病史为指征的预防性环扎；第二，超声指征的环扎不建议参照单胎环扎使用宫颈管长度≤ 2.5cm 作为标准界值，是否把界值定为≤ 1.5cm 进行环扎需要进一步的验证；第三，体检为指征的环扎证据有限，主要是回顾性的病例对照研究，缺乏足够样本量的 RCT 试验来评价环扎术是否能使宫颈管扩张≥1cm 的患者获益。

第三节　双胎妊娠宫颈环扎的术后管理

双胎妊娠合并宫颈机能不全患者，除存在宫颈机能不全带来的早产风险外，同时还存在因宫腔压力过大、炎症介质分泌增加以及双胎妊娠更易并发的一系列可能导致医源性早产的并发症。因此双胎妊娠合并宫颈机能不全的治疗应该是一个综合治疗，需要结合双胎孕妇的母儿综合情况制订个体化的围手术期及术后的管理，尽可能地改善妊娠结局。

术前通过血液、阴道/宫颈分泌物、尿液、羊水等检查排除感染，必要时使用抗生素治疗；对于羊水过多或宫口扩张胎膜已膨出的患者必要时术前行羊水穿刺，行羊水减量减少羊膜张力，同时抽取羊水行葡萄糖测定，白介素检测，细菌涂片、培养排除宫内感染。围术期使用宫缩抑制剂及阴道孕酮减少子宫收缩、下调子宫对缩宫素的敏感性，预防感染也应成为宫颈环扎术后必要的辅助治疗。术后定期至双胎专病门诊复诊监测母儿情况，动态监测宫颈长度和形态，以及宫缩、阴道分泌物情况等，同时注重术后体重及生活方式的管理，注意保持大便通畅、预防血栓形成。

双胎妊娠早产患者管理应依据患者临床状况评估，制订延长孕周或其他个体化妊娠管理方案，适当延长孕周而不是盲目地延长孕周，妊娠终止前及时给予促胎肺成熟、胎儿脑保护等治疗，有阴道试产意愿的患者一般主张择期拆线孕周为34~37周。

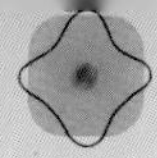

第四节　双胎妊娠宫颈环扎补充治疗的争议

一、限制活动和卧床休息

2014 年，美国妇产科医师学会指出：限制活动、卧床休息均被证明不能有效地治疗宫颈机能不全，因此是不受推荐的（B 级推荐）。我国 2015 年的双胎妊娠临床处理指南（第一部分）中也指出：没有证据表明卧床休息和住院观察可以改善双胎妊娠的结局（A 级推荐），因此，对双胎妊娠孕妇，不建议常规限制活动。但双胎妊娠合并宫颈管缩短者，建议避免负重活动并保持排便通畅，有意识地减少搬重物、用力排便等增加腹压的动作。

二、孕激素的使用

使用孕激素预防单胎妊娠和多胎妊娠中的早产仍有争议。孕激素预防早产的主要机制是可以下调子宫对缩宫素的敏感性维持子宫静止状态，促进宫颈黏液栓的形成等，因此使用孕激素预防早产在生物学上是合理的，且阴道孕酮使用较方便，不良反应小，患者耐受性好。2015 年发表于 BJOG 杂志的一篇系统综述，纳入了 13 项研究共计 3768 对双胎孕妇，分析结果显示 17α 羟孕酮及阴道黄体酮均不能降低不良围产儿结局的发生（17α 羟孕酮组 RR=1.1，95% CI：0.97~1.4；阴道用黄体酮组 RR=0.97，95% CI：0.77~1.2）。2017 年由美国国立儿童健康与人类发展研究院发表了个体病例数据（IPD）Mata 分析，该研究通过与既往试验研究者联系获得的文献原始数据进行了单个病例数据分析，因此降低了发表偏倚和异质性，共纳入了 303 例双胎孕妇（159 例应用阴道用黄体酮、144 例安慰剂对照组），结果指出阴道用黄体酮相较于安慰剂，可降低无症状宫颈长度小于 25 mm 的双胎孕妇 30~35 周早产的风险（RR=0.47~0.83）和降低新生儿发病率及死亡率，RR 值 0.61（95% CI：0.34~0.98）。因此，对于无症状伴有宫颈管缩短的双胎孕妇，阴道用黄体酮具有一定的预防早产作用，可作为宫颈环扎手术围术期的辅助治疗，尚需要更大样本的前瞻性研究。

三、子宫托的使用

子宫托用于防治单胎早产的使用报道指出，放置子宫托的不良反应较少，少许患者出现阴道分泌物增多，并发阴道炎症极少。但目前关于子宫托防治双胎妊娠早产的研究较少，结果存在争议。2019 年 NICE 指南中指出，在双胎妊娠中不建议常规使用宫颈托预防自发性早产（推荐等级：D）。2019 年，加拿大妇产科医师学会指南中指出，在双胎妊娠早产的预防中，子宫托并未显示出明显优势。2013 年发表于 Lancet 杂志的一项多中心随机对照研究（ProTWIN）分析了 808 例多胎妊娠，其中 401 例接受了子宫托治疗，407 例为对照组，结果显示在整个双胎人群中宫颈托的使用并没有降低双胎早产的发生率，但对宫颈长度＜第 25 百分位（即＜ 38mm）的多胎孕妇宫颈托能起到防早产的作用。英国 Nicolaides 团队于 2016 年发表了迄今为止样本量最大的 RCT 研究，共纳入了 1180 例双胎孕妇，1 ∶ 1 随机分为宫颈托治疗组和对照组，结果显示，两组孕妇 34 周前早产的发生率无明显差异（RR=1.054，95% CI：0.787~1.413，P=0.722），但在宫颈长度小于 2.5cm 的双胎孕妇中，宫颈托治疗组使患者获益。而到了 2016 年 Fox 团队发表的研究显示，对于宫颈长度小于 20 mm 的双胎孕妇，阴道用黄体酮联合宫颈托放置相比单纯黄体酮治疗组，32 周前早产的发生率明显降低（4.8% vs 28.6%，P=0.05），提示联合治疗可能使宫颈长度缩短的双胎孕妇获益。我国的双胎妊娠临床处理指南中并未提及宫颈托在双胎预防早产中的应用，尚需进一步的临床实践和研究来验证。

四、宫缩抑制剂

如有规律宫缩，指南推荐使用短疗程的宫缩抑制剂延长孕周，以争取促胎肺成熟及宫内转运的时机（推荐等级 B）。缩宫素受体拮抗剂（阿托西班）、钙通道阻滞剂（硝苯地平）和非甾体类抗炎药（如吲哚美辛）应作为一线治疗，后者需警惕长期用药引起胎儿动脉导管过早闭合的风险。2015 年发表于 Cochrane 数据库的一项系统综述指出，β 受体兴奋剂不能降低双胎妊娠早产率，且未能降低新生儿死亡率。同时，β 受体兴奋剂应用于双胎孕妇时，需要更加警惕母体发生心衰或肺水肿的风险。

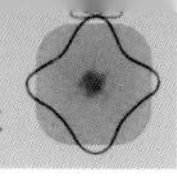

五、硫酸镁的使用

目前，国内外早产相关指南中已不再将硫酸镁作为抑制宫缩的药。2017 年的 Meta 分析指出，产前应用硫酸镁能够降低新生儿脑瘫风险。2019 年 SOGC 指南推荐对即将早产者（＜ 34 孕周），应考虑产前使用硫酸镁进行胎儿神经保护以减少出生后神经系统后遗症。

六、促胎肺成熟

2014 年美国 ACOG 指南关于双胎孕妇妊娠促胎肺成熟的建议中指出，对于 1 周内早产风险较高的双胎妊娠孕妇，按照单胎妊娠的处理方式进行糖皮质激素促胎肺成熟。如果前次应用糖皮质激素的时间至少超过了 14d，可以重复应用 1 个疗程的糖皮质激素。2018 年加拿大妇产科医生协会（SOGC）指南指出，不推荐常规重复或多次（≥ 2 次）给予糖皮质激素。因此需要我们对双胎孕妇更准确地评估早产风险，尽量做到精准促胎肺成熟。

参考文献

[1] 中国妇幼保健协会双胎妊娠专业委员会．双胎早产诊治及保健指南（2020 年版）[J]．中国实用妇科与产科杂志，2020，36（10）：949-956.

[2] 孙路明，赵扬玉，段涛．中华医学会“双胎妊娠临床处理指南（第一部分）：双胎妊娠孕期监护及处理（2015）”解读 [J]．中国实用妇科与产科杂志，2016，（4）：291-297.

[3] 原鹏波，赵扬玉．双胎妊娠早产的预防和治疗 [J]．中国实用妇科与产科杂志，2018，34（2）：154-158.

[4] GARNE E，ANDERSEN H J. The impact of multiple pregnancies and malformations on perinatal mortality [J]. Journal of perinatal medicine，2004，32（3）：215-219.

[5] MARTIN J A，HAMILTON B E，OSTERMAN M J，et al. Births：final data for 2013 [J]. National vital statistics reports ：from the Centers for Disease Control and Prevention，National Center for Health Statistics，National Vital Statistics System，2015，64（1）：1-65.

[6] Shennan A，To M. Green-top guideline No 60：cervical cerclage [J]. London：RCOG；2011.

[7] JARDE A, LUTSIV O, PARK C K, et al. Preterm birth prevention in twin pregnancies with progesterone, pessary, or cerclage: a systematic review and meta-analysis [J] . BJOG : an international journal of obstetrics and gynaecology, 2017, 124 (8) : 1163-1173.
[8] STOCK S, NORMAN J. Preterm and term labour in multiple pregnancies [J]. Seminars in fetal & neonatal medicine, 2010, 15 (6) : 336-341.
[9] ACOG Practice Bulletin No. 142: Cerclage for the management of cervical insufficiency [J] . Obstetrics and gynecology, 2014, 123 (2 Pt 1) : 372-379.
[10] RAFAEL T J, BERGHELLA V, ALFIREVIC Z. Cervical stitch (cerclage) for preventing preterm birth in multiple pregnancy [J] . The Cochrane database of systematic reviews, 2014, (9) : Cd009166.
[11] ROTTENSTREICH A, LEVIN G, KLEINSTERN G, et al. History-indicated cervical cerclage in management of twin pregnancy [J] . Ultrasound in obstetrics & gynecology : the official journal of the International Society of Ultrasound in Obstetrics and Gynecology, 2019, 54 (4) : 517-523.
[12] ROMAN A S, REBARBER A, PEREIRA L, et al. The efficacy of sonographically indicated cerclage in multiple gestations [J] . Journal of ultrasound in medicine : official journal of the American Institute of Ultrasound in Medicine, 2005, 24 (6) : 763-768; quiz 70-71.
[13] SACCONE G, RUST O, ALTHUISIUS S, et al. Cerclage for short cervix in twin pregnancies: systematic review and meta-analysis of randomized trials using individual patient-level data [J] . Acta obstetricia et gynecologica Scandinavica, 2015, 94 (4) : 352-358.
[14] ROMAN A, ROCHELSON B, FOX N S, et al. Efficacy of ultrasound-indicated cerclage in twin pregnancies [J] . American journal of obstetrics and gynecology, 2015, 212 (6) : 788. e1-6.
[15] LI C, SHEN J, HUA K. Cerclage for women with twin pregnancies: a systematic review and metaanalysis [J] . American journal of obstetrics and gynecology, 2019, 220 (6) : 543-557. e1.
[16] ABBASI N, BARRETT J, MELAMED N. Outcomes following rescue cerclage in twin pregnancies [J] . The journal of maternal-fetal & neonatal medicine: the official journal of the European Association of Perinatal Medicine, the Federation of Asia and Oceania Perinatal Societies, the International Society of Perinatal Obstet, 2018, 31 (16) : 2195-2201.

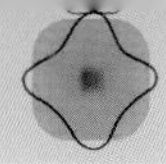

[17] ROMAN A, ROCHELSON B, MARTINELLI P, et al. Cerclage in twin pregnancy with dilated cervix between 16 to 24 weeks of gestation: retrospective cohort study [J]. American journal of obstetrics and gynecology, 2016, 215 (1): 98. e1-e11.
[18] PARK J Y, CHO S H, JEON S J, et al. Outcomes of physical examination-indicated cerclage in twin pregnancies with acute cervical insufficiency compared to singleton pregnancies [J]. Journal of perinatal medicine, 2018, 46 (8): 845-852.
[19] CILINGIR I U, SAYIN C, SUTCU H, et al. Emergency cerclage in twins during mid gestation may have favorable outcomes: Results of a retrospective cohort [J]. Journal of gynecology obstetrics and human reproduction, 2018, 47 (9): 451-453.
[20] PAN M, ZHANG J, ZHAN W, et al. Physical examination-indicated cerclage in twin pregnancy: a retrospective cohort study [J]. Archives of gynecology and obstetrics, 2021, 303 (3): 665-676.
[21] BROWN R, GAGNON R, DELISLE M F. No. 373-Cervical Insufficiency and Cervical Cerclage [J]. Journal of obstetrics and gynaecology Canada: JOGC=Journal d'obstetrique et gynecologie du Canada : JOGC, 2019, 41 (2): 233-247.
[22] KAUR J, SARKAR A, ROHILLA M. Physical examination-indicated cerclage in twin pregnancy: a randomized controlled trial [J]. American journal of obstetrics and gynecology, 2021, 224 (1): 131-132.
[23] BARBOSA M, BEK HELMIG R, HVIDMAN L. Twin pregnancies treated with emergency or ultrasound-indicated cerclage to prevent preterm births [J]. The journal of maternal-fetal & neonatal medicine: the official journal of the European Association of Perinatal Medicine, the Federation of Asia and Oceania Perinatal Societies, the International Society of Perinatal Obstet, 2020, 33 (19): 3227-3232.
[24] MICHALUK A, DIONNE M D, GAZDOVICH S, et al. Predicting preterm birth in twin pregnancy: was the previous birth preterm? A Canadian experience[J]. Journal of obstetrics and gynaecology Canada : JOGC = Journal d'obstetrique et gynecologie du Canada : JOGC, 2013, 35 (9): 793-801.
[25] LIEM S, SCHUIT E, HEGEMAN M, et al. Cervical pessaries for prevention of preterm birth in women with a multiple pregnancy (ProTWIN): a

multicentre, open-label randomised controlled trial [J]. Lancet (London, England), 2013, 382 (9901): 1341-1349.
[26] London: National Institute for Health and Care Excellence (UK), 2019.
[27] NICOLAIDES K H, SYNGELAKI A, POON L C, et al. Cervical pessary placement for prevention of preterm birth in unselected twin pregnancies: a randomized controlled trial [J]. American journal of obstetrics and gynecology, 2016, 214 (1): 3. e1-9.
[28] FOX N S, GUPTA S, LAM-RACHLIN J, et al. Cervical Pessary and Vaginal Progesterone in Twin Pregnancies With a Short Cervix [J]. Obstetrics and gynecology, 2016, 127 (4): 625-630.
[29] YAMASMIT W, CHAITHONGWONGWATTHANA S, TOLOSA J E, et al. Prophylactic oral betamimetics for reducing preterm birth in women with a twin pregnancy [J]. The Cochrane database of systematic reviews, 2015, 2015 (12): Cd004733.
[30] MAGEE L, SAWCHUCK D, SYNNES A, et al. SOGC Clinical Practice Guideline. Magnesium sulphate for fetal neuroprotection [J]. Journal of obstetrics and gynaecology Canada: JOGC = Journal d'obstetrique et gynecologie du Canada: JOGC, 2011, 33 (5): 516-529.
[31] MCGOLDRICK E, STEWART F, PARKER R, et al. Antenatal corticosteroids for accelerating fetal lung maturation for women at risk of preterm birth [J]. The Cochrane database of systematic reviews, 2020, 12 (12): Cd004454.

第七章

宫颈环扎术与感染

一、妊娠期阴道微生态改变与早产的关系

女性阴道微生态是一个复杂的、处于动态变化的系统，它主要由阴道的解剖结构、局部免疫系统、阴道微生物菌群以及机体内分泌调节功能共同组成。雌激素水平、乳酸杆菌属、局部免疫力和阴道 pH 值在维持阴道微生态平衡中发挥着重要作用。妊娠期女性体内发生一系列的改变，生理激素的变化影响阴道微生态环境、阴道微生物的组成和比例以及阴道的 pH 值。这些改变都会引起阴道微生态失衡。此外，在怀孕期间发生的免疫抑制会导致身体免疫力降低，从而更容易发生机会感染。如果未得到及时有效的纠正和治疗，可能会引起不良妊娠结局，包括流产、早产、胎膜早破、宫腔感染以及新生儿感染等严重后果。

从生命起始的宫内阶段到生后早期，乃至整个生命周期，微生物菌群参与了生命周期中一系列的生理过程，并且在不同程度上，动态适应并帮助宿主应对变化、调整功能。自从发现阴道乳酸杆菌以来，学者们对阴道菌群的研究不断地深入。女性阴道是一个独特的细菌寄存场所，正常健康女性阴道内有多种类别的微生物繁殖，阴道微生物组是相互拮抗和相互依赖的，保持动态平衡，受内分泌系统和局部免疫系统的调节，并受阴道内部环境的影响。正常女性的阴道中可分离出多种微生物，主要以细菌为主，阴道正常菌群包括：①革兰阳性需氧菌及兼性厌氧菌：乳杆菌、棒状杆菌、非溶血性链球菌、肠球菌及表皮葡萄球菌。②革兰阴性需氧菌及兼性厌氧菌：加德纳菌（此菌革兰染色变异，有时呈革兰阳性）、大肠埃希菌及摩根菌。③专性厌氧菌：消化球菌、消化链球菌、类杆菌、动弯杆菌、梭杆菌及普雷沃菌。④支原体及假丝酵母菌。其中兼性厌氧乳酸杆菌是优势菌。

从 17 世纪 70 年代发明显微镜开始，人们逐渐认识到与外阴阴道疾病有关的

阴道微生态菌群。德国人 Albert Doderlein 在正常妊娠孕妇阴道内发现了 Doderlein 杆菌，从此为人类进一步认识细菌与阴道炎症之间的关系揭开了序幕。此后，随着人类科技的不断进步，人们不断意识到阴道微生物（细菌、假丝酵母菌、滴虫等）与阴道疾病的发生有着密不可分的关系。国内学者张玉萍发现，妊娠期阴道微生态失调总的发生率为 29%，其中外阴阴道假丝酵母菌病（VVC）的发生率为 9%，细菌性阴道病（BV）的发生率为 8%，优势菌改变为 12%。在妊娠期间，孕妇发生以上任何一种生殖道炎性疾病，都可能会对其自身及胎儿产生不良影响。

（一）细菌性阴道病（BV）与阴道微生态失调

最常见的阴道菌群失调是由 BV 引起的。BV 是一种多细菌性疾病，其特征是乳酸菌的质量或数量下降，导致其他微生物特别是人型支原体，阴道加德纳菌和厌氧菌（动弯杆菌、普雷沃菌、类杆菌、消化链球菌等）数量增加了 1000 倍。BV 是高收入国家中白带异常最常见的原因，并且占所有外阴阴道炎性疾病发病率的 1/3。经革兰染色后对阴道分泌物涂片行 Nugent 评分是诊断 BV 的“金标准”，评分≥ 7 分即可诊断 BV。BV 是妊娠期妇女常见的生殖道感染，且有研究表明 BV 与晚期流产、早产、胎膜早破、产后子宫内膜炎、新生儿感染的发生相关。研究报道，BV 存在于 15%~42% 的孕妇中，使自发性早产和胎膜早破的风险独立增加 2~4 倍。BV 导致早产及胎膜早破的机制目前尚不明确，一种可能的假设是与引起 BV 的致病菌产生的多种活性酶有关，包括蛋白分解酶、磷脂酶 A2 和 C、二肽酶、黏多糖酶、弹力蛋白酶及胶质酶等，这些酶可以消化胎膜的脂质和蛋白质，降低胎膜的强度和弹性，促进胎膜和蜕膜中花生四烯酸、前列腺素的合成与释放，从而引起局部的羊膜纤维组织被吸收，使胎膜变薄且容易破坏，进而导致早产及胎膜早破等不良结局。此外，这些酶通过扩散方式扩散到子宫颈，分解子宫颈黏液，有助于致病菌穿透宫颈黏液屏障进入宫腔内，从而造成胎儿宫内感染。因此，为了有效地减少和控制妊娠合并细菌性阴道病的发生，在怀孕早期应该对孕妇进行常规 BV 筛查，及时地给予有效的治疗，降低不良妊娠结局的发生。美国疾病控制中心和预防中心（CDC）推荐妊娠期 BV 患者治疗规范化：甲硝唑 500mg，口服，bid，共 7d；或甲硝唑 250mg，口服，tid，共 7d；或克林霉素 300mg，口服，bid，共 7d。新的研究发现，活乳酸杆菌制剂作为一种阴道微生物制剂，不仅能起到有效的抑制、杀灭致病菌的作用，恢复正常的阴道微生物群，而且该制剂安全有效，无不良反应，还可以降低 BV 复发。甲硝唑联合乳杆菌治疗比单用甲硝唑更有效，值得进一步深

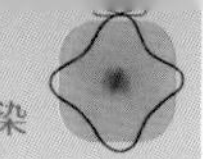

入研究。

（二）外阴阴道假丝酵母菌病（VVC）与阴道微生态失调

VVC 是仅次于 BV 的第二大常见外阴阴道感染性疾病。正常女性的阴道 pH 值在 3.8~4.5，这种酸性环境有利于乳酸杆菌的生殖，同时也有助于预防 VVC 的发生。妊娠期孕妇体内雌激素水平升高，使糖原在阴道内沉积，假丝酵母菌定植率可增至 30%。研究报道，妊娠期 VVC 可引起宫内感染、子宫内膜炎，诱发流产、早产，甚至导致胎儿宫内死亡。通过垂直传播或经产道传播，新生儿可发生假丝酵母菌感染，出现鹅口疮、假丝酵母菌性脑膜炎、新生儿败血症等。目前，国内外对假丝酵母菌感染导致早产的相关机制研究较少，比较有说服力的说法是，假丝酵母菌释放的蛋白酶可能与其他毒性因子联合，降低宫颈的防御功能，从而促进细菌进入到子宫腔内，最终导致早产的发生。因此，对于妊娠期 VVC 的诊断及治疗应该被重视。定期评估孕妇阴道微生态状况对争取良好妊娠结局有重要意义。对于那些无临床症状的 VVC 患者，妊娠期不推荐常规使用抗真菌药物。临床治疗应针对于有明显临床症状和体征者，且治疗时多局部用药为主，以减少药物对胎儿的影响，妊娠期常用的抗真菌药物如克霉唑，起效快，效果好，对胎儿影响小。

（三）滴虫性阴道炎（TV）与阴道微生态失调

滴虫性阴道炎（TV）的病原体为阴道毛滴虫，以性传播为主要传播方式，在育龄妇女中发病率较高，分泌物的典型特点是稀薄脓性、黄绿色、泡沫状、腥臭味。取阴道侧壁分泌物混于盐水溶液中，在 10 倍显微镜下可找到呈波状运动的滴虫以及增多的白细胞被推移。据估计，全球有多达 2500 万个孕妇感染 TV。20 世纪 80 年代有研究发现，妊娠期患有滴虫性阴道炎与不良妊娠结局有关，包括早产、低出生体重和胎膜早破等。Silver 等的 Meta 分析也显示，TV 感染孕妇发生早产的风险比正常孕妇增加 1.42 倍。TV 感染与早产之间的相关机制目前尚不明确，有学者推测可能与感染后母体发生先天性免疫炎症反应有关，白介素 8 和阴道防御素是中性粒细胞激活的标志，有研究证实，无症状阴道滴虫病孕妇宫颈的白介素 8 和阴道防御素浓度升高，其可以促进宫颈组织中的组织胶原酶和弹性蛋白酶释放，继而引发宫颈成熟和扩张，导致早产发生。还有研究推测，早产可能与 TV 导致的慢性宫内膜炎症，干扰子宫胎盘循环有关。因此，及早地发现和治疗有症状的妊娠期 TV 可以减少母婴传播，防止新生儿呼吸道和生殖道感染，从而改善妊娠结局。临床用药建议首选全身用药，甲硝唑 2g 顿服，同时需要治疗性伴侣。甲硝唑被美国食品及药物管理局（FDA）列为妊娠期B类用药，这意味着它可以在妊娠期使用。目前没有明确证据表明妊娠期使用甲硝唑会增加胎儿畸形的发生，同时也无法否认其可能存在的风险。虽然绝大多数国家承认FDA并根据这一分类选择妊娠期用药，但大多数临床医师对使用甲硝唑非常谨慎，因为国内的药物手册上仍把甲硝唑列为妊娠期禁用药物。研究表明甲硝唑治疗TV疗效好、见效快，因此在临床用药中建议患者在知情的情况下自主选择。

二、 阴道微生态与宫颈机能不全的关系

在美国国立卫生研究院资助的人类微生物组计划的鼓励下，人类微生物组已成为许多研究的重点，其主要研究感染和炎症在包括炎症性肠病、自身免疫性疾病，癌症和哮喘在内的多种疾病中的作用。受传统细菌培养方法的限制，人们对微生物群落结构和功能的认识受到很大程度的制约。16S核糖体RNA（16S rRNA）测序是通过对包括阴道和子宫颈在内的人体特定微生物群落进行非培养性鉴定，它的发展和应用为深入研究微生物群落的结构差异和功能提供了良好的技术平台。2011年，Ravel等学者借助16S rRNA基因焦磷酸测序在健康无症状未怀孕的育龄妇女的阴道中测到大量的微生物种类，并将这些微生物分为至少6个CSTs（community state types），其中有4个CSTs是由乳酸杆菌占主导地位，包括薄脆乳杆菌（CST I）、加氏乳杆菌（CST II）、内氏乳杆菌（CST III）和詹氏乳杆菌（CST V），另外两个CSTs（CST IV-A和IV-B）主要由厌氧菌、阴道加德纳菌、马兜铃虫、阿托比金菌、拟杆菌和普氏杆菌组成，且发现这些微生物通常与细菌性阴道病、HIV和不良的产科结局相关，包括自发性早产。2019年弗吉尼亚联邦大学Gregory A. Buck教授团队收集了597名不同遗传背景的孕妇的12039个样本，检测了16S RNA基因扩增子、宏基因组、宏转录组、细胞因子等多组学数据，并对其中的45名早产孕妇和90名足月孕妇进行了纵向分析，发现与早产相关的微生物存在种群差异性，且多个差异菌群与阴道分泌物中的促炎细胞因子表达水平密切相关，为预测早产提供了新启示。一项纵向研究表明，子宫颈的微生物组与阴道非常相似，主要是乳酸菌和加德纳菌属，但有广泛的细菌和其他有机体族群。虽然这个证据与子宫颈细菌定植的概念是一致的，但将宫颈微生物组与导致临产的生化和生理事件的级联联系起来的研究，无论是长期的还是短期的研究都未见报道。然而，子宫颈微生物组在早产中的主要作用被广泛认可。子宫颈是防御子宫腔和存在危害的外

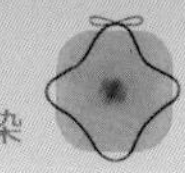

部微生物环境的通道和屏障。子宫颈管的厚黏液堵塞，不仅是为了保护子宫腔免受阴道菌群的侵害，而且也有抗菌和抑制细胞毒性活动。此外，宫颈机能不全是一种公认的导致早产的原因。最新的研究表明，宫颈机能不全可能是由于激活透明质酸酶、基质金属蛋白酶和其他促进宫颈细胞胶原蛋白溶解的促炎性因子的微生物活化引起的。然而，目前尚不清楚这种炎症过程是否由宫颈基质内的一种居住、共生微生物菌群介导，或由于另一来源的菌群感染而介导。越来越多的证据表明，短宫颈与早产的风险呈正相关。最近的研究表明，乳酸杆菌的丰度与宫颈长度呈正相关，且阴道中 CST-III 在怀孕期间宫颈缩短和宫颈重塑中起到重要作用，但是具体的作用机制目前还未明确。另外，对于孕中期宫口扩张或胎膜暴露的宫颈机能不全的孕妇的管理是具有挑战性的。如果不加以治疗，大多数会在 2~3 周内分娩，从而导致流产或极早产。救援性或紧急宫颈环扎被认为是治疗这类患者的一种可供选择的手段，在于它能够增加新生儿存活率并显著延长妊娠时间。但是，该手术患者最佳的选择标准、手术技术、缝合材料和围手术期管理尚缺乏统一共识，并且有研究报道，即使接受了救援性或紧急宫颈环扎，这些单胎孕妇妊娠 28 周后的分娩率仍在 40%~80%。预测哪些孕妇将从救援性或紧急宫颈环扎获益仍是产科医生面临的一项重大困难和挑战，特别是针对那些无临床症状的孕妇。最近的研究报道，阴道微生物能够预测救援性宫颈环扎术后的早产。Brown 等人运用二代测序技术分析了单胎孕妇接受救援性宫颈环扎手术前后阴道微生物的组成。结果发现，宫颈环扎术前乳酸杆菌属丰度减少与孕中期宫颈扩张和胎膜暴露有关，而高水平的阴道乳酸杆菌与救援性环扎手术成功有关，并且以阴道加德纳菌为主的阴道微生物菌群与不良预后相关，包括流产、早产、胎儿宫内死亡、新生儿死亡或严重的新生儿并发症。研究还发现，救援性宫颈环扎术在大多数情况下，不会影响阴道菌群的组成。这一发现，为我们探讨阴道微生物与宫颈机能不全的关系提供了新启示。

三、　抗生素在早产的防治及宫颈环扎术中的应用

世界卫生组织（WHO）将早产定义为妊娠 37 周前的分娩。据报道，全球每年大约有 1500 万名早产儿出生，约占所有新生儿的 10%。2015 年全球有 100 万例婴幼儿死于早产并发症，早产成为全球 5 岁以下儿童死亡的最主要原因，更有数据显示新生儿早产率在日益增加。我国每年约有 120 万名早产儿出生，在全球位居

第二。随着早产儿救治水平的提高，早产儿的存活率也不断上升，然而幸存者亦将面临多种近期和远期并发症，如呼吸窘迫综合征、坏死性小肠炎、脑瘫、神经功能障碍和视听障碍等，早产儿在成年期患许多慢性退行性疾病的风险显著增加，包括冠心病、脑卒中、高血压和 2 型糖尿病，昂贵的治疗费用给家庭和社会造成巨大的负担。然而，导致早产的确切机制至今未明。因此，对于自发性早产发生机制的研究是围产期疾病研究亟待解决的重点和难点。

自发性早产被认为是“复杂的产科综合征”之一，它是由母体和胎儿基因组与环境之间复杂的相互作用引起的，并且具有很长的临床前期、胎儿受累和自然适应性等特征。自发性早产的病因是多方面的，但目前已有大量证据表明局部或全身感染或炎症是早产的主要原因。子宫内感染可发生在母体组织和胎膜之间（即脉络膜蜕膜间隙内）、胎膜内（羊膜和绒毛膜内）、胎盘内，羊水内、脐带内或胎儿内（图 7–1）。组织学或病理学上将胎膜感染被称为绒膜羊膜炎；脐带感染称

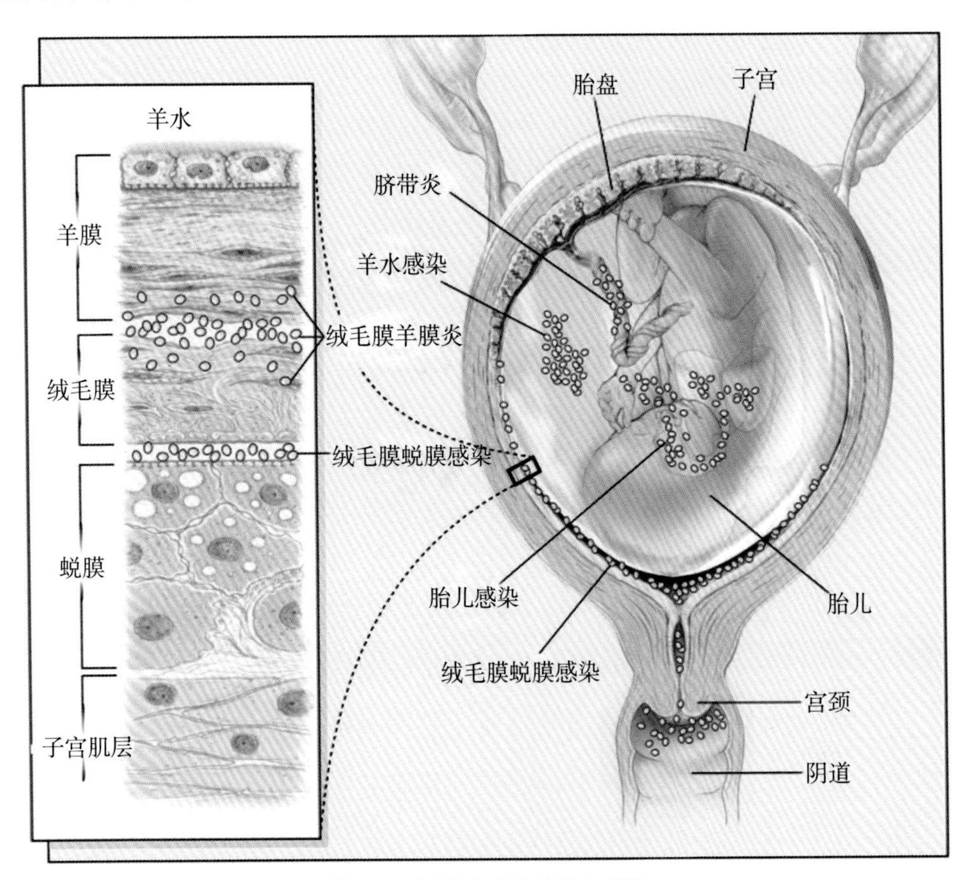

图 7–1　子宫内感染的潜在部位

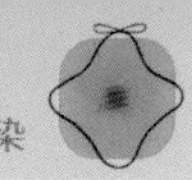

为脐带炎；羊水感染被称为羊膜炎。其中可能涉及前列腺素、促炎性趋化因子、细胞因子以及 Toll 样识别受体。由于诊断困难，只有少数受感染的孕妇表现出绒毛膜羊膜炎的临床体征。感染导致早产的可能机制如图 7-2 所示。细菌侵入母体和胎儿组织会导致内毒素和外毒素的释放。一方面，这些毒素可激活母体反应，促进细胞因子释放，包括 TNF-α、IL-1、IL-6、IL-8 及粒细胞集落刺激因子等。另一方面，这些毒素可能还会激活胎儿反应，感染会刺激胎儿下丘脑和胎盘产生促肾上腺皮质激素释放激素，从而引起胎儿促肾上腺皮质激素的增加。这些活性物质进一步刺激前列腺素的产生和释放，引起子宫收缩，并增强中性粒细胞的活性，从而合成和释放金属蛋白酶，导致胎膜破裂和宫颈胶原蛋白重塑，最终导致早产。

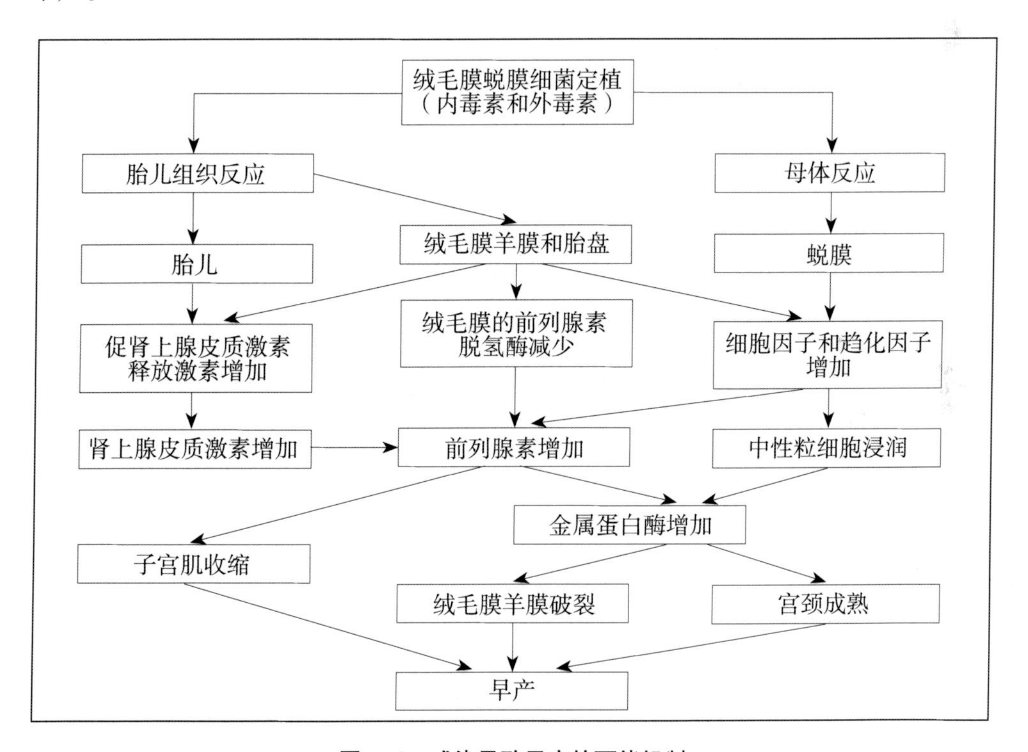

图 7-2　感染导致早产的可能机制

（图 7-1、图 7-2 来源 Goldenberg RL，Hauth JC，Andrews WW. Intrauterine infection and preterm delivery. N Engl J Med 2000；342：1500-1507）

鉴于早产与感染之间有很强的联系，使用抗生素预防感染性病因导致的早产似乎是合乎逻辑的。但是大多数研究评估抗生素预防早产疗效的结果不一致。这些研究使用了不同的诊断方法、结果参数、成功的定义、风险组、宿主敏感性以及宿主反应、菌群异常程度、抗生素剂量方案、给药途径和治疗时的孕周，因此导致了不一致的结果。并且许多系统评论和荟萃分析，仍然不能明确抗生素预防早产的作用，因此这些评论或荟萃分析均未能解决最佳的抗生素类型、患者的选择和干预时间等问题。比较经典的两项大型研究［The NICHD/MFMU（2000）Study 和 ORACLE II Study］证明了抗生素对预防早产无益。The NICHD/MFMU（2000）研究发现，用甲硝唑治疗无症状细菌性阴道病的孕妇，不能减少早产或其他不利的围产结局的发生。ORACLE II 试验表明，如果没有客观证据表明生殖道定殖菌异常，给予抗生素治疗不能有效预防自发性早产。之后的一项长达 7 年的随访研究追踪了该试验中接受抗生素（安慰剂与口服红霉素、阿莫西林 – 克拉维酸或两者兼有）治疗的胎膜完整的早产患者。最终包含了 3196 名儿童（约占登记总人数的 71%）可用的结局信息。结果发现，尽管两组在急性发病率和死亡率方面相似，但在长期随访的神经系统疾病发生率方面存在显著统计学差异。与未进行红霉素治疗组相比，接受红霉素治疗组的婴儿有更多的功能障碍（42.3% vs 38.3%）和轻度功能障碍（23.9% vs 21.3%）。这些数据进一步说明了对于胎膜完整的早产患者，预防性使用抗生素不但没有益处反而存在潜在危害。然而，对这些婴儿追踪至 11 岁的进一步随访显示，两组在教育考试成绩和特殊需求方面没有差异。同样地，2006 年 Andrews 等学者的一项随机临床试验比较系统地研究了抗生素在预防早产中的潜在价值。该试验纳入了 241 名上一次妊娠发生流产或早产（16~33 周）的妇女，产后 4 个月随机分为两组，对照组给予安慰剂，实验组给予两联抗生素（阿奇霉素及缓释甲硝唑）。结果提示，预防性使用抗生素组并不能降低自发流产率或早产率，且与对照组相比，抗生素组的孕龄、胎儿出生体重均偏低，故该研究认为预防性使用抗生素不能预防早产，甚至会造成危害。因此，对于早产并且胎膜完整的孕妇，如果仅为了延长孕周而预防性使用抗生素，并不能获得近期的新生儿益处，并且可能会导致远期伤害，故而不建议在这些孕妇中应用抗生素来延长孕周。另有研究报道，如果在妊娠晚期可能已经发生了炎症损伤，那么使用抗生素不太可能受益，甚至可能产生有害作用。因此，有研究指出，如果要通过抗生素干预成功降低早产的发生率，那么这些抗生素应具备以下条件：对与早产相关的生物体具有抗菌活性；用于因生殖道菌群异常而导致早产风险的女性；并且在感染或炎症有可能造成不可避免的早产的妊娠早期使用。

宫颈机能不全是妊娠中期自然流产或早产的危险因素。据报道，这类患者中

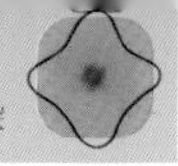

羊膜腔内感染占 8%~52%，羊膜腔内炎症占 81%。经过近 70 年的临床研究，宫颈环扎术被证实为目前治疗宫颈机能不全的一项最有效的治疗手段。其治疗宗旨在于尽可能恢复宫颈的结构，加强宫颈的承受能力，延缓子宫下段的进一步伸长及宫颈口的过度松弛，从而延长孕周，降低早产率及胎儿死亡率。但对其疗效报道不一，仍存在争议。在宫颈扩张或缩短之前进行的环扎术，其术后并发症（包括感染）发生率较低（1%~5%），因此如果要研究预防性应用抗生素的益处需要非常大的样本量，比较难以实施。目前的指南认为，根据既往病史、超声检查或体格检查而进行宫颈环扎术时，没有足够的证据推荐或反对预防性应用抗生素。如果在上面谈到的那些情况下进行预防使用，则应遵循先前概述的一般原则，尤其是抗菌谱针对性要强，用药时间要短。紧急环扎和救援性宫颈环扎术后感染的发生率仍然很高，术后并发未足月胎膜早破、绒毛膜羊膜炎甚至败血症，均可导致严重的孕产妇并发症。因此，有学者致力于研究宫颈环扎术围手术期抗生素治疗对于预防早产的作用，尤其针对那些急性宫颈机能不全的患者，有学者认为围手术期可以考虑使用辅助抗生素治疗来提高宫颈环扎术的成功率。2014 年有一项随机对照研究中报道了吲哚美辛联合抗生素在符合体格检查指征的宫颈环扎术中的应用价值。所有入组对象被随机分为干预组（n=27）和对照组（n=26）。干预组患者在术后立即口服 50mg 吲哚美辛，并且术后 8 小时和 16 小时分别再服用同样剂量的吲哚美辛。同时，他们接受 3 次基于体重的静脉注射抗生素治疗（体重小于 100kg 的孕妇使用 1.0g 头孢唑啉，大于 100kg 的孕妇使用 2.0g 头孢唑啉），术前先给予 1 剂，另外 2 剂分别在术后 8 小时和 16 小时给予。结果显示，接受吲哚美辛和抗生素治疗能显著延长宫颈环扎患者的孕周（P=0.01），但是两组患者在分娩孕周、未足月胎膜早破、绒毛膜炎的发病率及新生儿并发症这些方面没有显著统计学差异。但是由于这项研究的样本量偏小，该数据不足以推荐在宫颈环扎时常规使用吲哚美辛和抗生素。最新的一项回顾性研究纳入 22 例孕中期无痛性宫口扩张（> 1cm）且胎膜完整的宫颈机能不全患者，通过羊膜腔穿刺确诊羊膜腔感染或炎症并评估抗生素使用后炎症的消退情况。结果发现，使用抗生素（头孢曲松、克拉霉素和甲硝唑）可消除 75% 的患者羊膜腔感染或炎症，从而改善妊娠结局。

抗菌药物管理规范的目的在于促进抗生素的合理使用，提高感染的治愈率，降低抗生素耐药性并减少对多重耐药菌株的传播。既往认为，针对羊水中发现的多种微生物，使用广谱抗生素更有优势，并有一些证据表明使用广谱抗生素与窄谱抗生素相比，新生儿感染率要低，然而也有学者研究了广谱抗生素使用的弊端。

ORACLEI 研究发现，与单独口服红霉素相比，联合口服红霉素、阿莫西林和克拉维酸会导致新生儿不良结局的发生率增加，包括新生儿坏死性小肠结肠炎等。同时有研究表明，广谱抗生素使用可能与母体和新生儿出现的微生物耐药有关。目前抗生素在临床使用过程中出现的耐药形势严峻，对明确需要抗生素治疗的患者应进行微生物学检测及药物敏感性分析，根据药敏结果针对性使用抗生素，最大程度地避免抗生素滥用，如检查为 B 族链球菌感染（GBS）首选青霉素与氨苄西林，对青霉素过敏者可选用头孢三代，淋球菌感染可使用头孢曲松等，但根据药敏选择用来预防早产的抗生素有一定的局限性。Lamont 认为，应该使用针对晚期流产和早产明确密切相关的病原体的抗生素。如针对主要病原体 GBS、肠道菌群微生物、支原体、厌氧菌等使用红霉素、阿莫西林克拉维酸复合剂、甲硝唑等。另外，妊娠和非妊娠妇女的抗生素药代动力学存在差异，主要是由于妊娠期孕妇体内发生的一系列生理改变，包括：肾小球滤过率的增加、妊娠期血浆容量增加、激素介导的结合蛋白的增加、胃排空时间减少和胃酸度变化等，这些改变影响妊娠期药物的分布和吸收，从而使妊娠期间孕妇可用的药物数量减少，并且使抗生素的使用剂量增加。因此，选用抗生素必须考虑到其是否能足量进入母体盆腔组织和胎儿部分，应使用可经胎盘有效传递的药物，才能使抗生素在羊膜腔中的药物浓度达到治疗水平，如青霉素和阿莫西林就具有能快速、足量地穿透羊膜腔及盆腔组织的特性。

抗生素使用最佳疗程和治疗期限尚未完全清楚，NICHD 试验中使用静脉治疗 48h 后再口服 5d 抗生素（青霉素、阿莫西林或红霉素等），ORACLE I 试验中口服 10d 红霉素，两种用法均可提高母儿结局。另有研究报道，持续使用青霉素或广谱抗生素直至分娩，虽然能改善新生儿结局，但母体可能会出现一些副反应，如念珠菌病、腹泻、伪膜性肠炎等。美国妇产科医师学会和加拿大妇产科医师学会建议：当证实胎肺未成熟且分娩不是迫在眉睫时，对未足月胎膜早破（妊娠少于 34 0/7 周）的患者应预防性使用抗生素，疗程为阿莫西林和红霉素的治疗共 7d。如果没有红霉素，可以用阿奇霉素替代。一项回顾性队列研究比较用阿奇霉素替代红霉素治疗早产早破患者的疗效，结果发现阿奇霉素治疗不会影响破膜至分娩的间期或其他母婴结局，但该研究未明确推荐给药剂量和途径。另外有几项研究试图确定未足月胎膜早破抗生素治疗时间短于 7d 是否足够，但这些研究的规模和功效不足以证明缩短抗生素使用时间，能够起到同等的降低新生儿患病率的作用。因此，除非明确显示延长抗生素治疗时间可获得相关的益处，慎重起见，建议选用 3~7d 的

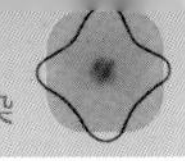

短疗程抗生素使用方法进行抗感染治疗。

在宫颈环扎术围手术期预防性使用抗生素的主要依据是它们可以在一定程度上减低围手术期感染的发生率，同时，抗生素的使用也可以消除羊膜腔内感染或炎症，从而改善妊娠结局。然而，迄今为止，这些有关抗生素作用的研究，要么缺乏对照组，要么结果缺乏显著统计学意义，尚缺乏大型的随机临床对照研究专门评估抗生素在宫颈环扎术中的使用。因此，关于宫颈环扎术围手术期抗生素的使用疗效仍不清楚，仍需要进行更深入地研究，以识别有感染风险的高危患者并确定预防宫颈环扎术后感染的有效治疗手段。

四、　羊膜腔穿刺在宫颈环扎术中的应用

Goodlin 第一次提出了羊膜穿刺术在宫颈环扎术中的应用价值，主要用于评估羊膜腔内的微生物情况，以及宫颈环扎术前抽取部分羊水来达到子宫腔内减压的目的。有学者发现，22.2% 宫颈机能不全患者的羊膜腔内有微生物（1 例为大肠杆菌，另一例为 B 组链球菌），因此，他建议在羊膜腔穿刺术时同时将氨苄西林注射入羊膜腔中来治疗羊膜腔内感染。随后的研究发现，13%~51% 的宫颈机能不全和羊膜囊鼓出的患者羊膜腔中微生物培养阳性。羊膜腔内感染或炎症与自发性早产、胎膜早破和宫颈机能不全的患者的不良妊娠结局相关。有研究表明，76% 的宫颈机能不全合并微生物侵入羊膜腔的患者，在入院后 48h 内分娩。Mays 等人研究发现，相比那些未行羊膜腔穿刺或者羊膜腔穿刺提示羊膜腔感染仍行救援性宫颈环扎的患者，未提示羊膜腔感染而采取救援性宫颈环扎术的患者，有更长的孕周和更高的新生儿存活率。同样地，Diago Almela 等人的一项前瞻性研究纳入了 31 名羊膜囊鼓出的宫颈机能不全的孕妇，这些孕妇在入院时常规进行羊水穿刺，抽取一部分羊水起到穿刺减压的作用，剩余部分用于羊水的微生物学和生化分析：对羊水中的葡萄糖、白细胞、IL-6 和白细胞酯酶的水平进行定量检测，还进行了支原体、解脲衣原体、细菌和厌氧菌培养。将羊膜腔穿刺阳性定义为：病原体培养阳性、IL-6 增高、血糖低、白细胞计数高或白细胞酯酶阳性。其中有 20 名患者出现亚临床炎症或感染，且这些孕妇全部早产，而其他 11 名患者羊水中的标志物正常，这 11 例没有提示亚临床炎症或感染的患者接受了救援性宫颈环扎术。结果显示，在羊水穿刺提示没有炎症或感染的孕妇中实施救援性宫颈环扎术有助于延长孕周，并改善母儿预后；羊水中 IL-6 的表达水平是最佳预测预后的分子指标。Berghella

等人评估了宫颈环扎术围手术期管理策略，包括术前是否进行羊膜穿刺术。得出的结论是，目前尚无足够的证据常规推荐羊膜腔穿刺术用于超声提示宫颈管缩短或预防性宫颈环扎的患者。但是，鉴于亚临床羊膜腔感染的发生率很高（13%~28%），故认为术前进行羊膜穿刺术以选择合适的救援性宫颈环扎的患者并排除羊膜腔感染是合理的。总的来说，这些结果表明，羊膜腔内感染或炎症显著影响宫颈机能不全患者的妊娠结局。术前羊膜穿刺术（图 7–3）对于排除羊膜腔内感染或炎症至关重要，有助于临床医师选择最适合的行救援性宫颈环扎患者。

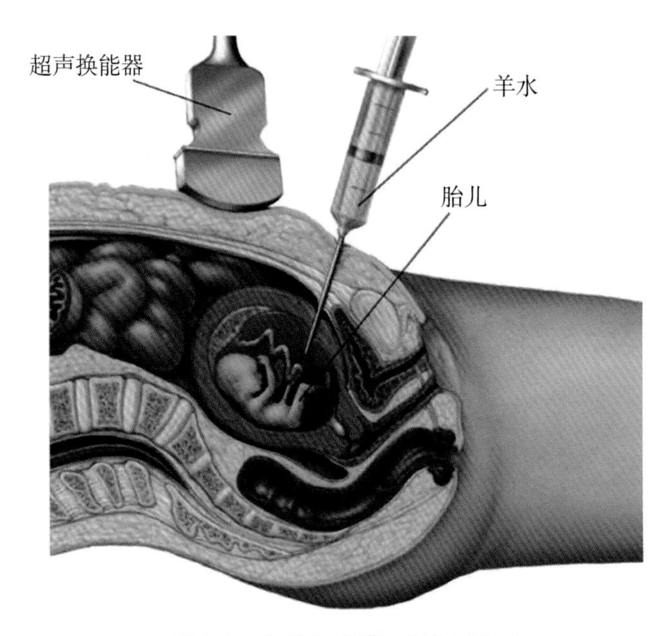

图 7–3 经腹壁羊膜腔操作示意图

（图片来源：Amniocentesis–Mayo Clinic

https：//www.mayoclinic.org/tests–procedures/amniocentesis/about/pac–20392914）

参考文献

［1］Hackenhaar Arnildo Agostinho, Albernaz Elaine Pinto. Prevalence and associated factors with hospitalization for treatment of urinary tract infection during pregnancy［J］. Rev Bras Ginecol Obstet, 2013, 35: 199–204.

［2］Purwar M, Ughade S, Bhagat B, et al. Bacterial vaginosis in early pregnancy and adverse pregnancy outcome［J］. J Obstet Gynaecol Res,

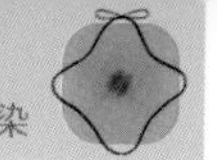

2001, 27: 175-181.
[3] Kurki T, Sivonen A, Renkonen O V, et al. Bacterial vaginosis in early pregnancy and pregnancy outcome [J]. Obstet Gynecol, 1992, 80: 173-177.
[4] Hay P E, Lamont R F, Taylor-Robinson D, et al. Abnormal bacterial colonisation of the genital tract and subsequent preterm delivery and late miscarriage [J]. BMJ, 1994, 308: 295-298.
[5] Russo R, Karadja E, De Seta F. Evidence-based mixture containing Lactobacillus strains and lactoferrin to prevent recurrent bacterial vaginosis: a double blind, placebo controlled, randomised clinical trial [J]. Benef Microbes, 2019, 10: 19-26.
[6] Silver Bronwyn J, Guy Rebecca J, Kaldor John M, et al. Trichomonas vaginalis as a cause of perinatal morbidity: a systematic review and meta-analysis [J]. Sex Transm Dis, 2014, 41: 369-376.
[7] NIH HMP Working Group, Peterson Jane, Garges Susan, et al. The NIH Human Microbiome Project [J]. Genome Res, 2009, 19: 2317-2323.
[8] Cho Ilseung, Blaser Martin J. The human microbiome: at the interface of health and disease [J]. Nat Rev Genet, 2012, 13: 260-270.
[9] Ravel Jacques, Gajer Pawel, Abdo Zaid, et al. Vaginal microbiome of reproductive-age women [J]. Proc Natl Acad Sci U S A, 2011, null: 4680-4687.
[10] Hashemi F B, Ghassemi M, Roebuck K A, et al. Activation of human immunodeficiency virus type 1 expression by Gardnerella vaginalis [J]. J Infect Dis, 1999, 179: 924-930.
[11] Holst E, Goffeng A R, Andersch B. Bacterial vaginosis and vaginal microorganisms in idiopathic premature labor and association with pregnancy outcome [J]. J Clin Microbiol, 1994, 32: 176-186.
[12] Bretelle Florence, Rozenberg Patrick, Pascal Alain, et al. High Atopobium vaginae and Gardnerella vaginalis vaginal loads are associated with preterm birth [J]. Clin Infect Dis, 2015, 60: 860-867.
[13] Kindinger Lindsay M, MacIntyre David A, Lee Yun S, et al. Relationship between vaginal microbial dysbiosis, inflammation, and pregnancy outcomes in cervical cerclage [J]. Sci Transl Med, 2016, 8: 350ra102.
[14] Fredricks David N, Fiedler Tina L, Thomas Katherine K, et al. Targeted PCR for detection of vaginal bacteria associated with bacterial vaginosis[J]. J Clin Microbiol, 2007, 45: 3270-3276.

[15] Fettweis Jennifer M, Serrano Myrna G, Brooks J Paul, et al. The vaginal microbiome and preterm birth [J]. Nat Med, 2019, 25: 1012-1021.
[16] Word R Ann, Li Xiang-Hong, Hnat Michael, et al. Dynamics of cervical remodeling during pregnancy and parturition: mechanisms and current concepts [J]. Semin Reprod Med, 2007, 25: 69-79.
[17] Pereira Leonardo, Cotter Amanda, Gómez Ricardo, et al. Expectant management compared with physical examination-indicated cerclage(EM-PEC) in selected women with a dilated cervix at 14 (0/7) -25 (6/7) weeks: results from the EM-PEC international cohort study [J]. Am J Obstet Gynecol, 2007, 197: 483. e1-8.
[18] Daskalakis George, Papantoniou Nikolaos, Mesogitis Spiros, et al. Management of cervical insufficiency and bulging fetal membranes [J]. Obstet Gynecol, 2006, 107: 221-226.
[19] Brown R G, Chan D, Terzidou V, et al. Prospective observational study of vaginal microbiota pre- and post-rescue cervical cerclage [J]. BJOG, 2019, 126: 916-925.
[20] Blencowe Hannah, Cousens Simon, Chou Doris, et al. Born too soon: the global epidemiology of 15 million preterm births [J]. Reprod Health, 2013, null: S2.
[21] Machado Daiane Borges, Pescarini Júlia Moreira, Ramos Dandara, et al. Monitoring the progress of health-related sustainable development goals (SDGs) in Brazilian states using the Global Burden of Disease indicators [J]. Popul Health Metr, 2020, 18: 7.
[22] Liu Li, Oza Shefali, Hogan Dan, et al. Global, regional, and national causes of under-5 mortality in 2000-15: an updated systematic analysis with implications for the Sustainable Development Goals [J]. Lancet, 2016, 388: 3027-3035.
[23] D'Onofrio Brian M, Class Quetzal A, Rickert Martin E, et al. Preterm birth and mortality and morbidity: a population-based quasi-experimental study [J]. JAMA Psychiatry, 2013, 70: 1231-1240.
[24] Di Renzo Gian Carlo. The great obstetrical syndromes [J]. J Matern Fetal Neonatal Med, 2009, 22: 633-635.
[25] Gomez R, Ghezzi F, Romero R, et al. Premature labor and intra-amniotic infection. Clinical aspects and role of the cytokines in diagnosis

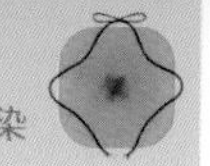

and pathophysiology [J]. Clin Perinatol, 1995, 22: 281-342.
[26] Fidel P L, Romero R, Wolf N, et al. Systemic and local cytokine profiles in endotoxin-induced preterm parturition in mice [J]. Am J Obstet Gynecol, 1994, 170: 1467-1475.
[27] Fidel P, Ghezzi F, Romero R, et al. The effect of antibiotic therapy on intrauterine infection-induced preterm parturition in rabbits [J]. J Matern Fetal Neonatal Med, 2003, 14: 57-64.
[28] Hirsch Emmet, Wang Hao. The molecular pathophysiology of bacterially induced preterm labor: insights from the murine model [J]. J Soc Gynecol Investig, 2005, 12: 145-155.
[29] Goldenberg R L, Hauth J C, Andrews W W. Intrauterine infection and preterm delivery [J]. N Engl J Med, 2000, 342: 1500-1507.
[30] Kenyon S L, Taylor D J, Tarnow-Mordi W, et al. Broad-spectrum antibiotics for spontaneous preterm labour: the ORACLE II randomised trial. ORACLE Collaborative Group [J]. Lancet, 2001, 357: 989-994.
[31] Carey J C, Klebanoff M A, Hauth J C, et al. Metronidazole to prevent preterm delivery in pregnant women with asymptomatic bacterial vaginosis. National Institute of Child Health and Human Development Network of Maternal-Fetal Medicine Units [J]. N Engl J Med, 2000, 342: 534-540.
[32] Andrews William W, Goldenberg Robert L, Hauth John C, et al. Interconceptional antibiotics to prevent spontaneous preterm birth: a randomized clinical trial [J]. Am J Obstet Gynecol, 2006, 194: 617-623.
[33] Miller Emily S, Grobman William A, Fonseca Linda, et al. Indomethacin and antibiotics in examination-indicated cerclage: a randomized controlled trial [J]. Obstet Gynecol, 2014, 123: 1311-1316.
[34] Oh Kyung Joon, Romero Roberto, Park Jee Yoon, et al. Evidence that antibiotic administration is effective in the treatment of a subset of patients with intra-amniotic infection/inflammation presenting with cervical insufficiency [J]. Am J Obstet Gynecol, 2019, 221: 140. e1-140. e18.
[35] Lamont R F. Antibiotics used in women at risk of preterm birth [J]. Am J Obstet Gynecol, 2008, 199: 583-584.
[36] Goodlin R C. Cervical incompetence, hourglass membranes, and amniocentesis [J]. Obstet Gynecol, 1979, 54: 748-750.
[37] Yoon B H, Romero R, Moon J B, et al. Clinical significance of

intra-amniotic inflammation in patients with preterm labor and intact membranes [J]. Am J Obstet Gynecol, 2001, 185: 1130-1136.
[38] Romero Roberto, Miranda Jezid, Chaiworapongsa Tinnakorn, et al. Prevalence and clinical significance of sterile intra-amniotic inflammation in patients with preterm labor and intact membranes [J]. Am J Reprod Immunol, 2014, 72: 458-474.
[39] Mays J K, Figueroa R, Shah J, et al. Amniocentesis for selection before rescue cerclage [J]. Obstet Gynecol, 2000, 95: 652-655.
[40] Romero R, Gonzalez R, Sepulveda W, et al. Infection and labor. VIII. Microbial invasion of the amniotic cavity in patients with suspected cervical incompetence: prevalence and clinical significance [J]. Am J Obstet Gynecol, 1992, 167: 1086-1091.
[41] Diago Almela Vicente Jose, Martinez-Varea Alicia, Perales-Puchalt Alfredo, et al. Good prognosis of cerclage in cases of cervical insufficiency when intra-amniotic inflammation/infection is ruled out [J]. J Matern Fetal Neonatal Med, 2015, 28: 1563-1568.
[42] Berghella Vincenzo, Ludmir Jack, Simonazzi Giuliana, et al. Transvaginal cervical cerclage: evidence for perioperative management strategies [J]. Am J Obstet Gynecol, 2013, 209: 181-192.
[43] 陈婉珍，闫颖，吴林玲．妊娠期妇女阴道微生态研究进展 [J]. Chin J Microecol, 2016, 28: 489-493.
[44] 孙丽洲，周欣．抗生素在早产的使用 [J]. Prog Obstet Gynecol, 2011, 20: 176-177.

第八章

宫缩抑制剂

第一节 概 述

宫缩抑制剂是指具有抑制子宫平滑肌收缩作用的一类药物，亦被称作“保胎药”或“安胎药”。临床上常用宫缩抑制剂来缓解各种原因造成的过早发生的宫缩。

在我国，早产是指孕妇在孕周满 28 周至不足 37 周之间的分娩。中国早产的发生率为 5%~15%，而早产儿的死亡率同时也高达 15%。近 70% 的新生儿和 36% 的婴儿死亡，以及 25%~50% 的儿童远期神经系统损害可归因于早产。子宫收缩是早产最常见的征兆，在这期间发生类似正常临产的由不规则宫缩到规律性宫缩，规律性宫缩是指在 20min 内 ≥ 4 次宫缩，导致宫颈管容受、宫口扩张。国内外指南均提出了早产的治疗原则——抑制宫缩、延长孕周，为促胎肺成熟争取时间，从而降低新生儿发病率及死亡率。因此，抑制宫缩是早产治疗的重点。

应用宫缩抑制剂的最终目的与早产的治疗原则相一致。有研究表明，使用宫缩抑制剂并不能阻止早产发生，也不能显著改善早产儿预后。它的应用并非为了增加足月胎儿的妊娠率，而是为可以改善分娩结局的治疗手段争取一个时间窗，如延长孕周达 48~72h 以提供促胎肺成熟及保护胎儿中枢神经时机、将孕妇转送至上级医院等。David 等人的研究表明，所有的宫缩抑制剂对有早产风险的患者延长妊娠 48h 均比安慰剂有效（见图 8–1）。

宫缩抑制剂既能缩短子宫收缩的时间，又能减弱子宫收缩的程度。从生理学角度看，子宫收缩力是由子宫肌层产生的，是分娩时的主要动力。与其他器官的平滑肌类似，钙离子介导了子宫平滑肌的收缩过程。宫缩始于细胞表面自发产生的去极化，从而打开电压门控钙通道；钙离子内流，与细胞内钙调素结合，形成复合体；这种复合体激活肌球蛋白轻链激酶（一种磷酸化肌球蛋白轻链的酶），

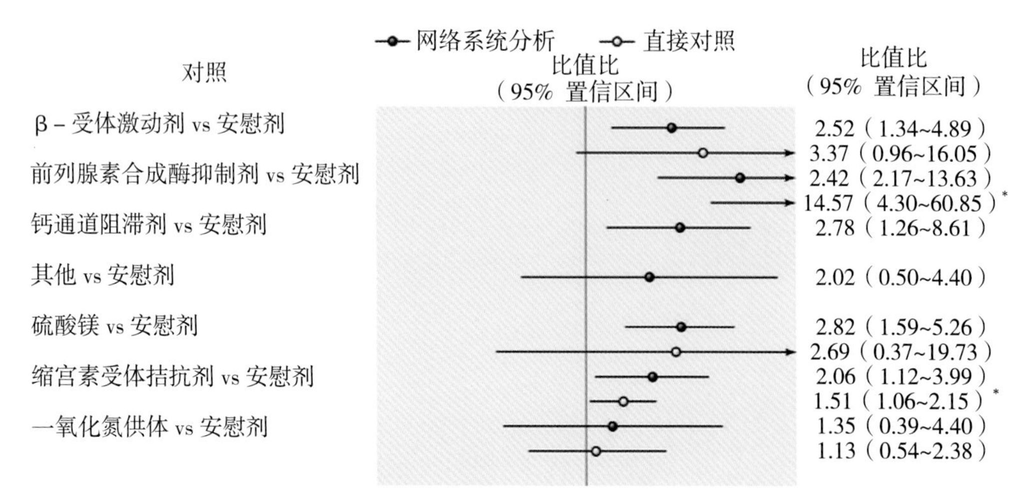

图 8–1　所有宫缩抑制剂对有早产风险的患者延长妊娠 48h 均比安慰剂有效

（引自 Haas DM，Caldwell DM，Kirkpatrick P，et al. Tocolytic therapy for preterm delivery：systematic review and network meta–analysis［J］. BMJ. 2012，345：6226.）

肌球蛋白轻链位于肌球蛋白头部，肌球蛋白头部的磷酸化和去磷酸化导致了其与肌动蛋白上细丝的持续桥接；这个重复的过程导致子宫肌层收缩。Romero R 等人还认为，子宫收缩是由于促炎和抗炎性细胞因子的平衡被打破引起的。目前常用的几类宫缩抑制剂，其药理作用机制在于干扰以上过程的某个步骤来达到抑制子宫平滑肌收缩的目的（图 8–2）。

一、宫缩抑制剂的适应证

宫缩抑制剂的应用条件为：①先兆早产诊断明确。②除外明显胎儿畸形。③无继续妊娠的禁忌证。④产程尚处于潜伏期，或即将进入但还未进入活跃期。

应用宫缩抑制剂的最佳时机是有先兆早产征象且宫口尚未扩张时，需排除病理因素引起的宫缩，如感染、胎盘早剥等。研究表明，宫缩抑制剂在宫口扩张＞ 3cm 以后疗效明显降低，但仍是有一定作用，此时的用药目的是为产前糖皮质激素促胎儿肺成熟或安全地转运至具备母儿救治条件的医疗机构争取时间。即使早产的诊断明确，宫缩抑制剂也只有在介于胎儿具有存活能力且孕周不足 34 周才考虑使用。美国母胎医学会及 ACOG 建议，宫缩抑制剂的适用孕周应为≥ 24 周和≤ 34 周，欧洲指南建议 22~34 周，基于我国现有医疗水平，我国的指南建议为 24~34 周。过小孕周的自发性早产，经常与胚胎异常、感染及子宫形态异常等有关，此时使

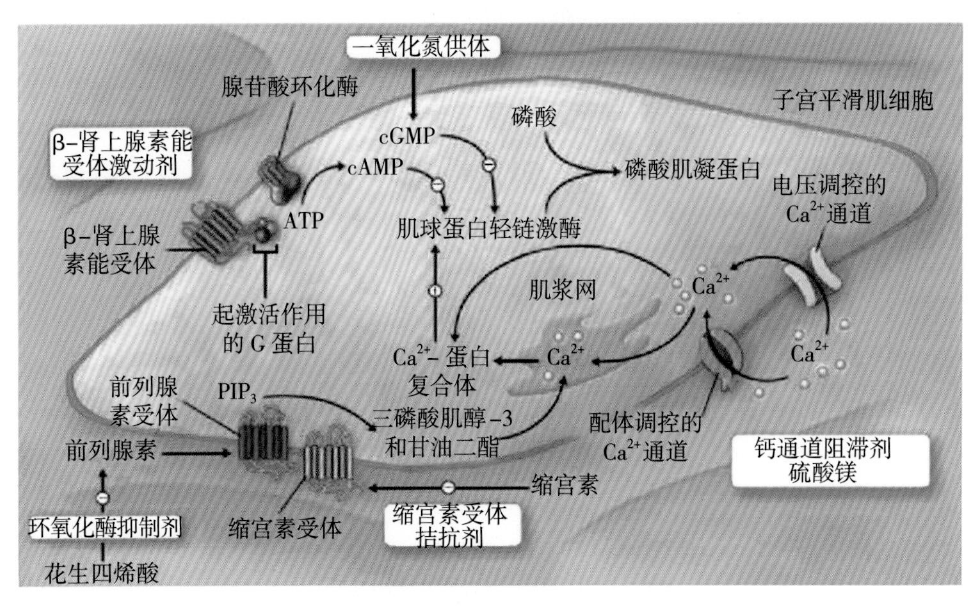

图 8-2　常用宫缩抑制剂的药理作用机制

（引自 Pa patsonis D, Flenady V，Cole S, et al. Oxytocin releptor antagonists for inhibiting preterm labour［J］. Cochrane Database Syst Rev. 2005（3）：4452.）

用宫缩抑制剂治疗无确切意义，反而可能引发严重的不良反应。对于 28 周以前晚期难免流产的孕妇，是否要应用宫缩抑制剂，应综合当地的现有医疗条件和孕妇本人及其家属的期望值来决定。

二、宫缩抑制剂的禁忌证

当应用的药物或延长孕周对母儿的风险超过早产带来的风险时，使用宫缩抑制剂即为禁忌。

宫缩抑制剂的禁忌证包括：①孕周超过 34 周。②胎死宫内。③致死性胎儿畸形。④胎儿状态不稳定。⑤重度子痫前期或子痫。⑥孕妇出血伴血流动力学不稳定。⑦羊膜腔感染。⑧未足月胎膜早破［除非无母亲感染征象，需要转运和 / 或促胎肺成熟］。⑨胎盘早剥。⑩存在宫缩抑制剂的医学禁忌证（如：β 受体激动剂禁用于心血管疾病、甲亢、闭角性青光眼、糖尿病；吲哚美辛禁用于母体凝血功能障碍、胎儿肺动脉异常、羊水过少等，具体用药前需依照说明书认真核对孕妇及胎儿是否存在相应的禁忌证）等。

相对禁忌证还包括宫缩不可抑制、宫颈扩张超过 5cm、母体心脏病、甲状腺功能亢进、未得到控制的糖尿病、轻度胎盘早剥、稳定的前置胎盘和胎儿宫内生长受限。

ACOG 不推荐长疗程或维持使用宫缩抑制剂，A 级证据表明，持续 48h 以上的宫缩治疗并不能改善早产率或新生儿结局。很多情况下，诱发早产的宫缩是潜在原发疾病的表现，例如宫内亚临床感染、不典型早期胎盘早剥等，适时终止妊娠对母儿预后均有益处，盲目延长用药时间反而很可能会因为掩盖症状，导致更严重的母儿不良结局。并且将用药时间限制在 48h 内也能够大幅减少因药物不良反应导致的风险和伤害，加上缺乏来自随机对照试验（RCT）的证据表明维持的宫缩抑制剂治疗可以改善新生儿结局，所以，国内和国际指南都不推荐抑制宫缩超过 48h 的维持治疗和预防性用药，都建议将宫缩治疗限制在 48h 内的单一治疗周期。尽管有这些建议，但在日常临床实践中，超过 48h 的长疗程抑制宫缩治疗和维持治疗也不少见，新生儿结局似乎也因孕周延长而获益。因此，临床医生需要对不同药物的不良反应及作用机制了然于胸，并与患者及家属充分沟通，明确维持治疗对患者利大于弊时，才能考虑延长治疗，并需要掌握及时停药终止妊娠的时机。

综上所述，正确认识并掌握宫缩抑制剂的作用机制及不良反应，合理使用宫缩抑制剂，最大程度上保障母儿安全与获益，对每位产科医生来说至关重要。

第二节 常用的宫缩抑制剂

目前临床常用的宫缩抑制剂主要有 6 类：β－肾上腺素能受体激动剂、钙通道阻滞剂、硫酸镁、缩宫素受体拮抗剂、前列腺素合成酶抑制剂、一氧化氮供体。宫缩抑制剂是通过不同作用机制来实现相同的目标——抑制子宫平滑肌收缩。应根据母体情况、孕周和费用等具体情况综合考虑来选择合适的抑制宫缩药物。

一、 β-肾上腺素能受体激动剂

β－肾上腺素能受体激动剂又分为 3 种类型，依次为选择性 β_2– 肾上腺素能受体激动剂、选择性 β_1– 肾上腺素能受体激动剂、非选择性 β－肾上腺素能受体激动剂，应用于子宫肌的基本为选择性 β_2– 肾上腺素能受体激动剂。β_2– 肾上腺素能受体激动剂专门作用于 β_2– 受体，使子宫肌细胞膜上的 β_2– 受体兴奋，β_2–受体的激活导致环磷酸腺苷（cAMP）的增加，通过 cAMP 蛋白激酶－肌球蛋白轻链激酶途径，抑制肌浆网释放钙，细胞质内钙减少，从而降低子宫肌层收缩力，使平滑肌松弛，同时刺激 cAMP 的分泌，降低了子宫收缩的速度。代表药物为盐酸利托君。孕期用药属于 B 类。用法：将利托君 100mg 溶于 500ml 葡萄糖液体中，开始时以 0.05mg/min 的速度静脉滴注，以后每隔 10~15min 增加 0.05mg，直至 0.35mg/min，至宫缩停止。其后继续维持 12h，逐渐减量后改口服。不良反应包括：头痛、心悸、胸痛、高血糖、低血钾、恶心、呕吐、肢体震颤、肺水肿、严重心律失常、低血压、横纹肌溶解等。1989 年美国的一项问卷调查纳入了 249 名围产期产科医师协会（SPO）成员和 441 名美国妇产科医师协会（ACOG）成员，调查美国妇产科医生在使用宫缩抑制剂（β_2– 肾上腺素能受体激动剂占大多数）时遇到过的不良反应的比例，结果如图 8–3。

多数肾上腺素能受体激动剂对母体的不良反应均与其刺激 β_1– 受体（主要分布于心脏）有关，刺激 β_1– 受体导致孕妇心率加快、心排血量增加；同时，由于 β_2– 受体除子宫平滑肌外，还分布于呼吸道支气管、血管和肝脏等器官，刺激

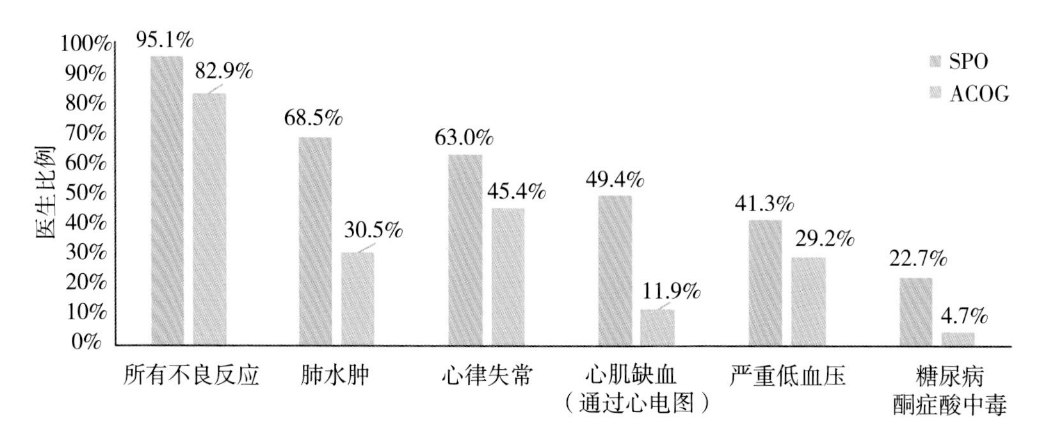

图 8-3　1989 年美国围产期产科医师协会（SPO）和妇产科医师协会（ACOG）医师问卷调查结果

（引自 Taslimi MM，Sibai BM，Amon E，et al. A national survey on preterm labor［J］. Am J Obstet Gynecol. 1989，160（6）：1352–1360.）

β_2- 受体，会舒张外周血管，引起舒张期低血压及支气管松弛。以上两种心血管效应结合，造成心动过速、心悸及血压降低。β_2- 受体激动剂亦可导致代谢异常，包括低血钾、高血糖及脂肪分解。其他较少见的不良反应有肺水肿，心肌缺血则较为罕见。此外，β_2- 受体激动剂可通过胎盘吸收，故胎儿亦可出现心动过速，当伴随母亲高血糖情况下，可诱导新生儿高胰岛素血症和低血糖反应。因此，心动过速敏感性心脏病、控制不佳的甲状腺功能亢进症和糖尿病孕妇，β_2- 肾上腺素能受体激动剂为相对禁忌证。存在严重出血风险的孕妇也应谨慎使用，因其心血管效应可干扰母体对出血的应激能力，并混淆临床表现。使用该类药物时应监测液体出入量、母体症状、电解质浓度和血糖等。基于药物脱敏功效，患者对该类药物可能耐受，临床疗效可能面临显著局限性。现在越来越多的动物实验认为 β - 肾上腺素能受体激动剂会干扰母体交感、副交感神经之间的平衡，部分诱发胎儿心动过速，可能导致早产儿脑缺血缺氧加重。且另有学者发现，在对照硫酸镁联合应用 β - 肾上腺素能受体激动剂和未使用硫酸镁组的胎儿大脑缺血情况时，硫酸镁的脑保护作用则降低至与未用硫酸镁的对照组相似。所以，在世界范围内 β - 受体激动剂预防早产的副作用已有共识，但鉴于 β_2- 受体激动剂应用短时间内有效及价格较低廉，盐酸利托君仍作为一线用药使用。

二、钙通道阻滞剂

钙通道阻滞剂是临床上治疗高血压等心血管系统疾病的常规用药。钙通道阻滞剂特异性地作用于细胞表面层的钙通道，减少细胞外钙离子内流，同时能逆性选择抑制去极化产生的钙离子，使其从细胞外转至细胞内，游离钙减少，抑制细胞内钙离子从肌浆网释放，游离钙的减少直接影响肌球蛋白轻链激酶的钙－钙调蛋白激活能力，阻止了钙依赖的肌球蛋白轻链激酶介导的磷酸化，从而起到松弛子宫平滑肌的作用。此外，有动物实验和人类子宫肌细胞体外实验发现，硝苯地平还可阻止前列腺素与催产素刺激子宫引起宫缩。代表药物为硝苯地平（又名心痛定）。这种药物有口服和舌下两种用药途径。用法：首次负荷剂量 20mg 口服，每天 3~4 次，24h 剂量不超过 60mg。硝苯地平是外周血管扩张剂，其不良反应主要有恶心、潮红、头痛、眩晕及心悸等症状。血管扩张还可导致总血管阻力降低，血压降低，继而引起反射性心排血量代偿性增加（反射性心率加快及心排血量增加）。动物实验有观察到子宫血流减少和胎儿血氧饱和度降低的现象，但在人类中并未得到证实。对药物超敏状态、低血压及心脏负荷过重的孕妇禁止使用该类药物。左心功能不全或充血性心力衰竭孕妇也应谨慎使用。一项多中心随机对照试验比较硝苯地平和阿托西班对 2.5~5.5 岁儿童结局的长期影响，结果显示两组结局没有明显差异（见表 8-1）。已有大量研究和系统评价表明，硝苯地平抑制宫缩、延长孕周的作用与 β－受体激动剂无明显差异，但其在减少母亲及新生儿不良反应，改善新生儿结局，降低新生儿严重并发症（呼吸窘迫综合征、颅内出血、坏死性小肠结肠炎、溶血性黄疸）及母体严重并发症发病率等方面明显优于 β_2－肾上腺素能受体激动剂。WHO 已将硝苯地平列为抑制宫缩的一线用药。

三、硫酸镁

硫酸镁抑制子宫收缩的作用机制尚有争议，有研究表明，其主要机制是通过与细胞内钙竞争抑制肌球蛋白轻链激酶活性，降低细胞内钙离子浓度从而减少细胞内电位，镁离子也可对肌细胞去极化过程产生干扰，使其去极化频率降低，同时激活 ATP 酶，迅速分解一部分 ATP，使得 ATP 与肌细胞－肌浆蛋白轻链激酶的磷酸化程度减少，从而抑制子宫平滑肌收缩，其抑制作用与剂量相关，血清镁浓度为 2~4mmol/L（4~8mFa/L）时，可完全抑制子宫肌的自然收缩和缩宫素引起的宫

表 8-1　使用不同宫缩抑制剂的新生儿结局比较

	硝苯地平（n = 115）	阿托西班（n= 110）	P
出生胎龄	33^{+0}（30^{+3}~35^{+2}）	31^{+6}（29^{+4}~34^{+5}）	0.16
出生胎龄			
< 28 周	10（8.7%）	13（11%）	0.44
28~32 周	38（33%）	42（38%）	
> 32 周	67（58%）	55（50%）	
不良围产结局	13（11%）	15（14%）	0.60
支气管肺发育不良	4（3.5%）	7（6.4%）	0.33
脓毒症	11（9.6%）	8（7.3%）	0.54
脑室内出血	2（1.7%）	0（0.0%）	—
脑室周围白质软化	0（0.0%）	1（0.9%）	—
坏死性小肠结肠炎	4（3.5%）	1（0.9%）	0.22
NICU 入住率	66（57%）	71（65%）	0.26
天数	14.5（6.0~38.5）	18.0（7.0~43.5）	0.75
呼吸机辅助呼吸	11（9.6%）	24（23%）	0.017
天数	6.0（2.0~13.5）	2.5（1.0~5.2）	0.082
出生后因任何原因住院	103（90%）	102（93%）	0.41
住院天数	32.0（18.5~54.0）	34.0（21.0~62.0）	0.85
呼吸障碍	8（7.0%）	13（12%）	0.12
窒息	0（0.0%）	1（0.9%）	—
脑膜炎	2（1.7%）	0（0.0%）	—
出生体重（g）	1920（1553~2629）	1805（1368~2419）	0.15

（引自 Van Winden T，Klumper J，Kleinrouweler CE，et al. Effects of tocolysis with nifedipine or atosiban on child outcome：follow-up of the APOSTEL III trial [J] . BJOG. 2020 127（9）：1129-1137.）

缩。硫酸镁对子宫血管亦有舒张作用。近年来更强调硫酸镁对胎儿的神经保护作用，其可降低中枢神经兴奋性，减少耗氧量；扩张血管，增加中枢供氧；抑制机体炎症反应对神经系统的损害，有研究显示，妊娠 32 周前先兆早产的孕妇使用硫酸镁不仅可以显著降低新生儿脑瘫发生率，还能降低早产儿脑瘫严重程度（如表 8-2）。国内专家共识明确支持胎龄 32 周之前短期（＜ 48h）应用硫酸镁保护胎儿神经系统以预防脑瘫。国内外各家指南对硫酸镁的指导建议详见表 8-3。母体硫酸镁治疗可轻微降低胎心监护基线及胎心变异，研究未能证明其在早产中延长孕周的有效性。硫酸镁唯一的给药途径是静脉注射，由肾脏清除。用法：硫酸镁的首次剂量为 5g，半小时内静脉滴入，此后以静脉点滴 2g/h 的速度滴入，宫缩抑制后

表 8-2　硫酸镁对早产儿神经保护作用的大型研究

参数	BEAM（2008）	PREMAG（2007）	ACTOMgSO$_4$（2003）
研究对象	2136 名在 24~31 周出生的 2 年内仍存活的婴儿	688 名小于 33 周胎龄的婴儿	1047 名小于 30 周出生的 2 年内仍存活的婴儿
剂量和维持时间	起始 6g，维持 2g/h，12 小时后再用药	仅 4g	起始 4g，维持 1g/h 至 24h
总剂量	30g	4g	28g
给药时间(平均值)	28 孕周	30 孕周	27 孕周
结局	死亡率略高(9.5% vs. 8.5%) 神经功能障碍发生率明显降低（1.9% vs 3.5%） 出生后死亡合并中重度脑瘫发生率相当（11.3% vs. 11.7%，RR 0.97[0.77~1.23]） 中度或重度脑瘫发生率明显较低(1.9% 对 3.5%; RR 0.55[0.32~0.95]） 死产或婴儿死亡率略高（9.5% vs 8.5%；RR 1.12[0.85~1.47]） 3~4 级脑室内出血发生率略高（2.1% vs 3.2%）	死亡率略低（13.8% vs 17.1%；RR 0.83[0.64~1.09]） 神经功能障碍发生率明显降低（10% vs 11.7%） 严重运动功能障碍发生率较低（OR: 0.65[0.41~1.02]） 脑瘫发生率较低（RR 0.63[0.35~1.15]） 出生后死亡合并脑瘫发生率较低（OR 0.65[0.42~1.03]） 出生后死亡合并严重运动功能障碍发生率显著降低（OR 0.62[0.41~0.93]） 出生后死亡合并脑瘫和认知功能障碍发生率降低（OR 0.68[0.47~1.00]） 4 级脑室内出血发生率较低低（2.4% vs 3.4%）	死亡率略低（13.8% vs 17.1%） 神经功能障碍发生率较低（6.8% vs 8.2%） 脑瘫发生率较低(6.8% vs 8.2%；RR 出生后死亡合并脑瘫发生率较低（19.8% 比 24.0%；RR 0.83[0.66~1.03]）） 严重运动功能障碍发生率显著降低（3.4% 比 6.6%；RR 0.51[0.29~0.91]） 出生后死亡合并严重运动功能障碍发生率显著降低(17.0% vs 22.7%，RR：0.75；95%CI，0.59~0.96） 脑室周围白质软化发生率略高（3.7% vs 3.6%） 3~4 级脑室内出血发生率略低（8.2% vs 8.5%）

（引自 Bachnas MA，Akbar MIA，Dachlan EG，et al. The role of magnesium sulfate（MgSO$_4$）in fetal neuroprotection [J]. J Matern Fetal Neonatal Med，2021，34（6）：966–978.）

继续维持 4~6h 后改为 1g/h，宫缩消失后继续点滴 12h，同时要监测呼吸、心率、尿量、膝反射。有条件者应监测血镁浓度。血镁浓度 1.5~2.5mmol/L 可抑制宫缩，其不良反应包括潮红、恶心、深部肌腱反射减弱、视力模糊和心脏收缩力降低等，出汗和面色潮红最常见，偶有恶心、呕吐、视物模糊等。有研究报道，胎儿宫内暴露硫酸镁超过 7d，新生儿骨骼异常发生率明显增加，因此，FDA 不推荐在预防早产时静脉使用硫酸镁超过 5~7d。硫酸镁禁止用于重症肌无力的孕妇，因其影响

表 8-3　硫酸镁在早产防治中的应用（指南回顾）

	NICE	WHO	ACOG	SOGC
硫酸镁用于保护胎儿脑神经	推荐	推荐	推荐	推荐
给药时机	· 24~29 周推荐 · 30~33 周考虑	< 32 周	< 32 周	24^{+0}~33^{+6} 周应考虑使用
给药方案	· 4g 静脉滴注超过 15min，然后静脉滴注 1g/h 直到分娩或持续 24h	· 4g 静脉滴注超过 20min，然后 1g/h 直至分娩或 24h · 4g 静脉滴注超过 30min 或 4g 单剂量静脉推注 · 6g 静脉滴注，持续 20~30min，然后静脉滴注 2g/h	不应持续超过 48h	· 4g 静脉滴注超过 30min，然后静脉滴注 1g/h 直到分娩或持续 24h · 计划性 PTD，出生前 4h 4g 负荷剂量静脉给药
重复使用	未提及	未提及	未提及	没有足够的证据
在多胎妊娠中的应用	未提及	同单胎妊娠	未提及	同单胎妊娠
给药过程中的监测	· 至少每 4h 评估一次镁中毒的临床体征 · 若出现少尿或其他肾衰竭的迹象，应更频繁地监测并减少剂量	未提及	未提及	· 建议采用现有方案监测产妇生命体征 · 无需监测孕妇血清镁水平 · 推荐持续胎心监护

（引自 Tsakiridis I，Mamopoulos A，Athanasiadis A，et al. Antenatal Corticosteroids and Magnesium Sulfate for Improved Preterm Neonatal Outcomes：A Review of Guidelines [J]. Obstet Gynecol Surv. 2020，75（5）：298–307.）

心肌收缩，严重者可致心搏骤停，因此应避免在已知心肌损伤或心脏传导异常的孕妇中使用。镁由肾脏清除，肾功能受损的孕妇容易出现血清镁蓄积，产生镁中毒，因此，肾功能受损的孕妇应减少或使用维持剂量。有学者指出硫酸镁与钙通道阻滞剂可产生协同作用抑制肌肉收缩，有母亲呼吸抑制的风险，另有文献报道硫酸镁和钙通道阻滞剂联合使用时低钙血症、低血压和心脏抑制风险增加，因此不推荐联合用药。

四、 缩宫素受体拮抗剂

缩宫素受体拮抗剂通过竞争子宫肌层及蜕膜的缩宫素受体而抑制宫缩，其抑制作用与受体含量有关，同时能降低前列素 $F_{2\alpha}$ 的分泌量而抑制宫缩。代表药物为阿托西班。阿托西班临床常用用药方案：静脉给予阿托西班有 3 个连续的步骤，即①7.5mg/mL 的醋酸阿托西班注射液首次单剂量推注 6.75mg（时间：大于 1min）。②输注连续 3h（300μg/min）高剂量已稀释醋酸阿托西班注射液。③低剂量给予已稀释醋酸阿托西班注射液持续 45h（100μg/min）。治疗时间不超过 48h。1 个完整疗程中，阿托西班总剂量最好不超过 330mg。

阿托西班的全部剂量如表 8–4 所示。

表 8–4 阿托西班的应用

步骤	配方	注射 / 输注速率	阿托西班剂量
1	0.9ml 的单剂量静脉推注	多于 1min	6.75mg
2	3h 静脉滴注	24ml/h	18mg/h
3	后续静脉滴注	8ml/h	6mg/h

有效抑制宫缩后若再次出现早产症状可重复治疗。研究表明，该类宫缩抑制剂在延缓或预防早产方面并不优于其他类，其主要优点在于对母体的副作用较少。由于缩宫素受体拮抗剂作用靶点选择性更强，其在不良反应方面，除少数患者可能伴发轻微呼吸困难、母儿心动过速，目前尚未报道严重母儿不良反应。一项多中心、双盲、安慰剂对照试验，纳入 501 例孕 20~33^{+6} 周先兆早产孕妇，静脉注射阿托西班（*n*=246）或安慰剂（*n*=255），比较两组治疗 24h、48h、7d 内未分娩且未接受其他宫缩抑制剂治疗的孕妇的比例，结果（见图 8–4）显示，阿托西班与安慰剂相比能显著延迟 24h、48h 及 7d 内分娩。一项前瞻性 RCT 研究，先兆早产孕妇随机入组接受阿托西班（*n*=575）、β_2 受体激动剂（*n*=175）或硝苯地平 *n*=542）治疗，比较阿托西班、β_2 受体激动剂和硝苯地平治疗的安全性，结果（见图 8–5）显示，阿托西班的中度和重度不良反应的发生率均低于 β_2 受体激动剂和硝苯地平。阿托西班在欧盟被批准用于治疗有早产风险的患者，在国内近几年来应用越来越广泛，已成为心肺功能不全、双胎妊娠及无法耐受 β–肾上腺素能受体激动剂、钙通道阻滞剂患者的首选用药。因低孕龄孕妇子宫肌层缩宫素受体的密度较低，且考虑到阿托西班的安全性，FDA 暂不批准孕 20 周前应用阿托西班。

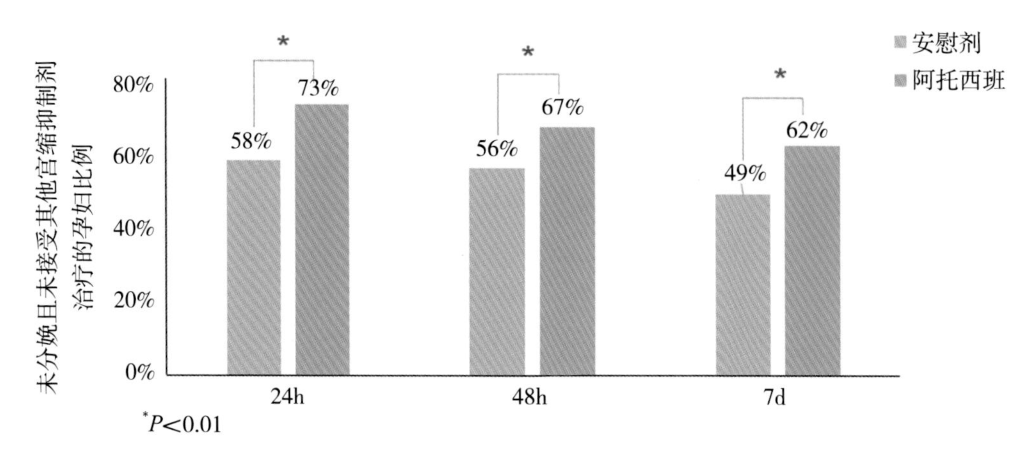

图 8-4　一项多中心、双盲、安慰剂对照试验

纳入 501 例孕 20~33[+6] 周先兆早产孕妇，静脉注射阿托西班（n=246）或安慰剂（n=255），比较两组治疗 24h、48h、7d 内未分娩且未接受其他宫缩抑制剂治疗的孕妇的比例

（引自 Valenzuela GJ，Sanchez-Ramos L，Romero R，Maintenance treatment of preterm labor with the oxytocin antagonist atosiban. The Atosiban PTL-098 Study Group［J］. Am J Obstet Gynecol. 2000，182（5）：1184-1190.）

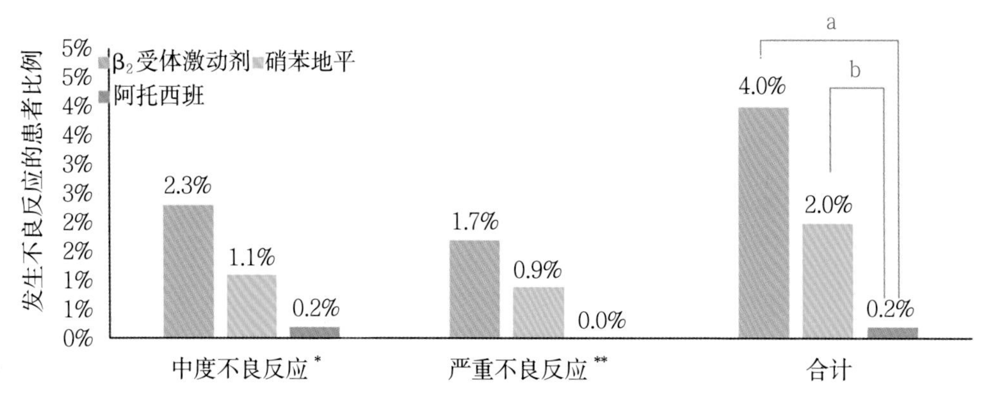

a：RR（95%Cl）=22.0（3.6，138.0）
b：RR（95%Cl）=12.0（1.9，69）
* 中度不良反应：导致停药的不良反应（如心动过速、恶心、头晕、头痛）
** 重度不良反应：严重低血压、严重呼吸困难、肺水肿、心肌梗死、过敏性休克、收入 ICU、孕产妇死亡

图 8-5　前瞻性 RCT 研究

随机接受阿托西班（n=575）、β_2 受体激动剂（n=175）或硝苯地平（n=542）治疗，比较阿托西班、β_2 受体激动剂和硝苯地平治疗的安全性

（引自 De Heus R，Mol BW，Erwich JJ，et al. Adverse drug reactions to tocolytic treatment for preterm labour：prospective cohort study［J］. BMJ. 2009，338：744.）

五、 前列腺素合成酶抑制剂

前列腺素合成酶抑制剂通过抑制环氧合酶（COX，是前列腺素合成的关键酶），使花生四烯酸无法转化为前列腺素，从而减少前列腺素的产生，肌细胞间隙生成减少，细胞内钙离子释放减少，肌浆蛋白轻链激酶活性降低，从而可抑制子宫收缩，其作用机制如图 8–6 所示。代表药物为吲哚美辛，用法：150~300mg/d，首次负荷剂量为 50~100mg，口服、经阴道或直肠给药，后 25mg/6h，可维持 48h，限孕 32 周前内用药。有研究表明，与其他宫缩抑制剂相比，吲哚美辛能降低早产率、推迟分娩孕周并增加胎儿出生体重，但因其对胎儿安全性未明，例如肾损伤、羊水过少、动脉导管收缩（在新生儿中可能持续存在肺动脉高压）、坏死性小肠结肠炎和颅内出血等，所以在早产治疗中该类药物不作首选。以上胎儿及新生儿不良反应的发生多与孕 32 周后用药及用药时间超过 48h 有关，因此，若不可避免要使用该类药物时应注意这两个时间点。

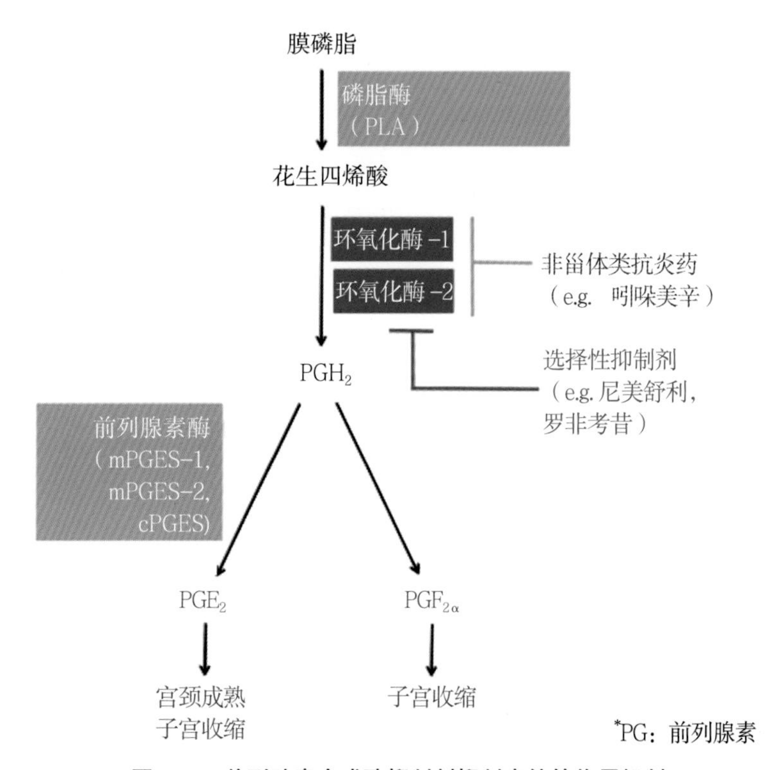

图 8–6 前列腺素合成酶抑制剂抑制宫缩的作用机制

（引自 Urrego D，Liwa AC，Cole WC，et al. Cyclooxygenase inhibitors for treating preterm labour：What is the molecular evidence?［J］Can J Physiol Pharmacol. 2019 97（3）：222–231.）

六、 一氧化氮供体

一氧化氮（NO）是血管内皮衍生舒张因子，通过鸟苷酸环化酶通路，抑制子宫平滑肌收缩。NO 供体的代表药物为硝酸甘油（NTG）。研究发现，静脉使用 NTG 以松弛子宫肌是不稳定的，并可能伴有明显的低血压。其他 NTG 制剂（透皮）已小范围用于早产治疗，其抑制宫缩效果与利托君相似。一项随机试验的荟萃分析发现，与任何其他试验相比，NTG 不能显著延长妊娠、减少早产或改善新生儿结局。目前尚无确切证据表明常规使用 NTG 来抑制宫缩，因为以往的研究效度有限，暂不明确结果之间的差异。

当宫缩过强，单药应用抑制宫缩效果不佳时，常需不同种类宫缩抑制剂联合应用，然而目前联合用药的安全性和有效性仍然存在争议。Sarah Arrowsmith 等人的研究（见图 8–7）发现，受体内缩宫素影响，硫酸镁要达到较高浓度（2~3mmol/L）

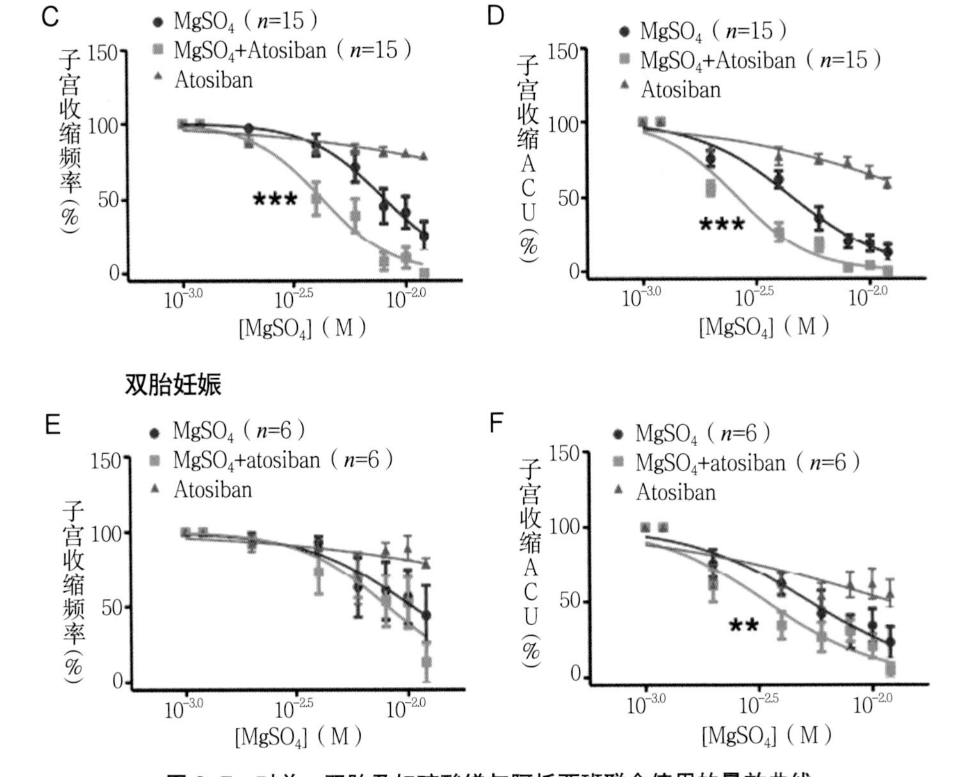

图 8–7 对单、双胎孕妇硫酸镁与阿托西班联合使用的量效曲线

（引自 Arrowsmith S，Neilson J，Wray S. The combination tocolytic effect of magnesium sulfate and an oxytocin receptor antagonist in myometrium from singleton and twin pregnancies［J］. Am J Obstet Gynecol. 2016，215（6）：789.）

才能发挥作用，而与阿托西班联用时，则可通过阿托西班拮抗缩宫素受体从而减少了缩宫素的影响，较低浓度硫酸镁可发挥同样效果，减少副作用。Doret Muriel 等人的研究（见图 8-8）发现，利托君与阿托西班联合使用对子宫肌层活性具有协同抑制作用，从而可使用每种药物的较低浓度来达到两种药物叠加的相同效果。未来需要更多研究来探索宫缩抑制剂的最佳给药方案并制订出更全面的专业指南，包括明确的决策途径等。

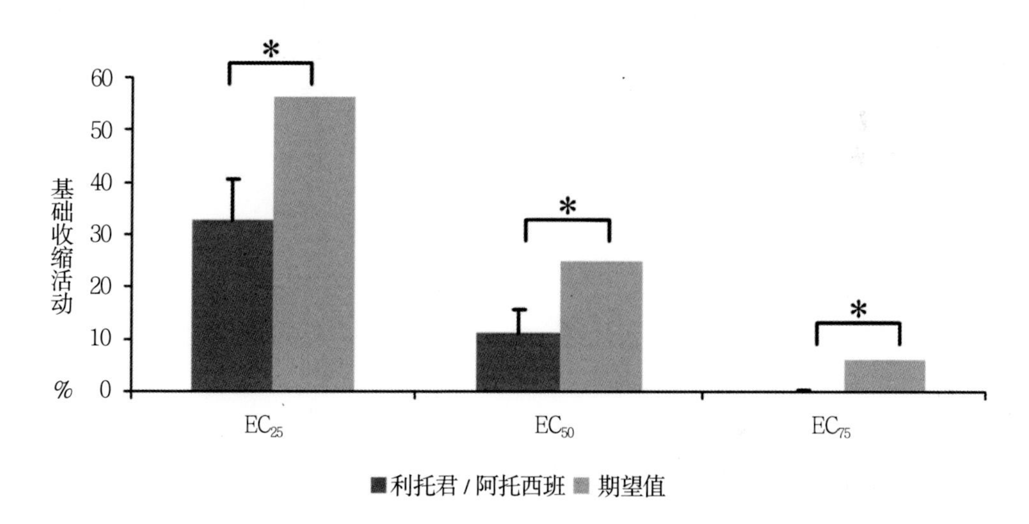

图 8-8 利托君和阿托西班联合使用

加入利托君和阿托西班的 EC25、EC50 和 EC75 组合后，观察到的收缩活动。数据以平均值（SEM）表示，$^{*}P < 0.05$

（引自 Doret Muriel，Mellier Georges，Gaucherand Pascal et al. The in vitro effect of dual combinations of ritodrine，nicardipine and atosiban on contractility of pregnant rat myometrium. [J]. BJOG，2003，110：731–734.）

参考文献

[1] Mayer C，Apodaca-Ramos I. Tocolysis [J]. Treasure Island（FL）：StatPearls Publishing，2021，3：1-15.

[2] Hanley M，Sayres L，Reiff ES，et al. Tocolysis：A Review of the Literature [J]. Obstet Gynecol Surv，2019，74（1）：50-55.

[3] 伍绍文，丁新．宫缩抑制剂的应用进展 [J]．医学综述，2018，24（2）：357-361.

[4] 中华医学会妇产科学分会产科学组．早产临床诊断与治疗指南（2014）[J]．中华围产医学杂志，2015，18（4）：241-245.
[5]周玮，漆洪波．宫缩抑制剂防治早产的合理选择[J]. 中国计划生育和妇产科，2018，10（11）：8-10，14.
[6]邵怡．宫缩抑制剂预防早产的药物评价研究进展[J]. 临床医药文献电子杂志，2019，6（18）：195-196.
[7]刘义环．宫缩抑制剂治疗早产的研究进展[J]. 继续医学教育，2019，33(12)：152-155.
[8] 马燕，陈丹青．早产药物治疗的循证评价 [J]．实用妇产科杂志，2019，35（007）：489-491.
[9] Stelzl P, Kehl S, Rath W. Maintenance tocolysis: a reappraisal of clinical evidence [J]. Arch Gynecol Obstet, 2019, 300 (5): 1189-1199.
[10] 徐从剑，华克勤．实用妇产科学第4版 [M]．北京：人民卫生出版社，2018：155-156.
[11] 冉利敏．阿托西班用于双胎妊娠晚期流产及早产的临床研究 [D]．郑州：郑州大学，2016.
[12] Papatsonis D, Flenady V, Cole S, Liley H. Oxytocin receptor antagonists for inhibiting preterm labour [J]. Cochrane Database Syst Rev, 2005 (3): 4452.
[13] De Heus R, Mulder EJ, Derks JB, et al. Acute tocolysis for uterine activity reduction in term labor: A review [J]. Obstet Gynecol Surv, 2008, 63 (6): 383-388.
[14] Bloor M, Paech M. Nonsteroidal anti-inflammatory drugs during pregnancy and the initiation of lactation [J]. Anesth Analg, 2013, 116 (5): 1063-1075.
[15] Urrego D, Liwa AC, Cole WC, et al. Cyclooxygenase inhibitors for treating preterm labour: What is the molecular evidence? [J]. Can J Physiol Pharmacol, 2019, 97 (3): 222-231.
[16]黄菊，王沂峰．宫缩抑制剂在早产治疗中的研究进展[J]. 广州医学院学报，2011（3）：115-118.
[17] Shaikh S, Shaikh AH, Akhter S, et al. Efficacy of transdermal nitroglycerine in idiopathic pre-term labour[J]. J Pak Med Assoc, 2012, 62(1): 47-50.
[18] 郭智勇，彭萍．宫缩抑制剂的临床应用进展 [J]．广东医学，2015（17）：

2761-2763.
[19] Younger JD, Reitman E, Gallos G. Tocolysis: Present and future treatment options [J]. Semin Perinatol, 2017, 41 (8): 493-504.
[20] Duckitt K, Thornton S, O'Donovan OP, et al. Nitric oxide donors for treating preterm labour [J]. Cochrane Database Syst Rev, 2014 (5): 2860.
[21]陈晓丽，黎静．宫缩抑制剂联合应用的安全性及有效性[J]．妇产与遗传(电子版)，2020，10(4)：40-44.
[22] Nazifovic E, Husslein H, Lakovschek I, et al. Differences between evidence-based recommendations and actual clinical practice regarding tocolysis: a prospective multicenter registry study [J]. BMC Pregnancy Childbirth, 2018, 18 (1): 446.
[23]陈静．先兆早产采用宫缩抑制剂治疗的疗效和护理[J]．实用妇科内分泌杂志(电子版)，2016，3(13)：102-103.
[24]王勇．早产宫缩抑制剂合理使用的评价[J]．现代妇产科进展，2012，21(5)：408-410.
[25]吴立涛．宫缩抑制剂治疗早产的研究进展[J]．世界临床医学，2016，10(23)：131，133.
[26] American College of Obstetricians and Gynecologists, Committee on Practice Bulletins-Obstetrics. ACOG practice bulletin no. 159: Management of Preterm Labor [J]. Obstet Gynecol, 2016, 127 (1): 29-38.
[27] Marret S, Ancel PY. Neuroprotection For preterm infants with antenatal magnesium sulphate [J]. J Gynecol Obstet Biol Reprod (Paris), 2016, 45 (10): 1418-1433.
[28]李达，张建平．合理使用宫缩抑制剂[J]．现代妇产科进展，2011，3(20)：173-175.
[29]廖华．自发性早期早产的治疗进展[J]．实用妇产科杂志，2016，32(008)：581-584.
[30] Romero R, Dey SK, Fisher SJ. Preterm labor: one syndrome, many causes [J]. Science, 2014, 345 (6198): 760-765.
[31] Kino E , Ohhashi M, Kawagoe Y, et al. Impact of tocolysis-intent magnesium sulfate and beta-adrenergic agonists on perinatal brain damage in infants born between 28-36weeks' gestation [J]. Journal of Obstetrics and Gynaecology Research, 2020, 46 (10): 2027-2035.
[32] Witter FR, Zimmerman AW, Reichmann JP, et al. In utero beta 2

adrenergic agonist exposure and adverse neuro physiologic and behavioral outcome [J] . Am J ObstetGynecol, 2009, 201: 553-559.
[33] Kamitomo M, Ohtsuka T, Gilbert RD. Effects of isoproterenol on the cardiovascular system of fetal sheep exposed to long-term high-altitude hypoxemia [J] . J ApplPhysiol, 1995, 78: 1793-1799.
[34] van Winden T, Klumper J, Kleinrouweler CE, et al. Effects of tocolysis with nifedipine or atosiban on child outcome: follow-up of the APOSTEL III trial [J] . BJOG, 2020, 127 (9) : 1129-1137.
[35] Tsakiridis I, Mamopoulos A, Athanasiadis A, et al. Antenatal Corticosteroids and Magnesium Sulfate for Improved Preterm Neonatal Outcomes: A Review of Guidelines [J] . Obstet Gynecol Surv, 2020, 75 (5) : 298-307.

宫颈环扎线拆除时机及终止妊娠时机

第九章

宫颈环扎线拆除时机的选择取决于妊娠所处的孕周，是否临产或是否并发明确的临床绒毛膜羊膜炎或其他需要终止妊娠的情况。宫颈环扎术后未临产的孕妇建议近足月拆除宫颈环扎线，美国妇产科医师学会（ACOG，American College of Obstetricians and Gynecologists）和英国皇家妇产科医师学院（RCOG，Royal College of Obstetricians and Gynaecologists）指南推荐拆除宫颈环扎线的孕周为36~37周，加拿大妇产科医师协会（SOGC，Society of Obstetricians and Gynaecologists of Canada）指南则推荐36~38周。对于计划阴道分娩的患者不推荐临产时拆除宫颈环扎线，对于达到或超过39周的择期剖宫产患者应在进行剖宫产术时同时去除环扎线，若这类患者于37~39周间出现自发临产则需即行剖宫产术+宫颈环扎线拆除术。

一、非胎膜早破早产宫颈环扎线拆除时机

对于胎膜未破的早产临产的孕妇，约有30%有组织绒毛膜羊膜炎，而未足月胎膜早破早产的孕妇则有15%~25%合并有临床症状的绒毛膜羊膜炎。是否拆除宫颈环扎线，主要取决于宫缩抑制剂是否能有效抑制宫缩，以及绒毛膜羊膜炎能否有效的控制。若早产不可避免或出现临床绒毛膜羊膜炎的表现，则需急诊拆除宫颈环扎线，否则可出现严重宫颈损伤、母儿感染、子宫破裂，危及母儿生命。

宫颈环扎线拆除与宫颈环扎的术式有关。若无阴道分娩的禁忌，拆除阴道McDonald环扎线的孕周为36~37周进行，大多数情况可门诊去除，无需麻醉或仅使用短效麻醉药。对于经阴道Shirodkar环扎，孕36~37周或自发临产后住院拆除宫颈环扎线。去除环扎线至分娩的潜伏期由数小时至数天不等，据报道有5.3%~11%的孕妇在48h内自然分娩，并且拆除环扎线到自然分娩的间隔平均为14d。

经腹或经腹腔镜环扎的孕妇，若临产或因产科因素需终止妊娠，且胎儿可存活，通常建议剖宫产，术中同时拆除宫颈环扎线。若为死胎或胎儿出生后无法存活，则需开腹或腹腔镜下拆除宫颈环扎线，尽量阴道分娩。

以下两种情况，可考虑保留宫颈环扎线：①腹腔镜或经腹宫颈环扎的孕妇，剖宫产术中根据探查的情况，选择移除环扎线或将其留在原处以备将来怀孕。②经阴道 Shirodkar 环扎，若有剖宫产指征并有再次妊娠的需求，术中可以选择保留 Shirodkar 环扎线。

二、未足月胎膜早破宫颈环扎线拆除时机

未足月胎膜早破（preterm PROM，PPROM）的发生率约为 3%，与 30%~40% 的早产有关。未足月胎膜早破胎儿最主要的风险是早产儿相关的并发症，如呼吸窘迫综合征、脓毒血症、脑室内出血、坏死性小肠结肠炎等。据报道宫颈机能不全孕妇未足月胎膜早破发生率为 46.0%，与自身潜在的亚临床宫内感染有关，感染发生率为 13%~28%。宫颈环扎手术通过重塑宫颈形态，避免胎膜暴露于阴道环境，能延长妊娠天数，对改善分娩结局有重要作用，其手术本身并不增加其感染的风险。一项 Meta 分析发现宫颈机能不全孕妇紧急环扎可以减少早产，延长妊娠，并减少新生儿死亡和胎儿丢失，但不会增加绒毛膜羊膜炎和胎膜早破的风险。

宫颈环扎术后 PPROM 的治疗原则基本与未足月胎膜早破一致，区别在于宫颈环扎线的去留问题，以及拆除环扎线的时机。宫颈环扎术后 PPROM 的处理方案很大程度上取决于妊娠孕周、胎儿出生后的存活能力，以及就诊医疗机构的新生儿救治能力等诸多因素，期待治疗需要权衡保留宫颈环扎线和潜在绒毛膜羊膜炎、胎儿宫内窘迫的利弊。若妊娠 $24\sim33^{+6}$ 周，无胎儿宫内窘迫、临床绒毛膜羊膜炎和胎盘早剥的证据，首选期待治疗，使用抗生素延长胎膜早破 - 分娩的潜伏期，顺利完成促胎肺成熟治疗和宫内转运。

近足月 PROM（妊娠 $34\sim36^{+6}$ 周）的处理方案临床上较有争议。最近的一项荟萃研究分析的结果发现 PPROM 孕妇选择立即终止妊娠，其剖宫产率、新生儿呼吸窘迫、新生儿死亡和 NICU 入住率升高。另一项纳入 1839 名妇女的大型随机对照试验研究发现，妊娠 $34\sim36^{+6}$ 周的 PROM 孕妇立即分娩或期待治疗，其新生儿并发症的综合发病率差异无统计学意义，但立即分娩组新生儿呼吸窘迫（RR=1.6；95%CI：1.1~2.3）和机械通气（RR=1.4；95%CI：1.0~1.8）的发生率较高，入住

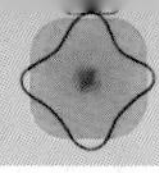

NICU 的时间较长（4d vs 2d）。因此，在没有期待治疗禁忌证（如胎儿窘迫、宫内感染等）时，2018 年美国 ACOG《胎膜早破临床实践指南》提出无论是期待治疗或立即终止妊娠均是合理的选择（B 级证据）。

由于宫颈环扎术后胎膜早破处理的回顾性研究的结论不一致，临床争议较大，2014 年 ACOG 临床指南（142 号）对于宫颈环扎术后未足月胎膜早破，是否拆除宫颈环扎线未提出明确的推荐。2019 年 SOGC 颁布的《NO.373 宫颈机能不全与宫颈环扎术临床实践指南》则提出针对无明显宫缩的未足月胎膜早破，建议于破膜后 48h 内拆除环扎缝线，目的是争取完成皮质醇激素促胎肺成熟的疗程。近期关于宫颈环扎术后未足月胎膜早破孕妇的回顾性分析发现针对无明显宫缩或无感染证据的孕妇，不立即拆除宫颈环扎线可延长分娩潜伏期，且与产科、孕产妇或新生儿的不良结局无明显关系。Vitner 等亦发现宫颈环扎术后出现 PPROM，保留环扎线可能与较长的潜伏期有关，但不增加绒毛膜羊膜炎发生率以及新生儿感染性疾病的风险。因此，宫颈环扎术后胎膜早破的孕妇若无临产征兆，且无感染证据，可考虑保留环扎线，但需警惕随着期待治疗时间的延长会增加宫内感染的风险，如增加母儿败血症、绒毛膜羊膜炎、新生儿死亡率的风险。

宫颈环扎术后胎膜早破期待治疗过程中感染的监测决定了宫颈环扎线的拆除时机，一旦绒毛膜羊膜炎诊断明确，则需考虑及时拆除缝线。典型的临床绒毛膜羊膜炎的诊断依据包括：母体心动过速≥ 100 次 / 分，胎儿心动过速≥ 160 次 / 分，母体发热≥ 38℃，子宫激惹，羊水恶臭，母体白细胞≥ 15×10^9/L，中性粒细胞≥ 90%。2015 年我国《胎膜早破诊断和处理指南》指出当孕妇体温升高伴有上述 2 个或以上的症状或体征则诊断临床绒毛膜羊膜炎。出现上述任一表现异常则为疑似绒毛膜羊膜炎，应进行鉴别诊断，及时使用抗生素。

在感染监测的过程中，需要注意识别处于亚临床绒毛膜羊膜炎感染的孕妇，可以通过孕妇外周血炎症标志物预测潜在的组织绒毛膜羊膜炎。孕妇外周血白细胞、C 反应蛋白是目前常用的绒毛膜羊膜炎的预测指标，其最佳的界值在不同的研究结果里有较大的差异，因此，预测价值存在一定的争议。Nasrin 等通过前瞻性横断面研究发现未足月胎膜早破孕妇外周血 WBC 计数对预测绒毛膜羊膜炎最敏感，入院白细胞的界值为 $11.2 \pm 3.6 \times 10^9$/L 时，对临床绒毛膜羊膜炎的预测敏感性、特异性、阳性预测值和阴性预测值分别为 82.3%、36.6%、12.6%、94.9%；对组织绒毛膜羊膜炎的预测敏感性、特异性、阳性预测值和阴性预测值则分别为 82.8%、43.5%、14%、95.8%。Musilova 等统计了 479 例未足月胎膜早破孕妇入院外周血白细胞数值，发现同时有羊膜内微生物侵袭和羊膜内炎的白细胞均值为 14.0×10^9/L；仅有羊膜内炎的白细胞均值为 12.1×10^9/L；仅有羊膜内微生物侵袭的白细胞均值为 12.1×10^9/L；二者皆无的白细胞均值为 11.8×10^9/L。羊膜内微生物侵袭组、羊膜内炎组及正常组之间孕妇外周血白细胞的差异无统计学意义，研究认为孕妇外周血白细胞不能作为羊膜内感染或羊膜内炎的预测指标。Sereepapong 等也认为孕妇外周血白细胞计数对绒毛膜羊膜炎的预测能力差。最近的一项关于组织绒毛膜羊膜炎预测指标的系统回顾和荟萃分析指出，单纯使用孕妇外周血 C 反应蛋白（C-reactive protein，CRP）和白细胞作为预测指标，显示出较低的敏感性和特异性。结合 13 项研究的结果得出，CRP 预测的敏感性为 68.7%（95%CI：58%~77%），特异性为 77.1%（95%CI：67%~84%）；联合 4 项研究评估孕妇外周血白细胞数预测绒毛膜羊膜炎的能力，显示联合敏感性为 51%（95%CI：40%~62%），特异性为 65%（95%CI：50%~78%）。另一项系统回顾和荟萃分析也认为没有足够的证据支持母体血液中使用 C 反应蛋白，降钙素原或 IL-6 来预测 PPROM 中的组织绒毛膜羊膜炎。另一项涉及 386 个孕妇的前瞻性观察队列研究也发现 C- 反应蛋白预测羊膜内微生物侵袭和组织绒毛膜羊膜炎的敏感性低，仅为 15%。

中性粒细胞 / 淋巴细胞比值（neutrophil-to-lymphocyte ratio，NLR）已被公认为是炎症性疾病的炎症标志物，与早产有关。一项回顾性分析共收集了 149 名 PPROM 的孕妇的资料，发现组织绒毛膜羊膜炎组其入院时孕妇外周血 NLR 值显著高于非组织绒毛膜羊膜炎组。Kim 等也发现具有胎盘炎症 + 脐血管炎的孕妇其外周血 NLR 的水平显著高于仅有胎盘炎症的孕妇，其预测胎盘炎性反应的灵敏度 71.4%、特异度 77.9%、阳性预测值 80.7%、阴性预测值为 67.8%。Yuwen 等研究发现妊娠晚期母体血清 NLR 水平可以作为胎盘炎症的标志物。因此，孕妇外周血 NLR 有望成为胎盘炎症的一个新的标志物，应用于早产、胎膜早破早产、未足月胎膜早破早产胎盘炎症的预测。新近的研究发现胎膜早破孕妇的阴道液中的细胞因子（IL-6）可以用于预测宫内炎症，Seliger 等对胎膜早破孕妇（胎龄 24~34 周）进行前瞻性病例对照研究，采用了一种新的阴道液标本采集技术，通过日常常规监测阴道液中的 IL-6 浓度进行无创性评估。通过 Youden 指数，计算出阴道液中 IL-6 预测宫内炎症的最佳界值是 6417pg/mL。

上述列举的炎症标志物由于研究结果差异较大，目前尚无指南推荐用于预测组织绒毛膜羊膜炎的孕妇外周血炎症标志物。因此，临床应用时，需重视结合患者的临床症状、体征，定期复查宫颈分泌物微生物培养，监测炎症预测因子的变

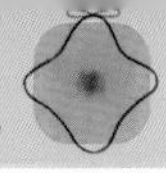

化趋势。当炎症指标呈现上升的变化趋势时，需高度警惕宫内感染，及时调整抗生素的使用。严密监测孕妇宫内感染的同时，需注意羊水量的监测以及产前出血的鉴别诊断，及时识别胎盘早剥，适时拆除宫颈环扎线并终止妊娠。

三、宫颈环扎术后终止妊娠时机和分娩方式选择

宫颈环扎术后出现不可避免的早产，继续保胎治疗或保留宫颈环扎线，易出现胎盘早剥、宫颈撕裂、胎儿窘迫等，需适时停止宫缩抑制剂的使用，及时拆除宫颈环扎线。无阴道分娩禁忌，原则上鼓励阴道试产。若合并剖宫产指征如绒毛膜羊膜炎、胎儿窘迫、短期内无法阴道分娩，或合并其他产科指征如子痫前期、羊水过少、胎盘早剥、胎位不正等，则需剖宫产终止妊娠。

腹腔镜宫颈环扎术后，若妊娠中晚期出现胎膜早破、胎死宫内等特殊情况需要经阴式分娩，必须腹腔镜或者开腹拆除缝线，如果胎儿孕周接近足月，则建议剖宫产终止妊娠，术中拆除宫颈环扎线。另有报道可通过切开阴道后穹隆进入道格拉斯腔拆除宫颈环扎线。

参考文献

[1] SPERLING J D, DAHLKE J D, GONZALEZ J M. Cerclage Use: A Review of 3 National Guidelines [J]. Obstetrical & gynecological survey, 2017, 72 (4): 235-241.

[2] HORVATH B, LAKATOS F, TÓTH C, et al. Silent chorioamnionitis and associated pregnancy outcomes: a review of clinical data gathered over a 16-year period [J]. Journal of perinatal medicine, 2014, 42 (4): 441-447.

[3] 时春艳，漆洪波，杨慧霞. 胎膜早破的诊断与处理指南（2015）[J]. 中华妇产科杂志，2015，50（1）：3-8.

[4] BISULLI M, SUHAG A, ARVON R, et al. Interval to spontaneous delivery after elective removal of cerclage [J]. American journal of obstetrics and gynecology, 2009, 201 (2): 163. e1-4.

[5] NDUBUISI V A, EZUGWU E C, IYOKE C. A ten year review of time interval between elective cervical cerclage removal at term and spontaneous onset of labour in Enugu, South-East Nigeria [J]. Journal of obstetrics and gynaecology: the journal of the Institute of Obstetrics and Gynaecology,

2021, 41 (4) : 552-556.
[6] MERCER B M. Preterm premature rupture of the membranes [J] . Obstetrics and gynecology, 2003, 101 (1) : 178-193.
[7] SAMEJIMA T, NAGAMATSU T, IRIYAMA T, et al. Impact of additional risk factors on the incidence of preterm delivery among pregnant women diagnosed with short cervix [J] . Taiwanese journal of obstetrics & gynecology, 2020, 59 (2) : 195-199.
[8] AIROLDI J, PEREIRA L, COTTER A, et al. Amniocentesis prior to physical exam-indicated cerclage in women with midtrimester cervical dilation: results from the expectant management compared to Physical Exam-indicated Cerclage international cohort study [J] . American journal of perinatology, 2009, 26 (1) : 63-68.
[9] MAYS J K, FIGUEROA R, SHAH J, et al. Amniocentesis for selection before rescue cerclage [J] . Obstetrics and gynecology, 2000, 95 (5) : 652-655.
[10] CHATZAKIS C, EFTHYMIOU A, SOTIRIADIS A, et al. Emergency cerclage in singleton pregnancies with painless cervical dilatation: A meta-analysis [J] . Acta obstetricia et gynecologica Scandinavica, 2020, 99 (11) : 1444-1457.
[11] BUCHANAN S L, CROWTHER C A, LEVETT K M, et al. Planned early birth versus expectant management for women with preterm prelabour rupture of membranes prior to 37 weeks' gestation for improving pregnancy outcome [J] . The Cochrane database of systematic reviews, 2010, (3) : Cd004735.
[12] MORRIS J M, ROBERTS C L, BOWEN J R, et al. Immediate delivery compared with expectant management after preterm pre-labour rupture of the membranes close to term(PPROMT trial): a randomised controlled trial[J]. Lancet (London, England) , 2016, 387 (10017) : 444-452.
[13] ACOG Practice Bulletin No. 188 Summary: Prelabor Rupture of Membranes [J] . Obstetrics and gynecology, 2018, 131 (1) : 187-189.
[14] ACOG Practice Bulletin No. 142: Cerclage for the management of cervical insufficiency [J] . Obstetrics and gynecology, 2014, 123 (2 Pt 1) : 372-379.
[15] BROWN R, GAGNON R, DELISLE M F. N (o) 373 - Insuffisance cervicale et cerclage cervical [J] . Journal of obstetrics and gynaecology Canada : JOGC = Journal d'obstetrique et gynecologie du Canada : JOGC, 2019, 41 (2) : 248-263.

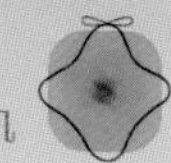

[16] SUFF N, KUNITSYNA M, SHENNAN A, et al. Optimal timing of cervical cerclage removal following preterm premature rupture of membranes: a retrospective analysis [J]. European journal of obstetrics, gynecology, and reproductive biology, 2021, 259: 75-80.
[17] VITNER D, MELAMED N, ELHADAD D, et al. Removal vs. retention of cervical cerclage in pregnancies complicated by preterm premature rupture of membranes: a retrospective study [J]. Archives of gynecology and obstetrics, 2020, 302 (3): 603-609.
[18] M D L, YINON Y, WHITTLE W L. Preterm premature rupture of membranes in the presence of cerclage: is the risk for intra-uterine infection and adverse neonatal outcome increased? [J]. The journal of maternal-fetal & neonatal medicine : the official journal of the European Association of Perinatal Medicine, the Federation of Asia and Oceania Perinatal Societies, the International Society of Perinatal Obstet, 2012, 25 (4): 424-428.
[19] GALYEAN A, GARITE T J, MAUREL K, et al. Removal versus retention of cerclage in preterm premature rupture of membranes: a randomized controlled trial [J]. American journal of obstetrics and gynecology, 2014, 211 (4): 399. e1-7.
[20] 谢幸，苟文丽. 妇产科学 [M]. 8 版. 北京：人民卫生出版社.
[21] ASADI N, FARAJI A, KESHAVARZI A, et al. Predictive value of procalcitonin, C-reactive protein, and white blood cells for chorioamnionitis among women with preterm premature rupture of membranes [J]. International journal of gynaecology and obstetrics: the official organ of the International Federation of Gynaecology and Obstetrics, 2019, 147 (1): 83-88.
[22] LYUBOMIRSKAYA K, KRUT Y, SERGEYEVA L, et al. Preterm premature rupture of membranes: prediction of risks in women of Zaporizhzhia region of Ukraine [J]. Polski merkuriusz lekarski : organ Polskiego Towarzystwa Lekarskiego, 2020, 48 (288): 399-405.
[23] MUSILOVA I, PLISKOVA L, GERYCHOVA R, et al. Maternal white blood cell count cannot identify the presence of microbial invasion of the amniotic cavity or intra-amniotic inflammation in women with preterm prelabor rupture of membranes [J]. PloS one, 2017, 12 (12): e0189394.
[24] SEREEPAPONG W, LIMPONGSANURAK S, TRIRATANACHAT S, et al. The

role of maternal serum C-reactive protein and white blood cell count in the prediction of chorioamnionitis in women with premature rupture of membranes [J]. Journal of the Medical Association of Thailand = Chotmaihet thangphaet, 2001, 84 Suppl 1: S360-366.

[25] CATAñO SABOGAL C P, FONSECA J, GARCíA-PERDOMO H A. Validation of diagnostic tests for histologic chorioamnionitis: Systematic review and meta-analysis [J]. European journal of obstetrics, gynecology, and reproductive biology, 2018, 228: 13-26.

[26] ETYANG A K, OMUSE G, MUKAINDO A M, et al. Maternal inflammatory markers for chorioamnionitis in preterm prelabour rupture of membranes: a systematic review and meta-analysis of diagnostic test accuracy studies [J]. Systematic reviews, 2020, 9 (1): 141.

[27] STEPAN M, COBO T, MUSILOVA I, et al. Maternal Serum C-Reactive Protein in Women with Preterm Prelabor Rupture of Membranes [J]. PloS one, 2016, 11 (3): e0150217.

[28] FAN F, JIA J, LI J, et al. White blood cell count predicts the odds of kidney function decline in a Chinese community-based population [J]. BMC nephrology, 2017, 18 (1): 190.

[29] LóPEZ-VERDUGO F, FURUZAWA-CARBALLEDA J, ROMERO-HERNáNDEZ F, et al. Hematological indices as indicators of silent inflammation in achalasia patients: A cross-sectional study [J]. Medicine, 2020, 99 (9): e19326.

[30] BOZOKLU AKKAR O, SANCAKDAR E, KARAKUS S, et al. Evaluation of Maternal Serum 25-Hydroxyvitamin D, Paraoxonase 1 Levels, and Neutrophil-to-Lymphocyte Ratio in Spontaneous Preterm Birth [J]. Medical science monitor : international medical journal of experimental and clinical research, 2016, 22: 1238-1243.

[31] GEZER C, EKIN A, SOLMAZ U, et al. Identification of preterm birth in women with threatened preterm labour between 34 and 37 weeks of gestation [J]. Journal of obstetrics and gynaecology : the journal of the Institute of Obstetrics and Gynaecology, 2018, 38 (5): 652-657.

[32] CHO H Y, JUNG I, KWON J Y, et al. The Delta Neutrophil Index as a predictive marker of histological chorioamnionitis in patients with preterm premature rupture of membranes: A retrospective study [J]. PloS one, 2017, 12 (3): e0173382.

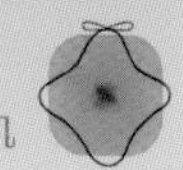

[33] KIM M A, LEE Y S, SEO K. Assessment of predictive markers for placental inflammatory response in preterm births [J]. PloS one, 2014, 9(10): e107880.
[34] QIU Y, WEN Y, LI G, et al. [Maternal neutrophil-to-lymphocyte ratio as a prognostic biomarker for placental inflammatory response in late pregnancy] [J]. Nan fang yi ke da xue xue bao = Journal of Southern Medical University, 2018, 38(9): 1131-1134.
[35] SELIGER G, BERGNER M, HAASE R, et al. Daily monitoring of vaginal interleukin 6 as a predictor of intraamniotic inflammation after preterm premature rupture of membranes - a new method of sampling studied in a prospective multicenter trial [J]. Journal of perinatal medicine, 2021, 49(5): 572-582.
[36] BURGER N B, VAN 'T HOF E M, HUIRNE J A F. Removal of an Abdominal Cerclage by Colpotomy: A Novel and Minimally Invasive Technique [J]. Journal of minimally invasive gynecology, 2020, 27(7): 1636-1639.

第十章 互联网时代宫颈机能不全患者的管理

随着时代的发展和科技的进步，“互联网 +”逐渐走进公众的视野，它是一种新出现的社会形态，并在多个领域行业得到融合和应用，其中，互联网医院的建立是“互联网 +”重要的应用体现之一。2016 年 10 月，中共中央、国务院出台《健康中国 2030》规划纲要，高度体现了互联网技术对于医疗卫生事业未来发展的重要性，建设新形势下的智慧医院已成为各大医院未来规划建设的重中之重。2018 年 4 月，国务院办公厅出台了《关于促进“互联网 + 医疗健康”发展的意见》，允许企业依托医疗机构发展互联网医院。医疗机构可以使用互联网医院作为第二名称，在实体医院基础上，运用互联网技术提供安全适宜的医疗服务，允许在线开展部分常见病、慢性病复诊。而产科因其特殊性，孕期检查及维护时间跨度长，若能充分利用互联网的优势，实现在家产检或对异常妊娠的判读对提高孕产妇及新生儿生存率及全生命周期的维护有重要帮助。同时，互联网医疗提供多种 AI 与大数据相结合的疾病管理工具。在为医生增效的同时，助力医学科研，从而达到提升医生效率、患者体验以及慢病管理的效果（图 10-1）。

而截至 2020 年 11 月，全国互联网医院已达 900 多家，下一步国家卫建委将促进互联网医疗服务在各区域的规范、均衡发展；细化互联网医疗服务的监管标准，明确监管内容、监管方式，并对各地互联网医疗服务监管平台运行情况和监管功能的发挥进行评估；同时，将制定和完善互联网医疗服务相关指导性文件，特别是在问诊语言的规范、病历书写的要求以及患者隐私的保护等方面，以问题为导向，进一步明确规则。互联网的病人管理必须有实体医院做强有力的支撑，线上方便病人，做到简单的问题不需要到医院，在网上就可以进行。在产科方面，对孕产妇危重症转诊、治疗有着极大的帮助，同时可以提高就诊满意度，线上跟线下紧密结合，满足病人多元化的需求。

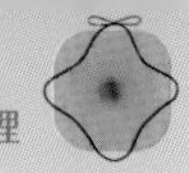

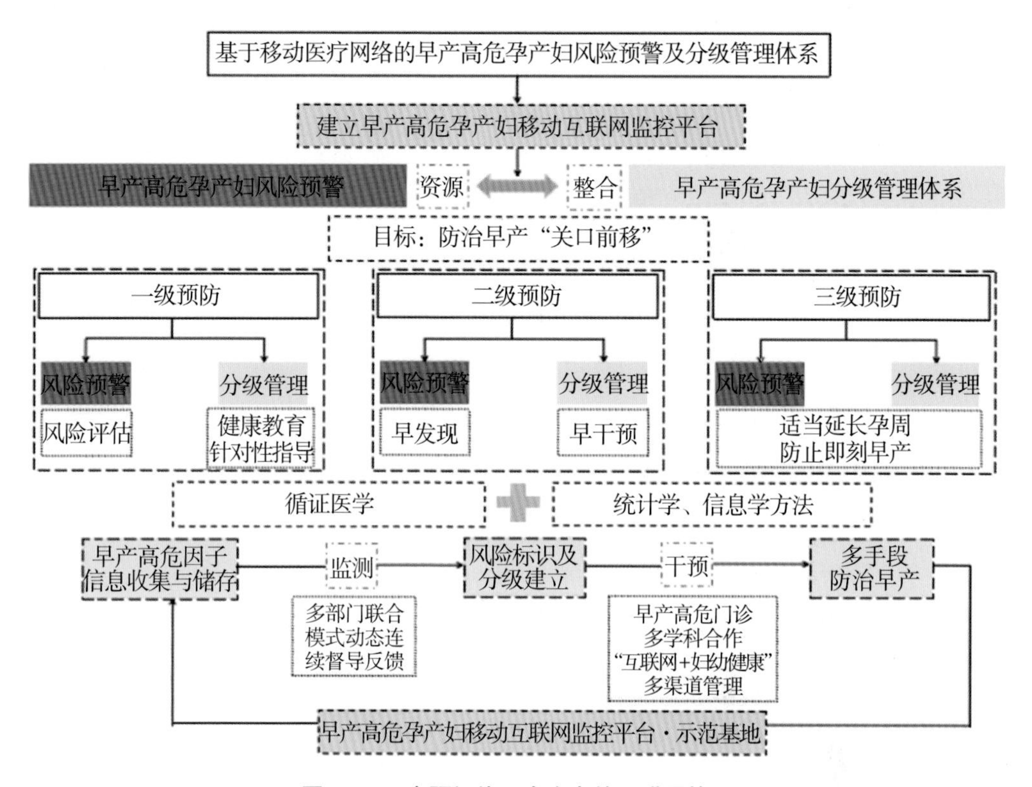

图 10-1　宫颈机能不全患者的互联网管理

新型冠状病毒肺炎疫情期间，应国家卫生健康委员会号召，各地医疗机构充分发挥互联网医院的独特优势，迅速开通了互联网医院线上门诊，拓展线上医疗服务，并引导患者有序就医，对缓解疫情传播发挥了极大作用。微信官方数据显示：近年来我国上千家医院均支持微信挂号，其中，有近百家医院支持微信全流程就诊，服务了超过 300 万的患者、为患者节省了超过 600 万 h 的就医时间。

互联网在宫颈机能不全患者的治疗中起到的作用主要体现在以下两方面：

对病人，在展开叙述之前，我们先来看看以下接诊的真实病例：患者 A，高龄孕妇，既往 3 次中孕期自然流产史，每次均为无痛性宫颈扩张，流产前就诊当地医院治疗，均考虑“流产不可避免”，就诊我院妇检 8 号扩张条无阻力通过宫颈，诊断“宫颈机能不全”，行“腹腔镜下宫颈环扎术”，术后再次妊娠至足月行剖宫产娩一活婴。患者 B，辅助生殖技术 3 次受孕患者，胎儿期盼，自觉偶有宫缩，当地产检 24 周中孕期排畸彩超提示宫颈全程扩张，自行转诊医院过程胎膜破裂，考虑晚期难免流产，最终“保胎”失败。

如本书前文所述，宫颈机能不全是宫颈在足月妊娠前过早成熟，在无宫缩及分娩发动时出现宫颈进行性缩短及扩张的临床诊断性疾病。而许多患者往往是流产多次后从医方得知有这种疾病，甚至一些地方的医院对宫颈机能不全的概念掌握都不确切，当患者出现无痛性宫颈扩张时将其当成难免流产处理，导致胎儿丢失造成家庭痛苦。因此，在孕前及孕早期进行科普能让更多患者找到希望，若患者能对宫颈机能不全的相关知识有一定了解，并判断自己在什么时候应该就医，并知晓哪里可以帮助到她，不会“病急乱投医”，以免错过行宫颈环扎术的最佳时机，避免造成胎儿流产或早产，那么对万千家庭来说都将是幸事。就如以上病例 A，若能对该疾病有所了解，就可能在前几次妊娠时进行干预，而不会导致多次流产，身心受创。患者 B，若能在当地医院首先进行适当的抑制宫缩治疗，并合理的转诊，有可能为进一步的宫颈环扎术创造条件，就有机会保住胎儿。为此，我们团队通过微信平台，建立微信公众号，向大众宣传包括宫颈机能不全在内的孕期相关保健知识，并建立了微信群，纳入前来就医或通过网络咨询的宫颈机能不全患者，微信群内不仅有医生为患者答疑解惑并提醒患者及时就诊或复查，同时也为患者们提供了一个相互交流的平台。

对于微信群的管理，我们团队医生长期坚持对微信群中的提问进行筛查、回答，鼓励患者互相沟通，并根据不同的病情进行分级、分层管理。宫颈机能不全患者的病情可能系突然发现，且中孕期母亲与胎儿已有情感建立，以及“保胎”治疗的漫长过程，让这类患者异常焦虑，终日提心吊胆、惶惶不安，我们鼓励这类患者在微信群中多加沟通，将自己的焦虑与紧张适当倾诉，群里有专业的医生以及很多治疗成功、母儿平安的产妇，她们愿意将自己的情况与大家分享，并鼓励对方，将自己的经验传授。我们团队发现这种微信群的沟通模式，对宫颈机能不全患者的心理安抚有一定的作用，有助于医疗工作的开展及病人依从性的加强。同时微信平台作为病人整合群体，对临床资料收集、产妇及新生儿产后随访、进一步跟踪提供了良好的平台，对临床工作总结、对医生临床科研资料汇集有巨大的帮助。

我们在临床中会发现这样的场景，孕妇自诉刚才在家突然觉得疼了一下，或者胎动这个小时跟平时比有异常，如果按照常规的方式，该孕妇得前往医院，排队挂号，等看上医生起码要耗费半天的时间，而真正医生答疑解惑的时间可能只有几分钟，而有的孕妇就因为碍于流程的繁琐，懈怠就医，从而导致了病情的延误，或者检查结果回报无法让医生即刻解读，因此实际诊疗过程应该包括导诊挂号、报告读取、拿药用药、支付方式、医保对接、健康咨询等院前、院中、院后服务

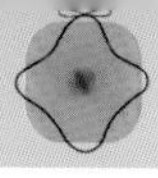

环节。随着互联网的发展，医院－家网络系统的普及，今后医院将比“家”更近，孕妇可以足不出户、随时随地将自己的主诉及检查结果等上传终端，有专业的产科医生进行解读，甚至可以进行远程的胎心监护，实时动态监测胎儿的宫内情况，并对情况作出判读，指导患者进一步的治疗方案。同时还能缩短诊疗流程，对急危重孕妇进行合理的分流，适当地开放绿色通道，缩短急重患者就诊流程，可以优化医院的程序，提高患者对医院的满意度，对孕产妇进行优化管理，对高危孕妇加强监控，互联网可以走的更远。

对医生而言，在新冠肺炎疫情的影响下，全国各地均开展了线上专业学习，我们医院已多次对各基层定点医院进行早产预防及治疗的专业知识传授及普及，让基层的医生对宫颈机能不全有充分的理解，并建立点对点医联体互助合作关系，由于宫颈机能不全患者病情紧迫性，在不适合转运的情况下可以当地进行宫颈环扎术，专家与当地医院医生现场视频交流手术方案，也可以通过医联体邀请专家到场手术，待病情稳定后，考虑流产儿及早产儿可能及时进行宫内转诊，接诊医生需对宫缩抑制剂的使用有充分的了解，并且由于孕妇的个体差异，保胎治疗需要个体化方案，精准治疗，除了严密的临床观察、手术时机的选择及终止妊娠时机的把握、术后宫缩抑制剂的停用增减，都可以进行远程会诊及讨论，无需消耗患方的时间。且在当地医院就能够享受到专家的治疗指导，同时，没有跨区治疗，费用低且医保报销比例高，这对患方来说是更为有利的。

通过互联网串联各地医院，组建专业学术团队，建立宫颈机能不全联盟，医生之间可以通过联盟进行学术交流、院际会诊、病例讨论等活动，也方便了患者及时从地级医院向上级医院转诊。相信随着互联网医院及5G新时代的发展，这将逐步成为现实。

参考文献

[1] 梁如刚，刘栩，叶青．“互联网+”时代智慧医院建设研究［J］．智能城市，2020，6（2）：23-24.

[2] 余梦飞．浅析互联网医院的发展现状及前景［J］．网络安全技术与应用，2021，（1）：131-133.

第十一章 典型病例解析

第一节　双胎妊娠宫颈环扎

【关键词】双胎妊娠、重复宫颈环扎术、再次宫颈环扎术

一、病例分享

患者，23岁，女性，以“停经24^{+2}周，宫颈环扎术后7d，阴道分泌物增多2天”为主诉由外院转诊我院。LMP：2019年11月25日。2019年12月16日患者因“输卵管性不孕”于泰国某医院行IVF-ET术助孕，移植D5冻胚2枚。推算预产期为2020年9月2日。孕期定期产前检查，早孕期超声示“子宫内双绒毛膜双羊膜囊双胎妊娠”，NT彩超示宫颈管长约3.1cm，NT1.3mm/1.4mm；胎儿游离无创DNA检测提示低风险。停经23^{+2}周行系统彩超时发现宫颈闭合线消失，阴道检查示宫口开2cm，遂于当地医院急诊行“援救性宫颈环扎术”，术后予预防感染、抑制宫缩处理，患者仍有不规则下腹痛，每日会阴擦洗见阴道少许黏液排出。现停经24^{+2}周，入院前2天阴道分泌物增多，呈淡红色，伴不规则下腹痛，转诊我院。

既往史：2017年10月因“宫腔粘连（中度）、原发不孕（输卵管性不孕）”于我院行“宫腔镜检查+宫腔粘连分离术”。2019年8月因“双侧慢性输卵管炎、CIN II级伴HPV 52型（+）”于我院行“腹腔镜下双侧输卵管整形+肠粘连松解+宫颈锥切+宫腔镜下双侧输卵管通液术”，术中双输卵管均不通畅，术后病理：宫颈锥切4°、5°、7° LSIL，切缘阴性。婚育史：0-0-2-0，2016年早孕行“人流术”，2019年孕18周自然流产1次。个人史、月经史及家族史无特殊。

入院查体：T 36.8℃，P 110次/分，R 22次/分，BP 108/60mmHg。神志清楚，

心肺听诊无异常，腹隆、软，无压痛及反跳痛，双下肢浮肿（–）。产科情况：腹围 91cm，宫高 P+26cm，胎位不清，平均胎心 148 次 / 分。宫缩未触及。窥阴器撑开可见阴道内中等量淡红色分泌物。宫口开 2cm，水囊鼓，胎膜表面见少许清亮液体渗出，部分绒毛膜剥离，原环扎线 4~8 点脱落，宫颈管展平，仅可见宫颈前唇（图 11–1）。

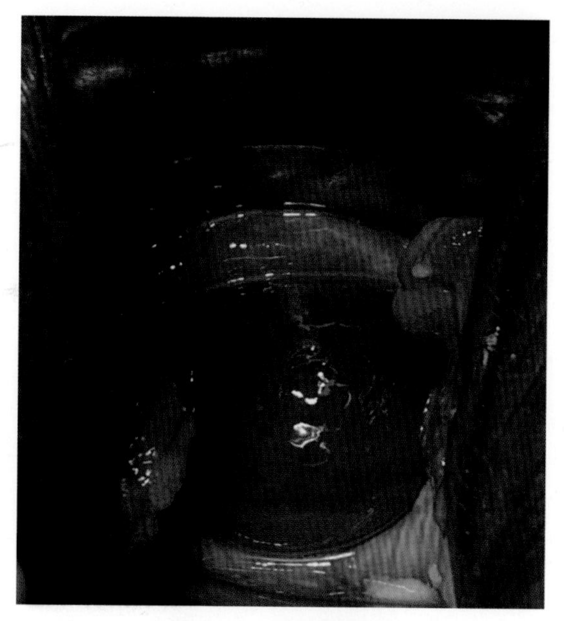

图 11–1　窥阴器所见

入院后急查血常规：WBC 15.23×10^9/L，N 84.6%，Hb 112g/L，CRP 12.3mg/L，凝血、肝肾功能，尿液常规均未见明显异常，床边 B 超：子宫内双胎妊娠，胎儿存活，胎儿大小与孕周相符；母体宫颈管开放，宫颈管宽约 1.6cm，见羊膜囊膨出 4.4cm × 3.6cm × 4.1cm。 入院后予盐酸利托君抑制宫缩、头孢美唑预防感染治疗，患者时有下腹紧缩感，持续 10~20s，间隔 10~15min。

目前诊断: ①晚期难免流产。②妊娠合并宫颈机能不全。③ $G_3P_0 24^{+2}$ 周宫内妊娠。④双绒毛膜双羊膜囊双胎妊娠。⑤体外受精胚胎移植术后。

二、　病例讨论

目前患者孕 24^{+2} 周，双绒毛膜双羊膜囊双胎妊娠，辅助生殖术后，胎儿珍贵，患方保胎诉求强烈，7d 前环扎后宫口再次扩张，现宫口开 2^{+}cm，水囊鼓，保胎治疗失败可能性大，可能进一步发展为流产，流产儿存活可能性小，特提请讨论患者进一步的诊疗方案。

产科主治医师 A：该患者既往有宫颈锥切手术史及孕中期无痛性流产史，符合 2014 年 ACOG 及 2019 年 SOGC 宫颈机能不全指南的诊断标准。本次妊娠为双绒毛膜双羊膜囊双胎，已有文献报道指出双胎妊娠并发宫颈机能不全的概率是单胎妊娠的 6 倍，主要原因是双胎妊娠患者宫腔内压力大，宫颈承受重力大，更易发生宫颈组织重构，导致宫颈括约肌作用减弱；且患者此次妊娠系辅助生殖获得，宫颈机能不全的发生可能亦与促性腺药物的使用有关，但此学说相关研究较少，尚需深入研究。该患者目前孕 24^{+2} 周，7d 前环扎后宫口再次扩张，现宫口开 2^{+}cm，时有下腹紧缩感，但程度较弱，已充分告知保胎预后可能较差，患方切盼婴儿，坚决要求继续保胎，愿承担继续保胎的人力、财力消耗及可能的母儿不良预后。目前诊治方案：①继续保胎治疗，保胎过程中绒毛膜暴露于阴道时间长可能继发绒毛膜羊膜炎，加速胎膜破裂、流产的发生。②再次行救援性宫颈环扎术，7d 前环扎后宫口再次扩张，入院后查原环扎线 4~8 点已脱落，既往宫颈锥切手术史，阴道检查宫颈残余组织较少，后唇未探及，再次手术需谨慎评估可操作性并权衡手术利弊。

产科副主任医师 A：双胎妊娠患者出现流产的发生率是单胎妊娠的 2~3 倍，约 50% 的患者出现早产，而宫颈机能不全是主要的原因之一。此患者既往有宫颈锥切手术史及孕中期无痛性流产史，且需辅助生殖受孕，在孕前咨询时应充分考虑宫颈原因继发妊娠不良结局可能，此次妊娠完善 NT 彩超后可考虑行预防性宫颈环扎术。且此次患者行辅助生殖植入 2 个胚胎值得商榷，尽管在以往的群众的观念里也觉得能生双胞胎是很大的喜事，加上各个辅助生殖中心都想提高受孕的成功率，导致在相当长一段时间内一次移植植入两个或者两个以上的胚胎比例很高，但是双胎预后的不确定性远大于单胎，单就早产的风险就是单胎的 6~8 倍，约 50% 的双胎都会发生早产，双倍幸福的代价是远大于双倍的风险。随着近年来对双胎妊娠风险的认识，加上辅助生殖技术的发展，植入一个胚胎的受孕率也比以前高了，生殖医学领域指南也提倡更多地去做单胚胎移植。回到这个病例，该患者 NT 彩超虽未发现宫颈管缩短，但以往的文献也指出双胎妊娠通过宫颈管长度预测早产敏感性欠佳，2015 年 Melamed 等发表于《美国妇产科杂志》（AJOG）的研究指出双胎宫颈管缩短可能是急性的过程，可能继发于感染、宫腔压力急剧增大，因此目前双胎早产指南建议将双胎孕妇纳入早产高危的人群，加强监测和管理，

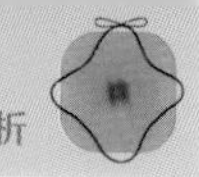

建议于NT彩超（11~14周）和胎儿系统彩超（20~24周）检查，即16~18周加测一次宫颈管长度。

产科副主任医师B：目前对于双胎妊娠宫颈机能不全患者的治疗并无统一观点。非手术治疗方法主要包括阴道孕酮、子宫托。阴道子宫托常用于治疗宫颈机能不全高风险患者，但是其证据有限，而且缺乏高质量的随机对照试验，必须进一步研究证实其疗效，且中国女性多数抗拒阴道操作，宫颈托在国内尚未推广。因此，国内的双胎妊娠处理指南中并未提及宫颈托在双胎预防早产中的应用，国外学者对于宫颈托能否预防双胎妊娠早产也仍有争议。2017年的一项Meta分析中得出结论：对短宫颈（宫颈长度＜25mm）无症状双胎妊娠使用宫颈托无法预防小于孕34周的自发性早产，且不能改善新生儿不良结局和减少母体不良事件的发生。2019年加拿大妇产科医师学会指南指出，对于双胎妊娠合并宫颈管缩短的孕妇使用宫颈托并不能预防早产的发生。阴道孕酮预防单胎妊娠和多胎妊娠中的早产已有共识，但对于宫口已经扩张的患者疗效并不确切。宫颈环扎术是治疗宫颈机能不全的唯一手术方式。宫颈环扎术的治疗目的是修复宫颈的形态和功能，协助宫颈管承担胎儿及胎儿附属物的重力，对防治孕中期流产、延长孕周、改善新生儿成活率起着关键的作用。单胎妊娠妇女进行宫颈环扎术的指征相对明确，而对于双胎妊娠来说目前尚缺乏足够的临床证据支持。对于宫颈管长度缩短不伴有宫缩的双胎妊娠孕妇应采用经阴道B超连续监测宫颈管长度，2014年美国妇产科医师学会指南作为B级推荐意见指出，孕妇为双胎妊娠且超声检查提示宫颈长度＜25mm时，宫颈环扎可能增加早产的风险，认为超声指征的宫颈环扎术不是预防双胎妊娠早产和减少围产期死亡或新生儿发病率的有效干预措施，因此不推荐使用。2019年加拿大妇产科医师学会指南也指出，宫颈管长度＜15mm时进行宫颈环扎术有助于改善妊娠结局，而对于宫口开1cm的双胎妊娠患者，环扎对母儿结局有潜在获益。

对该患者而言，既往有宫颈锥切手术史及孕中期无痛性流产史，本次妊娠为辅助生殖受孕、双绒毛膜双羊膜囊双胎，NT彩超示宫颈管长约3.1cm，停经23^{+2}周发现宫口开2cm，为无痛性宫口扩张，有环扎指征，现宫口开2^{+}cm，目前孕周24^{+2}周，此孕周有生机儿预后较差，在我国，早产与流产的分界线还是28周，出生胎龄在24周到28周的有生机儿在不同医疗水平和经济水平的地区，成活率差异较大。近年来，随着新生儿救治技术的快速发展，胎龄在24周到28周的有生机儿成活率及抱婴回家率也大大提高，但远期是否遗留残疾尚不确定。入院后与患方反复沟通，患方手术意愿强烈，但我们仍需充分考虑再次手术的可操作性并权衡手术利弊，术中存在胎膜破裂、宫颈组织菲薄难以重塑宫颈管，术后继续保胎过程中仍存在宫内感染、胎膜早破、胎盘早剥等可能。先前的研究表明，宫颈扩张和羊膜囊暴露阴道中与约50%的羊膜腔感染有关，亦有国外学者报道，即使是超声指征的环扎，亚临床宫内感染率可高达1%~2%。该患者羊膜囊暴露时间长，虽已给予抗感染治疗，现血象、CRP略高，是否伴绒毛膜炎导致病情进展尚不得而知，必要时可行羊膜腔穿刺术协助排除宫内感染。

产科主任医师：随着近年来辅助生殖受孕和双胎妊娠人群的增多，宫颈机能不全发生的概率增加，现有研究指出使用辅助生殖药物和既往流产史的患者合并慢性子宫内膜炎概率增高，结合双胎妊娠孕妇宫颈组织的特殊生理改变，故该患者属早产高危对象。目前该患者孕24^{+2}周，7d前环扎后宫口再次扩张，若行再次援救性环扎，需排除临产、感染等情况，虽血象、CRP略高，但无明确宫内感染征象，现宫口开2^{+}cm，入院彩超羊水指数11.2cm，无宫腔减压必要，暂不考虑行羊膜腔穿刺术排除宫内感染，患方保胎意愿强烈，拟尽早行援救性宫颈环扎术。

术前需充分评估手术的可操作性，术中能否成功还纳羊膜囊是能否成功实施手术的关键。羊膜囊还纳的方法包括：让患者头低脚高位，阴道拉钩暴露并钳夹宫颈边缘，还原宫颈阴道部后使用Foley球囊或海绵棒轻柔还纳羊膜囊，缝针尽量靠近宫颈内口，因宫颈软而薄，组织较脆烂，应避免穿透黏膜层损伤羊膜囊。术后注意监测患者有无感染、临产等征象，辅以使用宫缩抑制剂及抗生素治疗，目前国内外指南与专家共识尚不支持长疗程使用宫缩抑制剂，因此延长孕周应权衡利弊，适可而止，尤其要注意宫缩及阴道分泌物的情况，如出现胎膜早破、感染或不可抑制的宫缩时，应尽快拆除缝扎线。此外，双胎妊娠孕妇长期卧床，心肺功能负荷大，特别是使用盐酸利托君联合地塞米松可能诱发心力衰竭，国内外均有保胎孕妇继发围产期心力衰竭、静脉血栓、脓毒血症等孕产妇及围产儿死亡的报道。总而言之，延长孕周要以确保母儿安全为前提。

三、讨论后临床处理情况及妊娠结局

积极完善术前准备后在蛛网膜下腔阻滞麻醉下行“二次救援性宫颈环扎术”。术中见宫颈管缩短，宫口开5cm，羊膜囊突出至阴道内，水囊张力大，大小约5cm×5cm×5cm，胎膜未破。撑开阴道见宫颈环扎线位于2点处，其余点脱落，未见明显宫颈管。予缝扎一道后（结打在宫颈1点处，留线2.5cm），拆除原环扎线后见水囊突出宫颈口约 1cm × 0.5cm × 0.5cm，再次还纳水囊，同法在环扎线上方 0.3~0.5cm 处再次缝合一道，打结在宫颈 1 点处。术毕，见宫颈阴道部长约 1.0cm。术中共出血 3ml。术后仍有不规则宫缩，予头孢美唑预防感染、阿托西班抑制宫缩、吲哚美辛抗炎等治疗，术后第 3 天停用吲哚美辛，复查血常规 +CRP：WBC 9.53 × 10^9/L，NE 71.30%，CRP 3.62mg/L。宫颈分泌物培养：产气肠杆菌生长（磷霉素钠敏感），予停用头孢美唑改磷霉素钠抗感染治疗。术后第 3 天起宫缩缓解，程度弱，持续 10s，每小时 1~3 次，阴道少许粉红色血性分泌物，术后 1 周停用阿托西班，改盐酸利托君口服。术后第 10 天复查血常规 +CRP：WBC 10.99 × 10^9/L，NE 74.90%，CRP 0.96mg/L，磷霉素钠抗感染治疗 1 周予停用，复查宫颈分泌物培养阴性。术后第 20 天（孕 27^{+1} 周）复查 I 级彩超示子宫内双胎妊娠，胎儿存活，A 胎儿头位（BPD 7.0cm；HC 25.1cm；AC 21.0cm；FL 4.8cm。羊水最大深度：3.4cm），B 胎儿臀位（BPD 6.7cm；HC 24.8cm；AC 21.7cm；FL 4.9cm。羊水最大深度：3.6cm），母体宫颈管闭合线消失。考虑患者近期早产可能，予地塞米松促胎肺成熟。术后第 27 天（孕 28^{+1} 周）孕妇诉下腹紧缩感，无阴道流水，无阴道出血，无发热、畏冷等不适，自觉胎动如常。床边胎心监护：CST 阴性。可扪及宫缩，持续 10~15s，间隔 5~10min，胎位 ROA/LOA，胎心 148 次 / 分。予阿托西班抑制宫缩无明显缓解。阴道指诊：宫口开 3cm，质软，位置中，容受 100%，S–1，胎膜未破。停阿托西班泵入并予硫酸镁行胎儿脑保护，送产房拆除宫颈环扎线，检查环扎线完整，宫颈无裂伤。患者顺娩 2 男婴，体重 1126g/1075g，身长 38cm/37cm，Apgar 评分 10 分 /9 分；胎盘、胎膜完整娩出，检查为双绒毛膜双羊膜囊，送病理检查，会阴 I 度裂伤口予常规缝合。总产程 3h 15min，产后 2h 总出血量 260ml。产后恢复好，产后 3d 出院。胎盘病理：单绒毛膜双羊膜囊双胎融合晚期胎盘组织，急性胎膜炎，局灶毛细血管扩张充血，小灶钙盐沉积。新生儿 A：住院时间 36d，出院诊断：新生儿透明膜肺病、新生儿肺炎、早产儿，极低出生体重儿，双胎儿（大），呼吸性酸中毒，新生儿缺血缺氧性心肌损害。新生儿 B：住院时间 43d，出院诊断：新生儿透明膜肺病、新生儿肺炎、II 型呼吸衰竭、早产儿，极低出生体重儿，双胎儿（小），呼吸性酸中毒。

第二节 宫颈环扎术后宫缩抑制剂联合使用

【关键词】救援性宫颈环扎术、宫缩抑制剂联合使用

一、病例分享

患者，女，35 岁，以“停经 27^{+4} 周，发现宫颈扩张 1 天”为主诉于 2020 年 12 月 6 日入院。平素月经规则，LMP：2020 年 5 月 27 日，EDC：2021 年 3 月 6 日。停经 30^{+} 天自测尿妊娠试验阳性。停经 12^{+5} 周当地医院 B 超提示“早孕，头臀长 5.4cm”，孕期定期在本院，定期监测血压波动于正常范围，查甲状腺功能正常，24 周胎儿系统彩超未见明显异常，宫颈管长度 3.0cm。半月前行 OGTT 示：GLU0 4.32mmol/L，GLU1 7.62mmol/L，GLU 29.99mmol/L，诊断“妊娠期糖尿病”，嘱饮食控制，定期监测空腹血糖及餐后 2h 血糖大致正常。停经 27^{+4} 周因“阴道少量出血”就诊当地医院，查彩超示“宫颈管呈‘U’形，宫颈闭合线长约 1.5mm，开放宫颈内口宽约 41mm，深约 19mm”，予“地塞米松 5mg q12h 肌注”两次后转至我院，查宫口开 2cm，偶有下腹紧缩感，无阴道出血、流水等不适，门诊拟以“①晚期难免流产。②宫颈机能不全。③ $G_4P_3 27^{+4}$ 周宫内妊娠。④妊娠期糖尿病”收住院。自停经以来，精神、食欲、睡眠尚可，大小便正常，体重随孕龄增加 8.4kg。既往体健。生育史：2-1-0-3，2009 年早产一女，2012 年、2017 年各足月顺娩一女，均健存。父母健在，否认家族中有遗传病、传染病及类似病史。

入院查体：BP110/70mmHg，神志清楚，心肺查体无异常，腹隆起，腹肌软，无压痛、反跳痛，偶可扪及宫缩，浮肿（-），双膝腱反射对称引出。产科检查：腹围 95cm，宫高 P+25cm，胎心 142 次 / 分。窥器检查：宫口开 2cm，宫颈阴道部长约 0.5cm，水囊鼓，胎膜未破。辅助检查：（2020 年 12 月 6 日，当地医院）彩超：子宫内单胎，胎儿存活，头位（BPD6.8cm；HC22.4cm；AC22.0cm；FL4.8cm。羊水指数 10.2cm）；宫颈管呈“U”形，宫颈闭合线长约 1.5mm，开放宫颈内口宽约 41mm，深约 19mm。

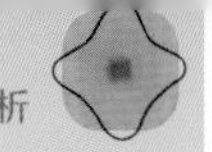

入院后继续予地塞米松促胎肺成熟、阿托西班保胎治疗；完善阴道微生态、白带常规、血常规 +CRP、尿常规、生化全套、凝血全套结果大致正常，2019-nCoV 抗体检测阴性，宫颈分泌物培养衣原体、细菌、淋球菌、支原体、厌氧菌、真菌均阴性，乙肝二对半：HBsAb（+）、余项阴性，HCV、RPR、TPPA、HIV、TRUST 均阴性，监测空腹血糖及餐后 2h 血糖尚可，糖化血红蛋白 5.30%。目前诊断：①晚期难免流产。②宫颈机能不全。③ $G_4P_3 27^{+4}$ 周宫内妊娠。④妊娠期糖尿病。目前患者无宫缩，宫口开 2cm，宫颈阴道部长约 0.5cm，水囊鼓，特提请讨论患者进一步的诊疗方案。

二、第一次讨论

产科主治医师 A：根据患者病史、查体及辅助检查，目前诊断明确。患者无诉宫缩，窥阴器撑开见宫口开 2cm，水囊鼓，考虑“晚期难免流产、宫颈机能不全”，符合体格检查指征性宫颈环扎手术指征。患者及其家属要求行经阴道宫颈环扎术，各项检查未发现明显手术禁忌证，术前备皮，术中、术后可能出现的意外已向患者及家属交待，其表示同意手术并签字为证。

产科主治医师 B：宫颈环扎术是目前治疗宫颈机能不全的唯一术式。《ACOG 宫颈环扎术治疗宫颈机能不全指南》指出宫颈环扎的指征：①病史指征性环扎术：排除临产及胎盘早剥的因素，一次或多次与无痛性宫颈扩张相关的中孕期胎儿丢失；既往宫颈环扎指征为中孕期无痛性宫颈扩张。②体格检查指征性宫颈环扎术：中孕期无痛性宫颈扩张。③超声检查的结果及早产病史：单胎妊娠，孕 24 周前宫颈长度缩短＜ 25mm，于孕 34 周前自发性早产。该患者有早产病史，27^{+} 周出现宫颈扩张，目前无明显宫缩，宫颈机能不全诊断明确，术前充分告知手术风险，患方表示知情理解，拟行援救性宫颈环扎术以助于延长孕周。

产科主任医师：患者宫颈环扎指征明确。宫颈环扎术仅限于孕中期且确定胎儿存活的情况下使用。目前的治疗有非手术治疗方法和手术治疗方法。非手术治疗方法：包括限制活动、卧床休息、骨盆支持器、阴道子宫托等。手术治疗方法：①经阴道宫颈环扎术：标准的阴式宫颈环扎术包括改良的 McDonald 和 Shirodkar 术式。McDonald 手术不游离膀胱，用不可吸收的缝合线环绕宫颈阴道连接处荷包缝合，方法比较简单。Shirodkar 手术需要游离膀胱，经阴道用不吸收缝合线于子宫主韧带上方缝合宫颈内口并扎紧，为高位宫颈环扎术式。目前资料尚不能确定其中任何一种缝合方法和手术技巧优于另一种方式。该患者宫口已扩张，术前探查见局部宫颈组织水肿，宜行 McDonald 术式。②经腹宫颈环扎术：该术式是针对宫颈机能不全具有环扎指征而由于解剖局限性无法施术患者的补救治疗。通常在早孕晚期、中孕早期（孕 10~14 周）或者非孕期手术。缝线或环扎带能够在妊娠期保留至剖宫产。如需要再次妊娠，剖宫产时缝线或环扎带不必取出。

麻醉医师 D：拟行腰硬联合麻醉，术中加强监护，术后注意观察。

护士长 E：患者中期妊娠，腰硬联合麻醉行经阴道手术，术后注意阴道出血情况，指导患者术后注意事项，注意加强护理。

产科主任医师总结：（1）术前诊断：①妊娠合并宫颈机能不全。②晚期难免流产。③ $G_4P_3 27^{+4}$ 周宫内妊娠。④妊娠期糖尿病。（2）术前准备及病人情况评估：各项检查未发现明显手术禁忌证，术前备皮、备血，术中、术后可能出现的意外已向患者及家属交待，表示同意手术并签字为证。（3）手术指征：宫颈机能不全。（4）手术方案：救援性宫颈环扎术。（5）可能出现的困难、危险、意外及防范措施：孕妇宫颈管内口扩张，体位取头低臀高位，减轻羊膜囊对宫颈部位的压力。术中仔细操作，尽量避免损伤胎膜；动作轻柔，避免诱发宫缩，围术期抑制宫缩治疗。术后需注意保持会阴清洁，加强预防感染。本手术系Ⅲ级手术，术前风险评估 0 分，围手术期予“头孢美唑”预防感染。

第一次讨论后临床处理情况：与患者及其家属充分沟通后，于 2020 年 12 月 7 日（孕 27^{+5} 周）在蛛网膜下腔阻滞麻醉下用强生 RS22 线以 McDonald 术式行援救性宫颈环扎术。术中见：阴道前后壁向下膨出，宫颈外口距处女膜缘约 2cm，宫口开 1cm，可见羊膜囊膨出，alis 钳钳夹宫颈一周，向外轻牵拉还原宫颈形态，碘伏纱布轻柔还纳水囊，荷包缝合后线结打在宫颈 1 点处，留线 2cm。查宫颈阴道部长约 2.5cm，宫颈外口松弛，呈喇叭状扩张，遂于原环扎线水平下 1cm 再次行环形缝合重建宫颈管，结打在宫颈 2 点处，留线 2cm。术后予头孢美唑钠预防感染 2d、阿托西班抑制宫缩 3d，孕妇无腹痛、阴道流血、阴道流水等不适，术后第 4 天予停用阿托西班改口服盐酸利托君，复查Ⅰ级彩超提示“母体宫颈环扎术后，宫颈内口呈漏斗状扩张，漏斗宽约 2.5cm，深约 1.2cm，宫颈闭合线长约 2.8cm”。12~13 时孕妇出现下腹部疼痛，无阴道流血、流水，查体可扪及规律宫缩，20"/6'-7'，强度弱，再次使用阿托西班，目前阿托西班泵入 + 盐酸利托君片口服保胎治疗。12~14 时孕妇诉仍有不规则下腹紧缩感，偶有心悸、手抖，无胸闷、呼吸困难，无腹痛、阴道流血、阴道流水等不适，查体可扪及不规则宫缩，持续 5~10s，间隔

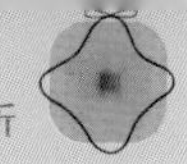

7~8min，予上调阿托西班至 6ml/h，停用盐酸利托君片。12~15 时患者仍诉偶有腹痛，伴少许暗红色阴道流血，与孕妇及其家属充分沟通后，继续阿托西班泵入，加用雪诺酮、吲哚美辛保胎治疗，复查彩超提示“母体宫颈环扎术后，宫颈管长约 2.5cm，内口闭”。12~18 时孕妇仍偶有下腹紧缩感，伴少许暗红色阴道流血，再次与孕妇及其家属沟通，继续阿托西班泵入（调至 4ml/h），联合雪诺酮、吲哚美辛保胎治疗，加用硫酸镁保护胎儿脑神经。

三、 第二次讨论

产科主治医师 A：患者经阴道宫颈环扎术后，目前联用多种保胎药下仍有宫缩、阴道少许出血，考虑先兆早产；目前孕 29^{+4} 周，已促胎肺成熟。但因患者保胎欲望强烈，现就保胎方案、终止时机以及围手术期风险评估及相应的对策提请讨论。

产科主治医师 B：目前患者已用阿托西班、雪诺酮、吲哚美辛保胎，仍有宫缩，少量阴道流血；适时使用硫酸镁营养脑神经，监测镁离子浓度，防止镁中毒。

产科副主任医师 C：许多研究结果显示阿托西班在治疗早产的效果上与其他宫缩抑制剂在治疗早产方面或围生儿结局方面无明显差异，但其最大的优势在于安全、有效且不良反应轻微、无明确禁忌证，可用于合并心脏病、多胎妊娠的早产孕妇，也是其他药物不良反应不能耐受孕妇最佳的替代治疗药物。妊娠年龄＜ 30 岁或≥ 30 岁、初产妇或经产妇、单胎妊娠 / 双胎妊娠、使用阿托西班治疗时孕周＜ 28 周或≥ 28 周这 4 项指标妊娠结局比较均无统计学差异，提示年龄、产次、胎数、孕周不影响阿托西班的治疗效果，该患者原先应用盐酸利托君，但其对盐酸利托君的副反应明显，遂停用盐酸利托君，换用副反应少的阿托西班。

产科主任医师 D：患者保胎愿望强烈，延长孕周同时需警惕有无胎盘早剥、胎儿窘迫甚至胎死宫内、孕妇凝血功能障碍、阴道大出血、子宫卒中、DIC、休克、多脏器功能衰竭可能，严重时危及母儿生命。经阴道宫颈环扎术后，若保胎失败，需拆除宫颈环扎线，强调早产儿近远期并发症多（近期并发症如呼吸窘迫综合征，缺氧缺血性脑病，脑出血，心血管出血，脓毒血症，肠道坏死，高胆红素血症等。远期并发症如脑瘫，视觉听觉障碍，慢性肺部疾病，感知与运动发展缺陷和学习能力低下等），需迁新生儿科治疗，费用高，预后不确定。

产科主任医师 E：目前考虑诊断：①妊娠合并宫颈机能不全［宫颈环扎术后（双道缝线）］。②先兆早产。③妊娠状态（$G_4P_3 29^{+4}$ 周宫内妊娠）。④妊娠期糖尿病。

目前保胎方案：阿托西班联用雪诺酮、吲哚美辛，适时使用硫酸镁营养脑神经治疗。必要时再次使用地塞米松促胎肺成熟。目前孕妇反复阴道出血，病情不稳定，保胎失败、胎盘早剥发生率高。经阴道宫颈环扎术后，若保胎失败，需及时拆除宫颈环扎线，强调患者系双道缝线环扎，拆线时需仔细探查避免遗漏；早产儿近远期并发症多需迁新生儿科治疗，费用高，预后不确定。应与患者充分沟通病情，知情选择治疗方案以及终止时机。

第二次讨论后临床处理情况及妊娠结局：12~21 时孕妇诉偶有腹痛，伴少许暗红色阴道流血，再次予地塞米松促胎肺成熟，继续予阿托西班保胎治疗（调至 6ml/h），复查彩超提示“胎膜后血肿”，与孕妇及其家属充分沟通，其要求继续观察，暂不拆除宫颈环扎线。当天晚上孕妇宫缩较前频繁，7~9min 一阵宫缩，17~21 时阴道出血约 30ml，再次与孕妇及其家属沟通，建议拆除宫颈环扎线，其商量后同意拆除宫颈环扎线，遂行“宫颈环扎线拆除术”，拆线后查宫口开 1cm，仍有反复宫缩，建议顺其自然不保胎。孕妇于 2020 年 12 月 22 日 02：00 进入产程，07：00 宫口开全，07：04 以 LOA 位娩一男婴，重 1340g，身长 40cm，Apgar 评 10 分，后羊水血性，07：10 胎盘、胎膜娩出，查胎盘完整，胎膜不完整，遂行清宫术。产后予预防感染、促宫缩治疗。产后诊断：① $G_4P_4 29^{+6}$ 周宫内妊娩 LOA。②妊娠期糖尿病。③宫颈机能不全。④胎盘早剥Ⅰ级。⑤早产儿。胎盘病理：①晚期胎盘组织，局灶绒毛间隙出血。②急性绒毛膜炎。③脐带组织，血管三根。新生儿出生后转新生儿科治疗 41d，出院时患儿未给氧下血氧饱和度稳定，无气促、呻吟、发绀，无发热、抽搐、尖叫，自吸乳佳，无腹胀、呕吐，大小便正常。查体：头围 30.7cm，体重 2.02kg，生命征平稳，神清，精神、反应正常，口唇红润，皮肤无黄染，无皮疹，前囟平软，颈软，无吸凹，双肺呼吸音清，未闻及啰音，心音正常，律齐，未闻及杂音，腹平软，肝脾肋下未及肿大，肠鸣音正常，四肢肌张力正常，拥抱反射完全，肢端暖，毛细血管充盈时间 2s。出院诊断：①早产儿（孕期等于或大于 28 整周，但小于 32 整周）。②极低出生体重儿（1250~1499g）。③新生儿肺炎。④新生儿呼吸衰竭。⑤新生儿黄疸。⑥糖尿病母亲的婴儿综合征。⑦新生儿缺血缺氧性心肌损害 。⑧低 T3 综合征。⑨颅内囊肿。⑩新生儿低蛋白血症。

第三节　环扎后胎膜早破延迟拆线

【关键词】救援性宫颈环扎术　未足月胎膜早破　环扎线拆线时机

一、病例分享

患者，37岁，停经24^{+3}周，因彩超提示“宫颈管缩短1天”于2017年6月14日入院诊治。患者因“继发不孕”于我院行体外受精－胚胎移植术（IVF-ET），于2017年1月16日行移植2个新鲜胚胎，移植后4周（停经8^{+2}周）查B超示早孕，顶臀径长1.7cm（与孕周相符），核实预产期为2018年3月21日。孕期于我院定期产检，未发现明显异常。2017年6月13日于我院行Ⅲ级彩超提示：子宫内单胎妊娠，胎儿存活，头位，胎儿心内结构未见明显异常，胎儿脐带绕颈不能排除（AUA 24W2d，BPD6.0cm，HC22.3cm，FL4.3cm，羊水指数12.4 cm，宫颈呈“漏斗样”扩张，宽约1.47cm，长约2.8cm，闭合长约0.9cm）。患者无腹痛，无阴道出血、阴道流水等不适，精神、饮食、睡眠尚可，大小便如常，体重随孕龄增加8kg。既往史：2016年6月因“宫腔粘连”于我院行“宫腔镜手术＋上环术”，2016年9月于我院行“宫腔镜取环术”。孕4产0，2010年、2014年、2015年均孕1^{+}月因“稽留流产”行清宫术。父母体健，否认家族性遗传病、精神病及传染病史。

入院查体：生命征平稳，神志清楚，心肺听诊无异常，腹隆，软，无压痛及反跳痛，偶可及宫缩，双下肢无浮肿。产科情况：腹围86cm，宫高P+21cm，先露不清，浮，胎方位不清，胎心146次／分。宫缩：偶可触及。阴道指诊：先露不清，宫口未开，位置中，质地软，宫颈管容受60%，胎膜未破。

入院后每日监测胎心、胎动正常，予口服盐酸利托君治疗后无宫缩、无腹痛、阴道流血、流液等情况。入院后查血常规＋快速CRP：WBC 10.82×10^{9}/L，HGB 105g/L，NE% 81.90%，CRP 0.81mg/L；凝血功能、生化全套大致正常、白带常规、宫颈分泌物培养未见明显异常。2017年6月19日复查彩超提示：子宫内单胎妊娠，胎儿存活，臀位，宫颈扩张，宫口呈“漏斗样”扩张，宽约1.6cm，深4.1cm，闭合线几乎消失。目前诊断：①妊娠合并宫颈机能不全。②体外受精－胚胎移植术后。③ $G_4P_0 25^{+1}$ 周宫内妊娠。④高龄初产妇。目前患者无腹痛、阴道出血、阴道流水等不适，但出现宫颈管进行性缩短，特就进一步处理方式及注意事项进行讨论。

二、第一次讨论

产科主治医师 A：该患者目前停经 25^{+1} 周，宫颈内口已扩张，随时有晚期难免流产、流产可能，有生机儿存活率低，死亡率高。孕期彩超未提示宫颈异常，现宫口不明原因扩张，不排除宫颈机能不全可能，亦不排除其他原因所致的宫口扩张，如感染引起。如仅为宫颈机能不全，行宫颈环扎术，部分可延长孕周，可能改善新生儿预后，如其他原因，仍有发展为难免流产可能。宫颈机能不全是临床诊断性疾病，但其诊断十分模糊，缺乏客观的金标准。2014 年 ACOG 指南认为根据早孕晚期无痛性宫颈扩张、继之孕中期无宫缩、产兆和出血、感染、破膜等明确的病理因素，妊娠物排出的典型病史进行诊断，或基于孕中期宫颈长度和宫颈缩短等超声标志进行诊断，或依据非孕期的试验性诊断进行诊断。该患者彩超提示宫颈进行性缩短，无明显的症状或体征，且患者入院后查炎症指标、宫颈分泌物培养等均未提示有感染征象，因此可诊断妊娠合并宫颈机能不全。

产科副主任医师 B：对于宫颈机能不全的患者，治疗方法有非手术治疗和手术治疗，非手术治疗方法包括限制活动、卧床休息、骨盆支持器等，其在治疗宫颈机能不全方面的有效性均未得到证实，因而并不推荐选择应用。另一种非手术治疗方法是阴道子宫托，用于治疗宫颈机能不全高风险患者。对于高风险患者选择性放置子宫托的潜在获益证据有限，缺乏大样本高质量随机对照研究。目前宫颈环扎术是治疗宫颈机能不全的唯一术式和有效方法。其治疗目的是为弱化的宫颈结构提供了一定程度的支持，尽可能保持宫颈长度和保留宫颈黏液栓，维持妊娠，防止复发性流产。McDonald 手术相比 Shirodkar 手术不游离膀胱，方法比较简单，且目前资料尚不能确定其中任何一种缝合方法和手术技巧优于另一种方式。因此对于该患者推荐使用 McDonald 手术。

产科主任医师 D：应充分告知患者手术存在相关风险，包括胎膜破裂、绒毛膜羊膜炎、宫颈裂伤、缝线移位等，术中认清解剖层次，仔细操作，严格止血，避免损伤周围脏器。术中、术后注意监测患者生命征、宫缩及阴道出血等情况，必要时予盐酸利托君或硫酸镁抑制宫缩，围术期予“头孢美唑”预防感染。

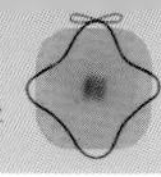

第一次讨论后临床处理情况：与患者及家属充分沟通后，于2017年6月20日，孕25^{+2}周，腰麻下行经阴道宫颈环扎术，术中见：羊膜囊突出于宫颈外口，大小约1cm×1cm×0.5cm，宫口开1cm，宫颈边中等厚，质中。术后予盐酸利托君抑制宫缩、头孢美唑预防感染等对症治疗。

术后第一天（6.21）患者突发阴道流水，量少，色清，无伴腹痛及阴道出血，无发热、畏冷等不适，听胎心140次/分，窥阴器撑开可见明显清亮液体自宫颈口流出，因此未足月胎早破诊断成立。复查彩超提示：子宫内单胎妊娠，胎儿存活，臀位，宫颈闭合线长2cm，内口宽1.1cm，深0.6cm，羊水指数11.0cm。患者及家属考虑此胎儿来之不易，对其极度珍视，受孕过程已经花费大量的人力、财力，要求尽可能保住胎儿。目前诊断：①未足月胎早破。②宫颈妊娠合并宫颈机能不全（宫颈环扎术后）。③体外受精－胚胎移植术后。④ $G_4P_0 25^{+2}$周宫内妊娠。⑤高龄初产妇。患者宫颈环扎术后出现胎膜早破，目前无体温升高、心率增快、胎心变快、宫体压痛、阴道分泌物异味等不适，特就是否应该延迟拆线及注意事项进行讨论。

三、第二次讨论

产科主治医师A：患者宫颈环扎术后，自觉阴道流水，窥阴器撑开可见明显清亮液体自宫颈口流出，因此未足月胎早破诊断明确。胎膜破裂后，50%以上患者在1周内分娩，患者目前孕25^{+}周，有生机儿存活率极低，几乎无法存活，若存活，由于孕周小、发育不成熟，各个系统功能不完善，近、远期并发症多，近期并发症如呼吸窘迫综合征、缺氧缺血性脑病、脑出血、心血管出血、脓毒血症、肠道坏死、高胆红素血症等。远期并发症如脑瘫、视觉听觉障碍、慢性肺部疾病、感知与运动发展缺陷和学习能力低下等，治疗费用高，且可能预后极差。目前国内《胎膜早破的诊断与处理指南》认为，妊娠＜24周为无生机的胎膜早破早产，24~31^{+6}周为远离足月的胎膜早破早产，32~36^{+6}周为近足月的胎膜早破早产，因此仍推荐妊娠24~27^{+6}周可根据患者及家属意愿选择是否终止妊娠。

产科副主任医师B：对于宫颈环扎术后出现胎膜早破，由于胎膜破裂，生殖道病原微生物上行性感染机会增加，容易诱发宫内感染，不仅容易发生新生儿肺炎、坏死性小肠结肠炎、败血症等并发症，还可能导致母体感染，如产时发热、产褥感染等，在分娩过程中容易发生胎儿窘迫、新生儿窒息等不良结局，严重威胁母婴健康。然而有文献报道胎膜早破早产患者保留超过 24 h 的环扎带有利于延长妊娠时间，也有研究表明，未足月胎膜早破后保留环扎缝线会增加新生儿死亡率，而导致新生儿死亡的因素有败血症、新生儿败血症、呼吸窘迫综合征、孕产妇绒毛膜羊膜炎。对于未足月胎膜早破是否应拆除环扎缝线，尚无定论。该患者妊娠史艰难，多次稽留流产，此胎儿为 IVF–ET 助孕所得，特别珍贵，经过临床风险评估后，如果不存在禁忌证，可以考虑期待疗法，但是应将延长孕周促进胎儿成熟与胎膜早破早产相关并发症风险告知患者。

产科主任医师 C：出生前应用糖皮质激素治疗可以显著减少新生儿死亡、新生儿呼吸窘迫综合征、脑室内出血、坏死性小肠结肠炎的发生，并缩短新生儿机械通气的持续时间。基于糖皮质激素使用的时限，建议至少延长 48h 拆线。然而胎膜早破早产的延长孕周与感染相互矛盾。期待治疗中，C– 反应蛋白可作为绒毛膜羊膜炎的风险预测因子，动态观察其检测值异常升高时可考虑即时拆除缝线。期待治疗过程中除应用糖皮质激素、宫缩抑制剂、抗生素外，应监测体温，胎心、胎动情况、羊水情况，定期监测血常规 +CRP、降钙素原，宫颈分泌物培养，B 超监测羊水量，此外患者需卧床禁走，抬高臀部，保持外阴清洁。若存在疑似宫内感染、胎盘早剥、宫内状况不良或不稳定、脐带脱垂等风险时，临床应立即终止妊娠。

第二次讨论后临床处理情况及妊娠结局：与患者及家属充分沟通后尊重患者及家属的选择，暂不拆除环扎线，嘱患者卧床禁走，适当垫高臀部，保持外阴清洁。予取宫颈分泌物培养，地塞米松促胎肺成熟，继续预防感染、抑制子宫收缩治疗，密切监测患者体温、注意胎心、胎动、阴道流水情况。定期监测血常规 +CRP、降钙素原、羊水情况等。

术后第二天（6 月 22 日）查血常规 + 快速 CRP：WBC 16.34×10^9/L，HGB 95g/L，NE% 91.20%，CRP 22.50mg/L；降钙素原、凝血功能、生化全套大致正常。患者及家属要求继续保胎，考虑患者体温正常，炎症指标升高不能排除环扎术后应激引起，升级抗生素进一步加强抗感染，暂不拆除缝线，并加用硫酸镁抑制宫缩、保护胎儿脑神经。

术后第三天（6 月 23 日）复查血常规 + 快速 CRP：WBC 17.16×10^9/L，HGB 99g/L，NE% 84.20%，CRP 10.90mg/L；降钙素原正常范围。宫颈分泌物细菌培养检出粪球菌。根据药敏，改用青霉素治疗，疗程为 7d，并继续予盐酸利托君保胎治疗。期间监测体温正常范围，无明显感染的临床表现，无明显阴道流水、腹痛、阴道出现等症状。

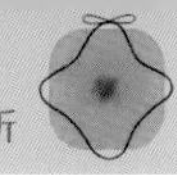

监测血常规 +CRP、降钙素原：WBC 11.96 × 10^9/L（6 月 25 日）→ 12.88 × 10^9/L（6 月 27 日）→ 10.99 × 10^9/L（6 月 29 日），NE% 84.20%（6 月 25 日）→ 83.2%（6 月 27 日）→ 85.5%（6 月 29 日），CRP 10.90mg/L（6 月 25 日）→ 11.06 mg/L（6 月 29 日）→ 9.3 mg/L（6 月 27 日），降钙素原均在正常范围，6 月 29 日复查宫颈分泌物培养均为阴性，遂继续期待治疗。

停用抗生素后，继续口服盐酸利托君保胎治疗，7 月 1 日复查彩超提示：子宫内单胎妊娠，胎儿存活，臀位，羊水偏少（宫颈闭合线长 2.3cm，内口闭，羊水指数 7.0cm）。嘱其适当增加饮水量，注意阴道流水情况。7 月 10 日复查彩超提示：子宫内单胎妊娠，胎儿存活，臀位（腿直臀），羊水过少（羊水指数 4.5cm）。期间每两天监测一次血常规 + 快速 CRP、电解质均属于正常范围，每日监测胎心监护有反应型，患者时有阴道少许流水，色清，无异味，无发热、畏冷等不适，复查彩超羊水指数 4.5cm，继续期待治疗，再次使用地塞米松促胎肺成熟治疗，并嘱适当补充液体及输液治疗。

7 月 13 日复查血常规 + 快速 CRP：WBC 16.09 × 10^9/L，NE% 87.9%，CRP 0.5mg/L；降钙素原正常范围，予青霉素抗感染治疗，继续监测胎心、胎动、羊水、体温等情况，并复查宫颈分泌物培养及彩超。停经 28^{+5} 周（7 月 14 日）两次胎心监护示 NST 拟有反应型，7 分，胎心基线正常，彩超提示：子宫内单胎妊娠，胎儿存活，胎儿横位（足先露），羊水过少，羊水指数 4.8cm。阴指宫口未开，羊水 I 度浑浊。考虑胎儿宫内窘迫，胎儿胎位异常，且产程未发动，无法从阴道分娩，遂予急诊剖宫产终止妊娠并于术中拆除环扎线。术后予补液、抗感染、促宫缩等治疗。术后第二天，体温升高，最高达 37.7℃，宫颈分泌物培养结果提示解脲支原体及人型支原体、肺炎克雷伯菌感染，根据药敏，改左氧氟沙星 + 头孢美唑抗感染治疗，术后第六天抗感染治疗疗程足，体温恢复正常已 3 天，且多次复查血常规正常范围后出院。胎盘病理提示：球拍状晚期胎盘组织，脐带组织、血管三根。新生儿 Apgar 评分 1min：10 分，5min：10 分，10min：10 分，出生体重：1245g，出生后转新生儿科治疗 40d 后出院，出院时生命征平稳，一般情况好，自吸奶佳，体重 1950g，头围 30.8cm。出院诊断：新生儿透明膜肺病、新生儿肺炎、II 型呼吸衰竭、早产儿，极低出生体重儿，呼吸性酸中毒。

第四节 重复宫颈环扎术

【关键词】宫颈机能不全 宫颈环扎术后宫颈管缩短 重复宫颈环扎术

一、 病例分享

第一次住院情况：患者，34岁，以“晚期流产后6^+月，停经16^{+6}周，要求入院“为主诉于2020年6月14日入院。6^+月前（停经22周）无痛性宫口扩张自然流产1次。此次妊娠LMP2020年2月17日，停经9^{+3}周外院B超提示胚芽长1.8cm，可见原始心管搏动，故推算预产期推迟1周，重估预产期2020年12月1日。孕期查甲状腺功能提示：TSH0.008 μU/ml，余项正常，早孕唐氏筛查均低风险。今停经16^{+6}周，要求入院行预防性宫颈环扎术。门诊拟“①宫颈机能不全。② $G_3P_0 16^{+6}$周宫内妊娠”收入院。自停经以来，患者精神、食欲、睡眠尚可，体重随孕周增加约3kg。既往史无特殊。生育史：0-0-2-0，3年前停经1^+月自然流产1次，1年前停经22周晚期流产1次。入院查体：BP105/63mmHg，神志清楚，心肺听诊无异常，腹稍隆，腹肌软，无压痛，双下肢浮肿阴性。产科情况：腹围85cm，宫高P+8cm，未扪及宫缩，胎心140次/分。入院查血尿常规、生化全套、凝血功能、乙肝两对半、HIV、HCV、RPR、TPPA、白带常规均正常。

二、 第一次讨论

产科主治医师A：宫颈机能不全主要指因宫颈解剖或功能的缺陷，妊娠中期无痛性的宫颈扩张，导致羊膜囊膨出和（或）胎膜破裂，是引起晚期流产和早产的主要原因。该患者既往停经22周出现无痛性宫口扩张致流产，根据病史，宫颈机能不全诊断明确。

产科副主任医师B：宫颈机能不全常导致流产或早产。宫颈环扎术是目前治疗宫颈机能不全的首选手术方式，主要借助缝合技术提高宫颈张力，修复和完善宫

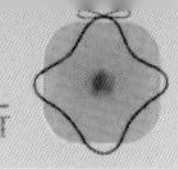

颈内口的形态和功能，阻止子宫下段的延伸和宫颈内口的开放，协助宫颈内口承担日渐增大的宫腔内压力，延长孕周，防治早产。宫颈环扎主要分为经腹手术及经阴道手术，其中以经阴道 McDonald 氏较为简便易行，无需上推膀胱，在临床上较为常见。基于病史为指征的预防性经阴道宫颈环扎一般在停经 12~14 周进行。

产科主任医师 C：宫颈环扎术是治疗宫颈机能不全的唯一术式和有效方法。术前准备包括入院后全面询问病史，行妇科检查了解宫颈长度，宫颈内口扩张程度及羊膜囊凸入宫颈情况；行产科超声检查，了解胎儿情况，排除胎儿畸形、前置胎盘等因素；常规检测血尿常规、生化全套、凝血功能 +D- 二聚体、输血前检查、宫颈分泌物培养、阴道微生态等检查。术后根据宫缩情况给予宫缩抑制剂单独或联合用药。注意生活方式指导，嘱富纤维饮食；保持大便通畅；勤活动下肢，预防下肢静脉血栓形成。

第一次讨论后临床处理情况：与患者及其家属充分沟通后于 2020 年 6 月 15 日行经阴道宫颈环扎术（McDonald 式）。术中探查见宫颈阴道部长约 1.5cm。术后予头孢美唑预防感染 2d，患者无宫缩、阴道出血等情况，办理出院。出院后生活指导。每 2~4 周复查 B 超。6.28 查宫颈长 4.0cm。7 月 24 日查宫颈内口呈 U 形扩张，宽 2cm，深 2.7cm，闭合线长 1.6cm。7 月 28 日查宫颈内口扩张，宽 2.1cm，深 3.6cm，未见明显闭合线。

第二次入院情况：患者以“宫颈环扎后 1^+ 月，停经 23^{+4} 周，发现宫颈缩短 2^+ 小时”为主诉于 2020 年 7 月 31 日入院。入院查体：BP 117/75mmHg，WT 62kg（孕前 55kg），神志清楚，心肺听诊无异常，腹稍隆，腹肌软，无压痛。产科情况：腹围 91cm，宫高 20cm，胎心 142 次 / 分，阴道指诊示宫口未开，容受 80%，原环扎线在位，宫颈管阴道部长约 0.5cm。

入院查血常规、生化全套、凝血功能、白带常规、宫颈分泌物培养均未见明显异常。OGTT：GLU2 9.47mmol/L，余项正常，补充诊断：妊娠期糖尿病。宫颈分泌物培养未见明显异常。入院后予雪诺酮治疗。8.13 复查彩超提示：宫颈内口扩张，宽 2.7cm，深 2.6cm，未见明显闭合线，胎儿大小与孕周相符，羊水指数 7.3cm。

三、第二次讨论

产科主治医师 A：该患者预防性宫颈环扎术后动态监测 B 超提示宫颈管缩短，宫颈闭合线消失，宫内口开放。现就进一步治疗方案提交讨论。

产科副主任医师B：该患者一次宫颈环扎后再次出现宫颈管缩短、宫内口开放。经阴道McDonald氏较为简便易行，无需上推膀胱，在临床上较为常见。然而因为环扎位置难以达到宫颈内口水平，当环扎部位以上的宫颈内口随孕期增加发生扩张时，容易导致宫颈管缩短甚至再次扩张。若单纯保守治疗，流产或早产可能性大。该患者7周前行预防性宫颈环扎术后，监测宫颈管无痛性缩短，可考虑重复宫颈环扎恢复宫颈解剖结构。但需告知患者继续保胎过程中需警惕宫内病理因素，如感染、胎盘早剥等，延长孕周需以保障母儿安全为前提，不可一味盲目地延长孕周。

产科主任医师C：曾有国外学者对26例患者施行了宫颈环扎术，其中12例因宫颈管缩短、内口扩张行重复环扎，获11例存活新生儿，平均延长孕周7周。重复环扎是一次宫颈环扎后宫颈管再次缩短或扩张的补救措施，对于提高围产儿存活率、改善新生儿预后，减少新生儿并发症及新生儿重症监护病房入住时间等具有较大意义。但手术风险也需与患方充分沟通，主要包括胎膜早破、羊膜腔内感染及手术应激诱发宫缩等。目前，关于重复宫颈环扎的文献有限，对于重复性宫颈环扎的可行性及有效性，有待进一步研究证实。我们团队2年多来共施行重复环扎27例，获24例存活新生儿，二次宫颈环扎后平均延长孕周6.5周。该患者胎儿珍贵，保胎意愿强烈，且为无痛性宫颈管缩短，原环扎线在位，在排除感染等宫内因素情况下可考虑行重复性宫颈环扎术，术后注意监测宫缩及阴道分泌物情况，在保障母儿安全的前提下尽量延长孕周，警惕宫内感染、胎盘早剥等可能，适时终止妊娠。

第二次讨论后处理：8月13日行二次宫颈环扎术。术中见：宫颈阴道部长约0.5cm，宫颈胶原溶解，原环扎线在位，环扎线水平下宫颈长约0.5cm，予原环扎线水平上1cm再次行环形缝扎，保留原环扎线，手术顺利。术后予头孢美唑预防感染2天，盐酸利托君抑制宫缩，术后第4天出院。出院后每1~2周产检，复查宫颈分泌物培养均阴性，动态监测宫颈管长度1.5cm左右。

妊娠结局：停经32^{+6}周因“胎膜早破，臀位”行子宫下段剖宫产术，术后拆除宫颈环扎线。新生儿体重2210g，Apgar评分10分。出生后新生儿科治疗8天出院。出院诊断：①新生儿湿肺。②早产儿。③低出生体重儿。④新生儿低血糖症。⑤新生儿缺血缺氧性心肌损害。⑥新生儿低钙血症。⑦糖尿病母亲的婴儿综合征。⑧新生儿挤压综合征。胎盘病理：①晚期胎盘组织，绒毛周围纤维素沉积，小灶钙盐沉积。②急性绒毛膜板下间隙炎。③脐带组织，血管3根。

第五节　援救性宫颈环扎术合并亚临床感染

【关键词】宫颈机能不全　救援性宫颈环扎术　亚临床感染　抗生素使用

一、病例分享

第一次入院：患者，女，23岁，以“停经23^{+6}周，彩超发现宫颈扩张1^{-}小时”为主诉于2020年2月4日入院。平素月经规则，此次妊娠LMP：2019年8月21日，EDC：2020年5月28日。停经30余天自测尿妊娠试验阳性，自诉根据早孕彩超核对孕周无误（未见孕早期彩超报告单）。停经1^{+}月感轻微恶心、呕吐等早孕反应，停经4^{+}月初感胎动至今，孕期无毒物接触史，无放射性物质接触史，无猫狗接触史。孕期定期于我院及长乐市妇幼保健院产前检查，行唐氏筛查提示低风险，甲状腺功能正常，监测血压正常，尚未行OGTT检查。孕早期、孕中期曾因阴道少量出血，考虑“先兆流产”，予口服药物保胎治疗（地屈孕酮10mg口服q8h）。1^{-}小时前于我院门诊行排畸彩超检查提示“母体宫颈管开放（宫颈管全开，宫颈管及阴道上段见水囊回声，大小约4.9cm×4.8cm）”，无腹痛，无阴道出血、阴道流水，无头晕、头痛、眼花等不适，门诊拟“①晚期难免流产。②$G_1P_0 23^{+6}$周宫内妊娠”收住院。既往体健。否认手术史。生育史：0–0–0–0。入院查体：T：37.8℃，P：80次/分，R：20次/分，BP：121/67mmHg，神志清楚，心肺听诊无异常，腹膨隆，未扪及宫缩，无压痛、反跳痛，双下肢无浮肿，双膝腱反射对称引出。产科情况：腹围81cm，宫高P^{+}22cm，胎心140次/分。未触及宫缩。阴道指诊：宫口开2^{+}cm，位置中，质地中，宫颈管容受80%，水囊鼓，范围约3cm×3cm，胎膜未破。辅助检查：（2020年2月4日，我院）III级彩超：子宫内单胎妊娠，胎儿存活，臀位（AUA 22w4d）；胎儿心内大体结构未见明显异常；胎儿脐带绕颈不能排除；母体宫颈管开放（宫颈管全开，宫颈管及阴道上段见水囊回声，大小约4.9cm×4.8cm）。入院后查血常规：15.3×10^9/L；CRP 4mg/L；凝血功能、生化全套大致正常。

二、 第一次讨论

产科主治医师 A：患者停经 23^{+6} 周，0-0-0-0，B 超提示宫颈管全程开放，阴指宫口开 2^{+}cm，无腹痛、阴道流血、阴道流水等不适，首先考虑是否可以诊断为宫颈机能不全。宫颈机能不全又称子宫颈内口闭锁不全、子宫颈口松弛症。宫颈机能不全，是指妊娠后在达到足月妊娠前宫颈展平、变薄，宫颈管扩张、变宽的临床状态，最终导致中期妊娠流产或早产。宫颈机能不全是引起中期妊娠习惯性流产及早产的常见原因。20%~25% 妊娠中期流产的原因为宫颈机能不全，＜ 30% 的中期妊娠流产者会复发。宫颈机能不全目前尚无统一确切定义，但通常以妊娠 37 周前缺乏早产征象的情况下发生宫颈管扩张和宫颈缩短为特点。2019 年 SOGC《宫颈机能不全与宫颈环扎术临床实践指南》指出，典型的宫颈机能不全表现为妊娠中晚期无痛性、进行性宫颈管扩张，伴或不伴胎膜早破、羊膜囊外凸出宫颈口，最终导致中期妊娠流产及早产。该患者中孕期无痛性宫口扩张伴羊膜囊鼓出，彩超提示宫颈管全开，宫颈管及阴道上段见水囊回声，故目前可以诊断为妊娠合并宫颈机能不全。

产科主治医师 B：宫颈机能不全目前的治疗有非手术治疗方法和手术治疗方法。非手术治疗方法包括限制活动、卧床休息、骨盆支持器、孕激素及子宫托治疗，其效果尚不明确，缺乏充分的循证医学证据，因而并不推荐选择应用。宫颈环扎术是目前治疗宫颈机能不全的唯一有效术式。其为弱化的宫颈结构提供了一定程度的机械承载支持，同时保持了宫颈长度及保留了宫颈黏液栓，对于维持妊娠具有重要意义。《ACOG 宫颈环扎术治疗宫颈机能不全指南》指出宫颈环扎的指征：①病史指征性环扎术：排除临产及胎盘早剥的因素，一次或多次与无痛性宫颈扩张相关的中孕期胎儿丢失；既往宫颈环扎指征为中孕期无痛性宫颈扩张。②体格检查指征性宫颈环扎术：中孕期无痛性宫颈扩张。③超声检查的结果及早产病史：单胎妊娠，孕 24 周前宫颈长度缩短＜ 25mm，于孕 34 周前自发性早产。该患者无痛性宫口开 2^{+}cm，水囊鼓，符合体格检查指征性宫颈环扎术，可考虑行救援性宫颈环扎术。

产科副主任医师 C：患者宫颈环扎指征明确。宫颈环扎术仅限于孕中期且确定胎儿存活的情况下使用。手术治疗方法考虑经阴道宫颈环扎术：标准的阴式宫颈环扎术包括改良的 McDonald 和 Shirodkar 术式。McDonald 手术不游离膀胱，用不可吸收的缝合线环绕宫颈阴道连接处荷包缝合，方法比较简单。Shirodkar 手术需

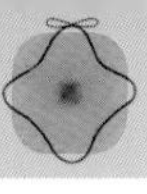

要游离膀胱，经阴道用不吸收缝合线于子宫主韧带上方缝合宫颈内口并扎紧，为高位宫颈环扎术式。目前资料尚不能确定其中任何一种缝合方法和手术技巧优于另一种方式。但目前患者宫口扩张，水囊鼓，宫颈组织脆，边薄，拟行 McDonald 手术。

产科主任医师 D：该患者入院测体温高，结合血象结果，目前不排除亚临床感染可能，故需考虑围手术期抗生素使用问题。据报道，宫颈机能不全患者中羊膜腔内感染占 8%~52%，羊膜腔内炎症占 81%。但尚无证据证实术前羊膜腔穿刺联合环扎手术较单纯手术在孕周延长方面更具优势，因此 2019 年 SOGC 指南不推荐预防性环扎术前常规行羊膜腔穿刺。目前的指南认为，根据既往病史、超声检查或体格检查而进行宫颈环扎术时，没有足够的证据推荐或反对预防性应用抗生素。紧急环扎和救援性宫颈环扎术后感染的发生率仍然很高，术后并发未足月胎膜早破、绒毛膜羊膜炎甚至败血症，均可导致严重的孕产妇并发症。因此，有学者致力于研究宫颈环扎术围手术期抗生素治疗对于预防早产的作用，尤其针对那些急性宫颈机能不全的患者，有学者认为围手术期可以考虑使用辅助抗生素治疗来提高宫颈环扎术的成功率。最新的一项回顾性研究纳入 22 例孕中期无痛性宫口扩张（＞1cm）且胎膜完整的宫颈机能不全患者，通过羊膜腔穿刺确诊羊膜腔感染或炎症并评估抗生素使用后炎症的消退情况。结果发现，使用抗生素（头孢曲松、克拉霉素和甲硝唑）可消除 75% 的患者羊膜腔感染或炎症，从而改善妊娠结局。该患者宫口开 2^{+}cm，水囊鼓，目前处理：①保守治疗，期待及观察过程中随时有流产可能，流产儿无法存活。②行救援性宫颈环扎术，以延长孕周。研究报道，紧急环扎术延长孕周时间达 6~9 周，而卧床休息为主的保守治疗延长孕周不足 4 周。但手术存在相应的风险，如出血、感染、未足月胎膜早破、绒毛膜羊膜炎、早产、宫颈处难产、经阴道分娩时宫颈裂伤、手术失败等可能，且该患者不排除亚临床感染可能，手术可能导致上行感染、胎儿宫内感染进一步加重、败血症等风险。若行宫颈环扎术，围手术期需加强抗感染治疗，目前宫颈分泌物培养结果未回报，暂时考虑使用头孢美唑钠 2.0g q12h 抗感染治疗，术后根据血象情况、分泌物培养结果及药敏试验酌情调整抗生素使用，同时建议使用宫缩抑制剂治疗，如出现胎膜早破、临产、感染等征象时，应尽快拆除宫颈环扎线。

第一次讨论后临床处理情况：分析两种处理方法的利弊，患者虽然不排除亚临床感染，若存在感染手术效果差，术后感染播散可能性大，但继续观察存在流产，错过环扎时机，与患者家属充分沟通后，于 2020 年 2 月 4 日在腰硬联合麻醉下行 McDonald 宫颈环扎术，术顺，术后予头孢美唑钠 2.0g 抗感染、盐酸利托君抑制宫缩等对症支持治疗。术后体温正常，复查宫颈分泌物培养均阴性。复查血常规：12.6×10^9/L；CRP 4mg/L；复查彩超提示“宫颈管长 3.0cm，内口闭”。予顺利办理出院，门诊定期产检，每 2 周复查各项感染指标及 B 超监测宫颈管长度、形态。宫颈管长度波动在 2.5~3.0cm，血常规及 CRP 正常范围。

第二次入院：患者以“停经 33 周，血糖高 2^+ 月，下腹紧缩感 1^+ 周”为主诉于 2020 年 4 月 8 日入院。停经 23^{+6} 周因“宫颈机能不全”于我院行援救性宫颈环扎术，术顺，术后予预防感染、保胎等治疗。2^+ 月前查 OGTT 示 OGTT0 ：4.09 mmol/L；OGTT1 ：9.73 mmol/L；OGTT2：9.03 mmol/L，予以控制饮食，监测血糖波动在正常范围。今停经 33 周，1^+ 周前自觉下腹紧缩感，间隔 30~40min，无腹痛，无阴道出血、阴道流水，无头晕、头痛等不适，门诊拟“①先兆早产。②妊娠期糖尿病。③宫颈机能不全（环扎术后）。④ G1P0 33 周宫内妊娠 LOA”收住院。入院查血常规 HGB：103g/L。尿液分析：LEU：2^+。凝血筛查 +FDP+D-D：Fib：4.54g/L，D-dimer1：1.95mg/LFEU。生化全套检查 + 总胆汁酸测定：ALB：34.1g/L。餐后 2h 血糖 6.53mmol/L。空腹血糖 5.14mmol/L。HbA1c：5.20%。TORCH：CmvG：77.90U/mL，余项阴性。4.09 复查 I 级彩超提示子宫内单胎妊娠，胎儿存活，头位（胎儿 HC、AC、FL 测值小于停经周数，母体宫颈管缩短（宫颈管长约 2.0cm）；（BPD 8.0cm；HC 28.2cm；AC 26.3cm；FL 6.0cm；羊水指数：10.3cm）。入院后予以地塞米松促胎肺成熟、硫酸镁营养脑神经治疗，多次复查胎心监护均为 NST 有反应型，未扪及宫缩，予办理出院。

第三次入院：患者以“停经 36^{+1} 周，宫颈环扎术后 2^+ 月，阴道流水 1^+ 小时”为主诉于 2020 年 4 月 30 日入院。入院查体：BP：110/70mmHg，神志清楚，心肺听诊无异常，腹膨隆，未扪及宫缩，无压痛、反跳痛，双下肢无浮肿，双膝腱反射对称引出。产科情况：腹围 89cm，宫高 P+32cm，先露头，稍定，方位 ROA，胎心 134 次 / 分。宫缩：未触及。阴道指诊：宫口未开，先露在棘上 2cm，位置中，质地中，宫颈管容受 20%，胎膜已破，见羊水流出，量少，色清，石蕊试纸呈碱性反应。入院后查血常规 +CRP：HGB 100g/L；凝血功能、肝肾功能、空腹血糖大致正常；尿常规：酮体微量，蛋白质微量，红细胞 2^+，白细胞 2^+。血型 A 型，RH 阳性，HBsAg、HIV、HCV、TPPA、RPR 阴性。宫颈分泌物培养均阴性。（05.01）I 级彩超：子宫内单胎妊娠，胎儿存活，头位（BPD 8.7cm，HC 30.8cm，AC 29.4cm，FL 6.6cm，羊水指数 8.5cm）；胎儿大脑中动脉血流阻力减低，胎儿大

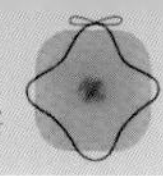

脑中动脉平均流速大于脐动脉平均流速。

三、第二次讨论

产科主任医师 A：患者宫颈环扎术后，现孕 36^{+1} 周，胎膜早破，可以考虑拆除宫颈环扎线，同时考虑再次使用糖皮质激素促胎肺成熟，以降低新生儿死亡率及严重呼吸系统疾病患病率。目前的研究数据表明，无论孕周大小，产前糖皮质激素治疗均不会增加孕妇或新生儿感染的风险，且可降低新生儿病死率、呼吸窘迫综合征、脑室内出血和坏死性小肠结肠炎的发生率。一项 Cochrane 荟萃分析强调无论胎膜破裂与否，产前糖皮质激素治疗均有益，并指出所有类型的早产都可在产前常规给予单疗程糖皮质激素进行治疗。最新研究发现，在妊娠 34~36^{+6} 周的早产（包括了 22% 的 PPROM 研究病例）中应用倍他米松可显著降低新生儿呼吸系统发病率。结合我国国情，围产医学水平的地区差异大，胎龄＜ 37 周，7d 内有早产风险的有生机儿均推荐常规使用地塞米松。该患者且距前次使用产前糖皮质激素治疗已超 14d，可考虑再重复 1 次产前糖皮质激素疗程。

产科副主任医师 B：该患者 36^{+} 周，胎膜早破，需考虑是否采用期待疗法还是引产终止妊娠。RCOG 建议妊娠 24 周后合并胎膜早破，且无继续妊娠禁忌证的孕妇，应期待治疗至 37 周，分娩时机需综合考虑个体情况、患者意愿及动态指标监测结果决定。既往 ACOG 指南推荐妊娠≥ 34 周的所有 PROM 孕妇终止妊娠。但最近一项纳入 1839 名妇女的大型随机对照试验研究发现，妊娠 34~36^{+6} 周的 PRPOM 孕妇立即分娩或期待治疗，其新生儿并发症的综合发病率差异无统计学意义，但立即分娩组新生儿呼吸窘迫（RR=1.6；95%CI：1.1~2.3）和机械通气（RR=1.4；95%CI：1.0~1.8）的发生率较高，在 NICU 的时间较长（4 d vs. 2 d）。故 ACOG《胎膜早破临床实践指南（2020）》推荐，妊娠 34~36^{+6} 周的 PRPOM 孕妇，在权衡母胎利弊的情况下，无论是采用期待疗法还是立即分娩都合理。但终止妊娠的孕周不应超过 37 周。但该孕妇环扎时宫口有扩张，水囊鼓，且存在亚临床感染可能，且孕期存在反复宫缩及保胎，血管脆性大，并破水，宫腔变小，在待产过程中需警惕胎盘早剥的发生，及时终止妊娠。

第二次讨论后临床处理情况及妊娠结局：与患者家属充分沟通后，患方要求再次使用地塞米松促胎肺成熟，要求先观察，顺其自然不保胎，拒绝引产。并予拆除宫颈环扎线，重复 1 次产前糖皮质激素疗程，期待治疗过程中严密监测患者血象、阴道出血及羊水情况等。孕妇于 2020 年 5 月 4 日 01：00 进入产程，于 2020 年 5 月 4 日 01：50 因“血性分泌物多”行阴道检查，查骨软产道无明显异常，宫颈边软，宫口开 3cm，胎膜已破，羊水血性，先露 S^{-2}cm，胎方位 LOP，产瘤无，骨缝无重叠。考虑胎盘早剥，短时间内阴道分娩困难，于 2020 年 5 月 4 日行“子宫下段剖宫产术”，于 02：05 以 LOP 位娩一女婴，体重 2290g，身长 47cm，Apgar 评分 6 分，5min 后评 9 分，10min 后评 10 分。患者术后恢复好，予顺利出院。胎盘病理：①晚期球拍状胎盘组织。②绒毛膜板下纤维素沉积，胎盘边缘血肿。③急性胎膜炎，急性绒毛膜板下间隙炎。④脐带组织，血管 3 根。新生儿出生后迁高危儿观察室观察，生命征平稳，自吸奶佳，生后第 2 天随母迁回病房。